普通高等教育教材

医用化学实验

崔桂花　隋春红　**主编**

白　羽　赖红伟　**副主编**

化学工业出版社

·北京·

内容简介

《医用化学实验》教材立足医药学专业人才培养需求，以"夯实基础、突出特色、创新引领"为核心理念，构建了贯通"基础操作-专业应用-前沿探索"的三级实验教学体系，致力于培养既懂化学原理又能解决医学实际问题的复合型人才。全书在传统四大化学实验框架基础上，系统整合63个典型实验项目，新增8个创新课题，实现基础化学技能与医学实践能力的融合培养。实验内容设计均基于医学应用场景，如临床检测、药物研发等；设置创新性开放式实验模板，培养学生科研思维。

本教材可供高等医药院校临床医学、医学影像学、预防医学、药学、药物制剂、生物制药、中药学、护理学、食品质量与安全、口腔医学、卫生检验与检疫等专业师生使用。

图书在版编目（CIP）数据

医用化学实验 / 崔桂花，隋春红主编；白羽，赖红伟副主编． -- 北京 ：化学工业出版社，2025．9．（普通高等教育教材）． -- ISBN 978-7-122-48873-2

Ⅰ．R313-33

中国国家版本馆CIP数据核字第2025PY4131号

责任编辑：王海燕　　　　　　　　　　文字编辑：樊贵丹　师明远
责任校对：李雨函　　　　　　　　　　装帧设计：关　飞

出版发行：化学工业出版社（北京市东城区青年湖南街13号　邮政编码100011）
印　　装：盛大（天津）印刷有限公司
787mm×1092mm　1/16　印张16¾　字数414千字　2025年11月北京第1版第1次印刷

购书咨询：010-64518888　　　　　　售后服务：010-64518899
网　　址：http://www.cip.com.cn
凡购买本书，如有缺损质量问题，本社销售中心负责调换。

定　　价：46.00元

《医用化学实验》编写团队

主 编：

崔桂花 隋春红

副主编：

白 羽 赖红伟

编 者：

崔桂花 隋春红 白 羽 赖红伟 曹宏梅 董宏博
罗亚楠 赵文秀 董树国 陶 然 刘建华 薛莹雪
王 虓 刘甲雪 王 程 肖 箫 程海明 王琪瑶
王宇茁 姜 涛 修志明 张 雪 杜 娟 黄子为
耿 浩 任浚其

前言

　　化学实验是医学人才培养的重要实践环节。《医用化学实验》立足"医化融合"理念，以培养"懂化学原理、有医学思维、能创新实践"的复合型人才为目标，通过重构实验教学体系，致力于破解传统教学中"化学与医学割裂"的难题。

　　本教材以化学实验的基础知识、基本技能和数据处理的内容为依托，基于四大基础化学及创新设计实验，实验内容由浅入深，从基础操作训练到综合实验设计，最终延伸至科研创新项目，形成"基础 - 综合 - 创新"三级递进式教学体系，旨在系统培养学生的实验技能、科学思维和创新能力。教材内容分为三大部分：基础模块（第一～二章）重点培养实验室安全规范意识和仪器操作能力；专业模块（第三～六章）按无机化学、有机化学、分析化学、物理化学分类设计实验项目；创新模块（第七章）引入纳米药物载体构建等前沿课题。附录特别提供了医学检验常用试剂配制方法。

　　本教材的编写团队由吉林医药学院的化学教师与医学相关专业任课教师共同组成；同时教材的编写得到了学校教学管理部门同事的鼎力支持与协助，在此向所有付出辛勤劳动的参与本教材编写的全体人员致以最诚挚的谢意。

　　教材参考了部分文献，在此特别致谢参考文献的原作者们。

　　本教材可供高等医药院校临床医学、医学影像学、预防医学、药学、药物制剂、生物制药、中药学、食品质量与安全、护理学、口腔医学、卫生检验与检疫等专业师生使用。

　　限于编者水平，书中难免存在不足之处，恳请师生提出宝贵意见以臻完善。

编者

2025 年 6 月

目录

第四章　有机化学实验　　085

第七章　创新设计性实验 230

附录部分 246

参考文献 258

第一章

化学实验的基础知识、基本操作和数据处理

一、化学实验的目的和任务、规则

（一）化学实验的目的和任务

化学是一门实验学科，通过做化学实验可以更好地掌握化学课程体系的基本理论和基础知识，掌握化学实验的基本操作方法和实验技能，学会细致观察和记录实验现象，具备归纳、综合、正确处理实验数据的能力，树立实事求是的科学态度、准确细致的科学习惯及科学的思维方法。医用化学实验的目标是通过无机化学、有机化学、分析化学、仪器分析、物理化学等实验教学体系，实现这些培养目标，为后续医药学课程的学习奠定实验基础，同时提升科学素养与综合创新能力。

（二）化学实验的规则

为了保证实验正常进行，培养良好的实验习惯，并保证实验安全，必须严格遵守化学实验规则：

① 实验前要做好预习和准备工作，明确实验目的，掌握实验要求和实验原理，了解实验内容及注意事项，并写好实验预习笔记。

② 实验时应穿实验服，不得穿拖鞋，不得使用手机及其他电子娱乐设备，严禁吸烟、吃食物。

③ 实验时应保持实验室和实验台面的整洁，仪器应有序摆放，药品应放在固定的位置上，实验台上不能放置书包等与实验无关的个人物品。

④ 实验前先检查仪器、用品是否完整。如有缺损，应向教师提出补充或更换请求，不许擅自动用他人（或组）的仪器、用品。

⑤ 实验过程中应严格遵守操作规程，听从教师指导，按照实验教材所规定的步骤、仪器及试剂的规格和用量进行实验。

⑥ 实验时要遵守纪律，保持肃静，集中精神，认真操作，仔细观察，积极思考，如实详细地做好记录。

⑦ 要按规定量取试剂，注意节约水、电、药品等。从试剂瓶中取出药品后，不得将药

品再倒回原瓶中，以免带入杂质。取用固体药品时，切勿使其撒落在实验台上。如有撒落，应及时清理并处理。

⑧ 要爱护公共财物，小心使用仪器和实验设备。仪器如有损坏，要及时登记补领。实验产生的固、液废弃物，应分类放置于专用的回收容器中，按要求集中处理。

⑨ 高度重视安全操作，熟悉消防器材存放地点及正确使用方法。实验正在进行时，操作人员不得擅自离开岗位。实验过程中应始终保持室内安静整洁。

⑩ 实验结束后，将所用仪器洗刷干净，并放回实验柜内。实验柜内仪器应存放有序、清洁整齐。

⑪ 每次实验后，由学生轮流值日，负责打扫和整理实验室，清理水槽，关好电闸、水龙头和煤气开关。关好门窗，以保持实验室的整洁与安全。

⑫ 实验室内所有仪器、药品及其他用品，未经允许一律不准带出室外。

二、化学实验室的安全常识

（一）化学实验室意外事故的处理

化学实验室意外事故的处理需根据事故类型采取针对性措施，以下是常见事故的应急处理方法及预防建议。

1. 火灾事故处理

固体／油脂类火灾用水冷却法或二氧化碳灭火器扑救，珍贵资料需用卤代烷／干粉灭火剂扑救。易燃液体火灾应切断可燃液体来源，将容器内液体排至安全区，用泡沫／干粉灭火器扑救。带电设备发生火灾，必须先断电再使用干粉灭火器，如未断电可先用沙子覆盖，严禁用水或泡沫灭火器。有机溶剂火灾，如乙醇、丙酮等可溶于水的溶剂可用水灭火，汽油、乙醚等需用灭火毯或砂土覆盖。

衣服着火时，应立即脱衣，用水龙头冲洗或就地卧倒翻滚灭火，严禁奔跑助燃。按照先人员后物资的顺序，优先抢救被困人员，疏散时佩戴防护用具。

2. 爆炸事故处理

有机化合物与氧化铜、浓硫酸与高锰酸钾、三氯甲烷与丙酮等混合加热易引发爆炸，加压／减压实验中使用不耐压仪器、反应失控、高压气瓶减压阀损坏等也易引发爆炸。切断电源，关闭气源阀门，疏散人员并转移易爆物品，用灭火器扑救初期火情。拨打火警电话119，报告火灾地点、燃烧物质、火势及报警人信息等。

3. 中毒事故处理

对于吸入性中毒，应立即转移至通风处，解开衣领，对休克者实施人工呼吸（禁用口对口法），送医急救。误食酸／碱后立即大量饮水，误食碱者加服牛奶，误食酸者加服 $Mg(OH)_2$ 乳剂，最后饮牛奶。眼部接触中毒，应立即用大量水冲洗 15min，禁用稀酸／稀碱冲洗，玻璃碎片入眼需用纱布包裹后送医。砷、汞中毒需立即送医，磷中毒禁用牛奶，可用 $5 \sim 10mL$ 硫酸铜溶液调温水服用。

4. 化学灼伤处理

强酸灼伤用大量水冲洗后，用稀 $NaHCO_3$ 或稀氨水浸洗，最后用水冲洗。强碱烧伤用大量水冲洗后，用1% 硼酸或2% 醋酸浸洗，最后用水冲洗。溴灼伤需立即用20% 硫代硫酸钠冲洗，再用大量水冲洗，包扎后送医。

5. 事故预防措施

严禁在开口容器或密闭体系中用明火加热有机溶剂，需使用加热套或水浴加热。需将废弃有机溶剂倒入回收瓶集中处理。实验前明确步骤和注意事项，禁止嬉戏打闹；实验后清洗器皿并关闭电源、水源。实验室配备急救箱（含酒精、红药水、止血粉等）、灭火器材、紧急洗眼装置、冲淋器等。使用和储存易燃易爆物品的实验室严禁烟火。

严禁用潮湿的手接触电器，出汗时需特别注意防触电。仪器连线需使用带有接地的三线保护套线，电器金属外壳应接地。实验时先连接电路再接通电源，结束后先切断电源再拆线路。实验室线路设计需合理，保险丝应与用电量匹配，避免超载运行。

（二）化学实验室的防火

在化学实验室，防火、防电与灭火是保障实验安全的重要环节，以下是一些关键常识。

1. 防火常识

（1）易燃易爆物品管理存放规范　易燃气体（如氢气、甲烷、乙炔等）与助燃气体（如氧气、氯气、氧化亚氮等）必须严格分柜存放，远离热源、火源。

（2）使用限制　严禁在开口容器或密闭体系中用明火加热有机溶剂，如需用明火加热，应有蒸气冷凝装置或尾气排放装置。

（3）废弃物处理　废弃溶剂应倒入回收瓶集中处理，禁止倒入下水道。禁止随意丢弃燃着的火柴梗。

2. 火源与电源管理

（1）严禁烟火　使用和储存易燃易爆物品的实验室严禁烟火，实验结束后必须关闭煤气阀门和电源。

（2）设备检查　定期检查电器设备和线路，发现老化或破损应及时更换，同时严禁超负荷用电。

（3）消防设施与演练　器材配置：实验室应配备灭火器、灭火毯、沙箱等消防器材，并定期检查维护。疏散演练：定期组织消防演练，确保实验人员熟悉逃生路线和灭火器材的使用方法。

3. 防电常识

（1）用电安全规范

① 禁止湿手操作：严禁用潮湿的手接触电器，出汗时需特别注意防触电。

② 接地保护：仪器连线需使用带有接地的三线保护套线，电器金属外壳应接地。

③ 操作顺序：实验时先连接电路再接通电源，结束后先切断电源再拆线路。

（2）线路与设备维护

① 避免过载：实验室线路设计需合理，保险丝应与用电量匹配，避免超载运行。

② 防电火花：在存有易燃易爆气体的环境中，操作继电器或开关电闸时应严格防范电火花的产生。

4. 应急处理

触电急救：一旦发生触电事故，应立即切断电源，并在确保自身安全的前提下对伤者实施心肺复苏等急救措施，同时迅速联系专业医疗救援人员。

5. 灭火常识

① 灭火器材选择。二氧化碳灭火器：适用于油脂和电器火灾，使用时需注意防止冻伤。干粉灭火器：适用于一般可燃物火灾，但可能对精密仪器造成二次污染。沙箱与灭火毯：适用于局部小火，金属火灾需用干燥细沙覆盖。

② 不同火灾灭火方法。有机溶剂火灾：如乙醚、丙酮着火，应用砂土或灭火毯覆盖，严禁用水灭火。金属火灾：如钠、钾着火，需用干燥细沙覆盖，禁止用水、二氧化碳或四氯化碳灭火器。电器火灾：切断电源后可用二氧化碳或干粉灭火器灭火，严禁用水。

6. 火灾应急处理

（1）初期火灾扑救　火势较小时，可用湿布、石棉网或灭火毯覆盖着火点。

（2）火势扩大应对　立即切断电源，移开易燃易爆物品，拨打火警电话并组织人员撤离。人员防护：灭火时需佩戴防护装备，避免吸入有毒气体或接触高温物体。

三、实验报告书写格式

实验日期：____年____月____日。室温：____℃。气压：____kPa

实验（　　）

实验题目：

实验目的：

明确实验所要完成的教学目的，掌握实验涉及的原理及方法，了解及掌握相关仪器的使用，能够应用相应的公式对实验结果进行处理，达到根据实验目的培养独立设计实验的技能。

实验原理：

实验中涉及的相关理论知识，包括重要定理、结论、反应方程式及计算公式。

仪器及试剂：

实验中将会用到的仪器和药品，并明确仪器的型号，药品的物态、浓度等相关数据。

实验步骤：

实验具体步骤，针对不同实验制定相应的操作步骤、实验现象等。

实验装置图：

按需绘制实验装置示意图。

数据处理：

对于定性实验要给出最终的结论，对于定量实验要完成数据处理，得出相应的计算结果。

原始数据：

如实记录实验原始数据。

分析与讨论：

根据实验结果和实验中遇到的问题，给出自己的见解。

四、化学实验的基本操作

（一）仪器的认领

认真进行仪器的认领可以提高使用仪器的效率和准确性，避免因为不熟悉仪器而在操作过程中产生各种错误。正确进行仪器的认领可以避免误用仪器或对仪器造成不必要的损坏，减少仪器的损坏率。

应该在老师的指导下，仔细学习仪器的名称、特点和使用方法。在使用过程中，应该注意仪器的状况，如果发现有损坏或者其他问题，应该及时联系老师或实验室管理员进行维修或更换。化学实验室常用仪器见图1-1。

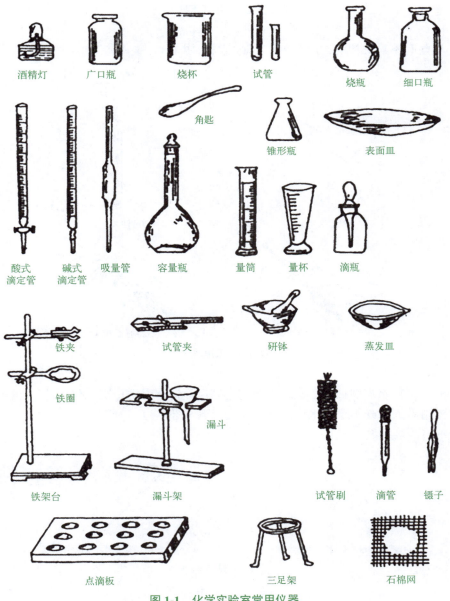

图 1-1　化学实验室常用仪器

（二）仪器的洗涤

注入一少半水，稍用力振荡后把水倒掉（图1-2）。照此法连洗数次。

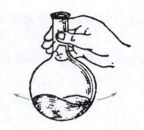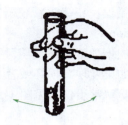

图 1-2 振荡水洗

如内壁附有不易洗掉的物质，可用毛刷刷洗（图 1-3）。

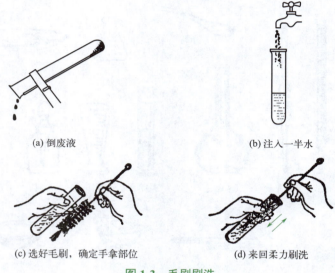

(a) 倒废液   (b) 注入一半水

(c) 选好毛刷，确定手拿部位   (d) 来回柔力刷洗

图 1-3 毛刷刷洗

刷洗后，再用水连续振荡数次，必要时还应用蒸馏水淋洗三次。仪器洗干净的标志是玻璃瓶皿内壁附着的水既不聚成水滴，也不成股流下（图 1-4）。

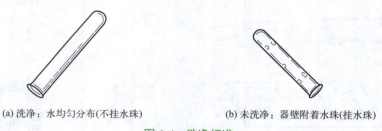

(a) 洗净：水均匀分布(不挂水珠)   (b) 未洗净：器壁附着水珠(挂水珠)

图 1-4 洗净标准

注：玻璃仪器里如附有不溶于水的碱、碳酸盐、碱性氧化物等，可先加 6mol/L HCl 溶解，再用水冲洗。附有油脂等污物可先用热的纯碱液洗，然后再用毛刷刷洗，也可用毛刷蘸少量洗衣粉刷洗。对于口小、管细的仪器，不便用刷子洗，可用少量王水涮洗。用上述方法清洗不掉的污物可用较多王水浸泡，然后再用水涮洗。

（三）仪器的干燥

带有刻度的计量仪器不能用加热的方法进行干燥，因为它会影响仪器的精度。

1.晾干

晾干是一种常用的方式，适用于不急于使用的或对水分无特别要求的仪器。这些仪器在蒸馏水冲洗后，只需在无尘环境中倒置控水，自然晾干即可［图1-5（a）］。

2.烤干

对于少量且急需干燥的试管，可以采用烤干法，仪器外壁擦干后，用小火烤干，同时要不断地摇动使其受热均匀［图1-5（b）］。

3.吹干

热（冷）风吹干法［图1-5（c）］适用于急需干燥或不适于用烘箱干燥的仪器。首先，将少量乙醇、丙酮（最终可用乙醚）倒入已去除水分的仪器中，进行摇洗。接着，使用电吹风机进行吹干，初始阶段用冷风吹1～2min，待大部分溶剂挥发后，改用热风吹至完全干燥。最后，再以冷风吹去残留蒸气，防止其重新冷凝在容器内。

4.烘干

对于大批量的仪器，洗净后应控去多余水分，然后放入烘箱内进行烘干［图1-5（d）］。烘箱的温度应设定在105～110℃范围内，并烘烤约1h。此外，红外灯干燥箱也是一种有效的烘干方法，适用于多种玻璃仪器。在烘干过程中，需注意带实心玻璃塞及厚壁仪器应缓慢升温，并确保温度适中，以防破裂。同时，量器、量具等精密仪器不宜使用烘箱烘干。

5.快干

首先，使用少量的丙酮或乙醇轻轻润湿仪器内壁，并倒出多余溶剂。接着，再使用少量的乙醚均匀润湿内壁，然后晾干或用气流吹干。请注意，丙酮、乙醇和乙醚等溶剂应妥善回收，节约资源［图1-5（e）］。

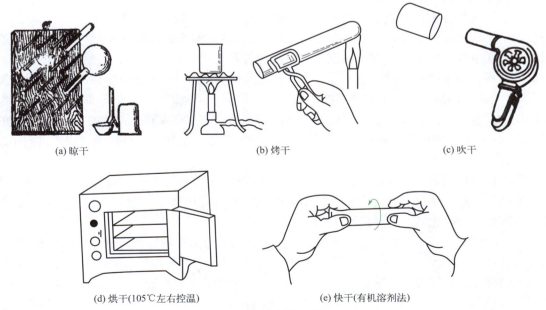

(a) 晾干　　　　　　　　　　　(b) 烤干　　　　　　　　　　　(c) 吹干

(d) 烘干(105℃左右控温)　　　　　　　(e) 快干(有机溶剂法)

图1-5　仪器的干燥

（四）化学试剂的规格和存放

1. 化学试剂的规格

根据国家标准，化学试剂按其纯度和杂质含量的高低，可分为四种等级，其级别、代号、名称、标志及适用范围见表 1-1。

表 1-1　化学试剂的级别及适用范围

试剂级别	中文名称	代号	瓶上标签颜色	适用范围
一级品	保证试剂或优级纯	G.R.	绿色	可作基准物质，主要用于精密的科学研究和分析鉴定
二级品	分析试剂或分析纯	A.R.	红色	主要用于一般科学研究和分析鉴定
三级品	化学纯试剂或化学纯	C.P.	蓝色	用于要求较高的有机和无机化学实验，也用于要求较低的分析实验
四级品	实验试剂	L.R.	棕色、黄色或其他颜色	主要用于普通的实验和科学研究，有时也用于要求较高的工业生产中

除上述四种级别的试剂外，还有适合某一方面需要的特殊规格试剂，如基准试剂，它的纯度相当于或高于保证试剂，是定量分析中用于标定标准溶液的基准物质，一般可直接溶解得到滴定液，不需要标定；生物试剂（B.R. 或 C.R.）；生化试剂则用于各种生物化学实验；另外还有高纯试剂、色谱纯试剂和光谱纯试剂等。此外，还有工业生产中大量使用的化学工业品（也分为一级品、二级品）以及可供食用的食品级产品等。各种级别的试剂及工业品因纯度不同，价格相差很大，所以使用时，在满足实验要求的前提下，应考虑节约的原则，尽量选用较低级别的试剂。

2. 化学试剂的存放

化学试剂的存放在实验室中是一项十分重要的工作，一般化学试剂应储存在通风良好、干净和干燥的房间，要远离火源，并注意防止水分、灰尘和其他物质的污染。见光易分解的试剂（如 $AgNO_3$、$KMnO_4$、饱和氯水等）应装在棕色瓶中。对于 H_2O_2，虽然它也是见光易分解的物质，但不能盛放在棕色的玻璃瓶中，因为棕色玻璃中含有催化分解 H_2O_2 的重金属氧化物，通常将 H_2O_2 存放于不透明的塑料瓶中，并置于阴凉的暗处。试剂瓶的瓶盖一般都是磨口的，密封性好，可使长时间保存的试剂不变质。但盛强碱性试剂（如 NaOH 和 KOH 等）及 Na_2SiO_3 溶液的瓶塞应换成橡皮塞，以免长期放置互相粘连。易腐蚀玻璃的试剂（如氟化物等）应保存于塑料瓶中。

特种试剂应采取特殊储存方法。如易受热分解的试剂，必须存放在冰箱中；易吸湿或易氧化的试剂，则应储存于干燥器中；金属钠浸在煤油中；白磷要浸在水中；吸水性强的试剂如无水碳酸盐、苛性钠、过氧化钠等应严格用蜡密封。

对于易燃、易爆、强腐蚀性、强氧化性及剧毒品应分类单独存放。强氧化剂要与易燃、可燃物分开隔离存放；低沸点的易燃液体要放在阴凉通风处，并与其他可燃物和易产生火花的物品隔离放置，更要远离火源。闪点在 $-4\,℃$ 以下的液体（如石油醚、苯、丙酮和乙醚等）理想的存放温度为 $-4 \sim 4\,℃$，闪点在 $25\,℃$ 以下的液体（如甲苯、乙醇和吡啶等）存放温度不得超过 $30\,℃$。

（五）试剂的取用方法

1.试剂取用的一般规则

固体试剂装在广口瓶中。液体试剂或配制成的液体则盛在细口瓶或带有滴管的滴瓶中。见光易分解的试剂（如硝酸银）盛在棕色瓶中。每一试剂瓶上都必须贴有标签，以表明试剂的名称、浓度和配制日期，并在标签外面涂上一层薄蜡来保护它。

试剂取用原则是既要保证质量准确又要保证试剂的纯度，具体如下：

① 取用试剂应先看清标签，不能取错。

② 取用时，将瓶塞反放在实验台上，若瓶塞顶端不平，可放在洁净的表面皿上，不能用手和不洁净的工具接触试剂，瓶塞、药匙、滴管都不得串用。

③ 应根据用量取用试剂，取出的多余试剂不得倒回原瓶，以防污染整瓶试剂，对确认可以再用的（或另作他用的）要另用清洁容器回收，取用试剂时，转移的次数越少越好。

2.固体试剂的取用

取用固体试剂要用清洁、干燥的药匙（如牛角匙、不锈钢药匙、塑料匙等），使用时要专匙专用。固体试剂取用后，要立即把瓶塞盖好，用过的药匙必须洗净擦干后才能再使用，要严格按量取用固体试剂。"少量"固体试剂对一般常量实验是指半个黄豆粒大小的体积，对微型实验约为常量的 1/5 ～ 1/10（体积）。

要称量定量固体试剂。一般固体试剂可以放在称量纸上进行称量，对于具有腐蚀性、强氧化性、易潮解的固体试剂要用小烧杯、称量瓶、表面皿等装载后进行称量。不准使用滤纸来盛放称量物。

颗粒较大的固体试剂应在研钵中研碎后再称量。可根据称量精确度的要求，分别选择台秤或分析天平称量固体试剂。往试管（特别是湿试管）中加入固体试剂时，可用药匙或将取出的药品放在对折的纸片上，伸进试管约 2/3 处 [图 1-6（a）、图 1-6（b）]。

要用镊子夹取大块固体试剂或金属颗粒。先把容器平卧，再用镊子将固体试剂放在容器口，然后慢慢将容器竖起，让固体试剂沿着容器壁慢慢滑到底部，以免击破容器。对试管而言，也可将试管斜放，让固体试剂沿着试管壁慢慢滑到底部 [图 1-6（c）]。

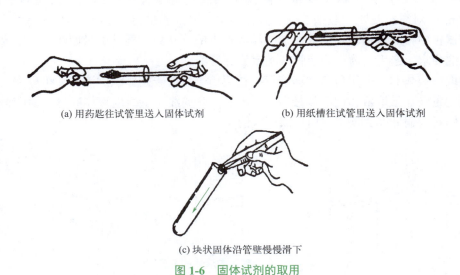

(a) 用药匙往试管里送入固体试剂　　　　　　(b) 用纸槽往试管里送入固体试剂

(c) 块状固体沿管壁慢慢滑下

图 1-6　固体试剂的取用

3. 液体试剂的取用

取用大量液体试剂，一般采用倾倒法。把液体试剂移入试管的具体做法是：先取下瓶塞反放在桌面上或放在洁净的表面皿上，右手握持试剂瓶，使试剂瓶上的标签向着手心（如果是双标签则要放在两侧），以免瓶口残留的少量液体试剂腐蚀标签。左手持试管，使试管口紧贴试剂瓶口，慢慢将液体试剂沿管壁倒入试管中。倒出需要量后，将瓶口在容器上靠一下，再使瓶子竖直，这样可以避免遗留在瓶口的液体试剂沿瓶子外壁流下来。把液体试剂倒入烧杯时，可用玻璃棒引流，具体做法是：用右手握试剂瓶，左手拿玻璃棒，使玻璃棒的下端斜靠在烧杯中，将瓶口靠在玻璃棒上，使液体沿着玻璃棒流入烧杯中［图1-7（a）］。

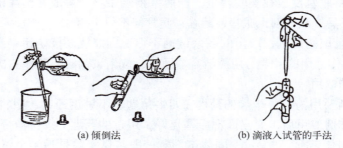

(a) 倾倒法　　　　　　　　　　　(b) 滴液入试管的手法

图 1-7　液体试剂的取用

取用少量液体试剂，通常使用胶头滴管。其具体做法是：先提起滴管，使管口离开液面，捏瘪胶帽以赶出空气，然后将管口插入液面吸取试剂。滴加液体试剂时，须用拇指、食指和中指夹住滴管，将它悬空地放在靠近试管口的上方滴加，滴管要垂直，这样滴入液体试剂的体积才能准确，绝对禁止将滴管伸进试管中或触及管壁，以免使滴瓶内的试剂受到污染［图1-7（b）］。

滴管不能倒持，以防试剂腐蚀胶帽使试剂变质。滴完液体试剂后，滴管应立即插回，一个滴瓶上的滴管不能用来移取其他试剂瓶中的试剂，也不能随便拿别的滴管伸入试剂瓶中吸取试剂。如试剂瓶不带滴管又需取少量试剂，则可把试剂按需倒入小试管中，再用自己的滴管取用。

在试管实验中经常要取"少量"液体试剂，这是一种估计体积，对常量实验是指0.5～1.0mL，对微型实验一般指3～5滴，根据实验的要求灵活掌握。要学会估计1mL液体试剂在试管中占的体积和由滴管滴加的滴数相当的毫升数。要准确量取溶液，则需根据准确度和量的要求，选用量筒、移液管或滴定管等量器。

定量取用液体时，需用量筒或移液管。量筒用于量度一定体积的液体，可根据需要选用不同容量的量筒。量取液体时，要按图1-8所示，使视线与量筒内液体的弯月面的最低处保持水平，偏高或偏低都会读不准而造成较大的误差。

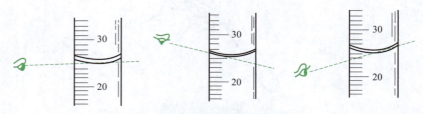

图 1-8　观看量筒内液体的容积

（六）试管加热操作

试管是用作少量试剂的反应容器，便于操作和观察实验现象，因而是无机化学实验中用得最多的仪器，要求熟练掌握，操作自如。

1. 振荡试管

用拇指、食指和中指持住试管的中上部，试管略倾斜，手腕用力振动试管，这样试管中的液体就不会振荡出来。若用五个指头握住试管上下或左右振荡，既观察不到实验现象，也容易将试管中的液体振荡出来。

2. 试管中液体试剂的加热

试管中的液体一般可直接放在火焰中加热。加热时，不要用手拿，应该用试管夹夹住试管的中上部，试管约与桌面成 60° 倾斜，如图 1-9（a）所示。试管口不能对着自己或别人。先加热液体的中上部，然后慢慢移动试管，热及下部，应不时地移动试管或振荡试管，从而使液体各部分受热均匀，避免试管内液体因局部沸腾而迸溅，引起烫伤。

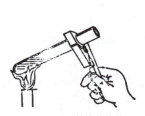 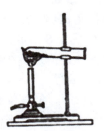

(a) 加热试管中的液体　　　　　(b) 加热试管中的固体

图 1-9　试管加热液体

3. 试管中固体试剂的加热

将固体试剂装入试管的底部，铺平，管口略向下倾斜，以免管口冷凝的水珠倒流到试管的灼烧处而使试管炸裂，如图 1-9（b）所示。先用火焰来回加热试管，然后固定在有固体物质的部位加强热。

（七）实验室废弃物处理

根据绿色化学的基本原理，化学实验室应尽可能选择对环境无毒害的实验项目。对确实无法避免的实验项目若排放出废气、废渣和废液（这些废弃物又称三废），如果对其不加处理而任意排放，不仅污染周围空气、水源和环境，造成公害，而且三废中的有用或贵重成分未能回收，在经济上也造成损失。因此化学实验室三废的处理是很重要的。

化学实验室的环境保护应该规范化、制度化，应对每次产生的废气、废渣和废液进行处理。对教师和学生应要求，按照国家要求的排放标准，把用过的酸类、碱类、盐类等各种废液、废渣，分别倒入各自的回收容器内，再根据各类废弃物的特性，采取中和、吸收、燃烧、回收循环利用等方法进行处理。

1. 实验室的废气和废渣处理

实验室中凡可能产生有害废气的操作都应在有通风装置的条件下进行，如加热酸、碱溶液及产生少量有毒气体的实验等应在通风橱中进行。通过排风设备把有毒废气排到室外，利用室外的大量空气来稀释有毒废气。实验室若排放毒性大且较多的气体，可在排放废气之前，采用吸附、吸收、氧化、分解等方法进行预处理。例如，产生的 SO_2 气体可用氢氧化钠水溶液吸收后再排放。

无毒且没有回收价值的废渣可掩埋于适当的地点。有毒的废渣和有回收价值的废渣可交由专业的化工废弃物处置企业处置。

2. 实验室的废液处理

化学实验室产生的废弃物很多，但以废液为主。实验室产生的废液种类繁多，组成变化大，应根据溶液的性质分别处理。废酸液可先用耐酸塑料网纱或玻璃纤维过滤，滤液加碱中和，调 pH 值至 6～8 后即可排出，少量滤渣可埋于地下。废洗液可用高锰酸钾氧化法使其再生后使用。少量的废洗液可加废碱液或石灰使其生成 $Cr(OH)_3$ 沉淀，将沉淀埋于地下即可。

① 氰化物是剧毒物质，少量的含氰废液可先加 NaOH 调至 pH > 10，再加入几克高锰酸钾使 CN^- 氧化分解。大量的含氰废液可用碱性氯化法处理，即先用碱调至 pH > 10，再加入次氯酸钠，使 CN^- 氧化成氰酸盐，并进一步分解为 CO_2 和 N_2。

② 含汞盐的废液先调 pH 值至 8～10，然后加入过量的 Na_2S，使其生成 HgS 沉淀，并加 $FeSO_4$ 与过量的 S^{2-} 生成 FeS 沉淀，从而吸附 HgS 共沉淀下来。通过离心分离，将清液含汞量降到 0.02mg/L 以下，可排放。少量残渣可埋于地下，大量残渣可用焙烧法回收汞，但应注意一定要在通风橱中进行。

③ 含重金属离子的废液，最有效和最经济的方法是加碱或加 Na_2S 把重金属离子变成难溶性的氢氧化物或硫化物而沉积下来，过滤后，残渣可埋于地下。含砷化物的废液应加入 $FeSO_4$，并用 NaOH 调 pH 值约至 9，以便使砷化物生成亚砷酸或砷酸钠与氢氧化铁共沉淀而除去。

五、数据处理

（一）实验误差与有效数字

1. 误差的概念

误差是指测定值与真实值之间的偏离。误差在测量工作中是普遍存在的，即使采用最先进的测量方法，使用最先进的精密仪器，由技术最熟练的操作人员来测量，测定值与真实值也不可能完全符合。测量的误差越小，测定结果的准确度就越高。根据误差性质的不同，把误差分为系统误差和偶然误差。

系统误差是由某些比较确定的因素引起的，它对测定结果的影响比较确定，重复测量时，它会重复出现，所以又叫可测误差。它包括仪器误差、试剂误差、人员误差、方法误差。通过改进实验方法、校正仪器、提高试剂纯度、严格操作规程和实验条件等手段来减小这种误差。

偶然误差是由某些难以预料的偶然因素引起的。它的数值大小、正负都难以控制，所以又叫随机误差。如环境温度、湿度、气压、电压、仪器性能等的微小变化。它对实验结果的影响也无规律可循，一般只能通过增加平行测量的次数来减小这种误差。多次测量结果的误差符合一定的规律，大的误差出现的概率小，小的误差出现的概率大。

除了上述两类误差外，在实际操作中由于操作者失误造成的错误，如操作不正确、读错数据、加错药品、计算错误等，必须予以避免。

2. 测量中误差的处理方法

（1）准确度与误差　测定值与真实值之间的接近程度称为准确度，可用误差表示，误差越小，准确度越高。误差又分为绝对误差和相对误差。

绝对误差是指测定值与真实值之差。

$$绝对误差（E）= 测定值（x）- 真实值（\mu）$$

相对误差是指绝对误差占真实值的百分比。

$$相对误差（RE）= \frac{绝对误差}{真实值} \times 100\%$$

当测定值大于真实值时，绝对误差是正的；测定值小于真实值时，绝对误差是负的。绝对误差只能显示出误差变化的范围，而不能确切地表示测量的精密度，所以一般用相对误差表示测量的误差。

（2）精密度与偏差　对同一样品多次平行测定结果之间的符合程度称为精密度，用偏差表示。偏差越小，说明测定结果精密度越高。偏差有多种表示方法。

绝对偏差是指某一次测量值与平均值的差值。

$$绝对偏差（d）= 单次测量值（x_i）- 平均值（\bar{x}）$$

可以用平均偏差（$\bar{d}$）表示多次测量的总体偏离程度，它是指各次偏差的绝对值的平均值。

$$\bar{d} = \frac{\sum\limits_{i=1}^{n}|x_i - \bar{x}|}{n}$$

平均偏差没有正负号。平均偏差占平均值的百分数叫相对平均偏差（$R\bar{d}$）。

$$R\bar{d} = \frac{\bar{d}}{\bar{x}} \times 100\%$$

在平均偏差和相对平均偏差的计算过程忽略了个别较大偏差对测定结果重复性的影响，而采用标准偏差则是为了突出较大偏差的影响。

相对标准偏差（RSD）是标准偏差（S）占平均值的百分比。

$$RSD = \frac{S}{\bar{x}} \times 100\%$$

$$S = \sqrt{\frac{\sum\limits_{i=1}^{n}(x_i - \bar{x})^2}{n-1}}$$

3. 有效数字

有效数字是指一个数据中包含的全部确定的数字和最后一位可疑数字。因此，有效数字是根据测量中仪器的精度而确定的。在这个数字中，除最后一位为"可疑数字"（也是有效的）外，其余数字都是准确的。有效数字的位数反映了测量仪器的精确程度，有效位是指从数字最左边第一个不为 0 的数字起到最后一位数字止的数字个数。例：367.6 这个数有 4 位有效数字，用科学表示法写成 3.676×10^2。若写成 3.6760×10^2，就意味着它有 5 位有效数字。

有效数字与数学上的数字含义不同。它不仅表示量的大小，还表示测量结果的可靠程度，反映所用仪器和实验方法的准确度。如需称取 $K_2Cr_2O_7$ 固体 8.4g，有效数字为 2 位，这不仅说明 $K_2Cr_2O_7$ 重 8.4g，而且表明用精度为 0.1g 的台秤称量就可以了。若需称取 $K_2Cr_2O_7$ 固体 8.4000g，则表明须在精度为 0.0001g 的分析天平上称重，有效数字是 5 位。

关于数字 0，它可以是有效数字；也可以不是有效数字。"0" 在数字之前起定位作用，不属于有效数字；在数字之间或之后属于有效数字。不是测量所得的自然数可视为无限多位的有效数字。

如：0.001435 为 4 位有效数字，10.05、1.2010 分别为 4 位和 5 位有效数字。幂指数不论数字大小，均不属于有效数字，如 6.02×10^2 为 3 位有效数字。对数值（pH、pOH、pM、pK_a、pK_b、$\lg K_i$ 等）有效数字的位数取决于小数部分的位数，如 pH=4.75 为 2 位有效数字，pK_a=12.068 为 3 位有效数字。

4. 提高分析结果准确度的方法

准确度与精密度有着密切的关系。准确度表示测量的准确性，精密度表示测量的重现性。在评价分析结果时，只有精密度和准确度都好的方法才可取。在同一条件下，对样品多次平行测定中，精密度高只表明偶然误差小，不能排除系统误差存在的可能性，即精密度高，准确度不一定高。只有在消除或减免系统误差的前提下，才能以精密度的高低来衡量准确度的高低。如精密度差，实验的重现性低，则该实验方法是不可信的，也就谈不上准确度高。

为了获得准确的分析结果，必须减少分析过程中的误差。

（1）不同的分析方法有不同的准确度和灵敏度　对常量成分（含量在 1% 以上）的测定，可用灵敏度不太高但准确度高（相对误差小于 0.2%）的重量分析法或滴定分析法；对微量成分（含量在 0.01% ~ 1% 之间）或痕量组分（含量在 0.01% 以下）的测定，则应选用灵敏度较高的仪器分析法。

（2）减少测量误差　为了提高分析结果的准确度，必须尽量减小各测量步骤的误差。如滴定管的读数有 0.01mL 误差，一次滴定必须读两次数据，可能造成的最大误差是 0.02mL。为使滴定的相对误差小于 0.1%，消耗滴定液的体积必须在 20mL 以上。又如用分析天平称量，称量误差为 ±0.0001g，每称量一个样品必须进行两次称量，可能造成的最大误差是 ±0.0002g。为使称量的相对误差小于 0.1%，每一个样品必须称取 0.2g 以上。

（3）减少偶然误差　在消除或减小系统误差的前提下，通过增加平行测定的次数，可以减小偶然误差。一般要求平行测定 3 ~ 5 次，取算术平均值，便可以得到较准确的分析结果。

（4）消除系统误差　检验和消除系统误差对提高准确度非常重要，主要方法有以下几种。

① 对照试验是检验系统误差的有效方法。对照试验分为标准样品对照试验和标准方法对照试验等。

标准样品对照试验是用已知准确含量的标准样品（或纯物质配成的合成试样）与待测样品按同样的方法进行平行测定，找出校正系数以消除系统误差。标准方法对照试验是用可靠的分析方法与被检验的分析方法，对同一试样进行分析对照。若测定结果相同，则说明被检验的方法可靠，无系统误差。许多分析部门，为了解分析人员之间是否存在系统误差和其他方面的问题，常将一部分样品安排在不同分析人员之间，用同一种方法进行对照分析，这种方法称为内检。有时将部分样品送交其他单位进行对照分析，这种方法称为外检。

② 空白试验指在不加样品的情况下，按照与样品相同的分析方法和步骤进行分析的试验，得到的结果称为空白值。从样品分析结果中减掉空白值，这样可以消除或减小由蒸馏水及实验器皿带入的杂质引起的误差，得到更接近真实值的分析结果。

③ 对仪器进行校准可以消除系统误差。例如，砝码、移液管、滴定管和容量瓶等，在精确的分析中，必须进行校正，并在计算结果时采用校正值。但在日常分析中，有些仪器出厂时已经校正或者经国家计量机构定期校准，在一定期间内如保管妥善，通常可以不再进行校准。

④ 回收试验指用所选定的分析方法对已知组分的标准样进行分析，或对人工配制的已知组分的试样进行分析，或在已分析的试样中加入一定量被测组分，再进行分析，从分析结果中观察已知量的检出状况的方法。若回收率符合一定要求，说明系统误差合格，分析方法可用。

（二）可疑值的取舍与实验数据的记录

1. 可疑值的取舍

在一组数据中，若某一数值与其他值相差较大，这个数值称为可疑值或离群值。若将其舍去，可提高分析结果的精密度；但如果舍去不当，又会影响结果的准确度。研究可疑值的取舍问题，实际上是区分随机误差和过失误差的问题，对此可以借助统计检验方法来判别。

统计检验的方法有多种，在此只介绍其中的 Q 检验法。该方法是将测定数据按大小顺序排列，并求出可疑值与其邻近值之差，然后除以极差（最大值与最小值之差），所得的舍弃商称为 Q 值。

$$Q = \frac{\left| x_{可疑} - x_{邻近} \right|}{x_{最大} - x_{最小}}$$

通过比较计算所得的 Q 值与所要求的置信度条件下的 $Q_{表}$ 值的大小，确定离群值的取舍。判断规则为：若 Q 大于或等于 $Q_{表}$ 值，则舍去离群值，否则保留。$Q_{表}$ 值见表 1-2。

表 1-2　舍弃可疑数据的 $Q_{表}$ 值（置信度为 90% 和 95%）

测定次数	3	4	5	6	7	8	9	10
$Q_{90\%}$	0.94	0.76	0.64	0.56	0.51	0.47	0.44	0.41
$Q_{95\%}$	1.53	1.05	0.86	0.76	0.69	0.64	0.60	0.58

2. 分析结果的数据处理与报告

在分析工作中常用平均值表示测定结果，但有限次测量数据的平均值是有误差的。在给出平均值的同时，并报告实验的相对平均偏差或标准偏差，就会合理和严谨得多。

（1）双份平行测定结果的报告　对于双份平行测定结果，如果不超过允许公差，则以平均值报告结果。双份平行测定结果的精密度按下式计算：

$$相对平均偏差 = \frac{\left| x_1 - x_2 \right|}{2\bar{x}}$$

标准溶液浓度的标定，如果只进行两份测定，一般要求其标定相对平均偏差小于0.15%，才能以双份平均值作为其浓度标定结果，否则必须进行多份标定。

（2）多份平行测定结果的报告　对于多份平行测定，报告测定结果时，首先检查测定结果中是否存在可疑值，可疑值会影响结果的平均值和精密度，故要判断此可疑值是保留还是舍弃。可疑值的取舍方法很多，从统计学观点来看，在 3 ～ 10 次的测量中，比较严格且简单的是 Q 检验法。

（三）列表法与作图法

实验得出的数据经归纳、处理，才能合理表达，得出满意的结果，结果处理一般有列表法、作图法、数学方程法和计算机数据处理法等方法。

1. 列表法

把实验数据按自变量与因变量一一对应列表，把相应计算结果填入表格中，本法简单清楚。列表时要求如下：

① 表格必须写清名称。

② 自变量与因变量应一一对应列表。

③ 表格中记录数据应符合有效数字规则。

④ 表格亦可表达实验方法、现象与反应方程式。

2. 作图法

作图法是化学研究中结果分析和结果表达的一种重要方法。正确的作图可以使我们从大量的实验数据中提取出丰富的信息，简洁、生动地表达实验结果。作图法的要求如下。

图以自变量为横轴，因变量为纵轴。选择坐标轴比例时要求使实验测得的有效数字与相应坐标轴分度精度的有效数字位数相一致，以免作图处理后得到的各量的有效数字发生变化。坐标轴标值要简单，必须注明坐标轴所代表的量的名称、单位和数值，注明图的编号和名称，在图的名称下面要注明主要测量条件。不一定所有图均要把坐标原点取为"0"。

将实验数据以坐标点的形式画在坐标图上，根据坐标点的分布情况，把它们连接成直线或曲线，不必要求其全部通过坐标点，但要求坐标点均匀地分布在曲线的两边。最优化作图的原则是使每一个坐标点到曲线距离的平方和最小。

（四）线性拟合与非线性拟合在化学实验中的应用

在化学实验中，数据处理是一个至关重要的环节，它直接关系到实验结果的准确性和可靠性。线性拟合和非线性拟合作为两种常见的数据处理方法，在化学实验中发挥着重要作用。以下将结合具体的化学实验，探讨线性拟合和非线性拟合的应用及其意义。

1. 线性拟合在化学实验中的应用

线性拟合是基于线性方程形式，通过一条直线或线性函数来拟合数据。在化学实验中，线性拟合常用于处理那些呈现出线性关系的数据集。

实验案例：酸碱滴定实验。

在酸碱滴定实验中，通过滴定管向待测溶液中加入已知浓度的标准溶液，记录滴定过程中溶液 pH 值的变化。当溶液由酸性变为碱性（或由碱性变为酸性）时，pH 值会发生显著变化，这一变化点即为滴定终点。通过绘制滴定体积与 pH 值的关系图，可以发现它们之间呈现出一定的线性关系。此时，可以利用线性拟合来求解滴定曲线的斜率和截距，进而计算出待测溶液的浓度。

线性拟合的具体步骤如下：

（1）绘制散点图　将实验测得的数据绘制成散点图，观察数据的分布情况。

（2）选择拟合函数　常见的线性拟合函数为 $y=kx+b$，其中 k 为斜率，b 为截距。

（3）求取拟合参数　使用最小二乘法等统计方法，根据拟合函数与实验数据的离差平方和最小的原理求取 k 和 b 两个参数。

（4）检验拟合结果　通过计算拟合线上给出的 R^2 值来评估拟合效果的好坏。R^2 值越接近 1，说明拟合效果越好。

2. 非线性拟合在化学实验中的应用

非线性拟合则使用非线性函数形式，如多项式函数、指数函数、对数函数等，以实现更灵活的数据拟合。在化学实验中，当数据集呈现出复杂的非线性关系时，非线性拟合成为首选的数据处理方法。

实验案例：溶液的表面吸附实验。

在物理化学实验"溶液的表面吸附"中，需要研究表面张力 σ 与表面吸附量 Γ 之间的关系。根据 Gibbs 公式和 Langmuir 等温式，可以推导出 σ 与 Γ 之间的非线性关系。此时，可以利用非线性拟合来求解待定参数，如表面吸附量 Γ_∞ 和吸附常数 K。

非线性拟合的具体步骤如下：

（1）数据预处理　将实验测得的数据进行预处理，如数据清洗、异常值处理等。

（2）选择拟合函数　根据实验原理和数据特征，选择合适的非线性拟合函数。

（3）求取拟合参数　使用迭代算法（如梯度下降法、牛顿法等）来求解拟合函数的参数。由于非线性模型没有解析解，因此需要通过优化方法寻找最佳参数值。

（4）检验拟合结果　通过比较拟合曲线与实验数据的吻合程度来评估拟合效果的好坏。同时，可以利用残差分析等方法来检验拟合结果的可靠性。

3. 线性拟合与非线性拟合的比较

线性拟合和非线性拟合在化学实验中各有优缺点，适用于不同的数据集和实验场景。

线性拟合：优点在于模型简单、计算速度快、易于解释和理解；缺点在于可能无法准确拟合复杂的非线性关系，导致欠拟合现象。

非线性拟合：优点在于能够灵活适应复杂的数据模式，提供更准确的拟合结果；缺点在于模型复杂度较高、计算量大、参数解释相对复杂，且容易出现过拟合现象。

因此，在选择拟合方法时，需要根据实验数据的特点和实验需求进行合理选择。对于线性关系稳定的数据集，可以选择线性拟合；对于呈现出复杂非线性关系的数据集，则应选择非线性拟合。

（五）Excel 软件的应用

Excel 作为 Microsoft Office 套件中的一款强大的电子表格软件，在化学实验数据处理中发挥着至关重要的作用。其丰富的功能、直观的操作界面以及强大的数据处理和分析能力，使 Excel 成为化学研究人员进行数据处理的首选工具。以下将详细介绍 Excel 在化学实验数据处理中的具体应用。

1. 误差计算

（1）算术平均值

$$\overline{N} = \frac{N_1 + N_2 + \cdots + N_K}{K} = \frac{1}{K}\sum_{i=1}^{K} N_i$$

方法一：在 G3 单元格中直接输入 "=AVERAGE（B3:F3）" 后回车（图 1-10）。

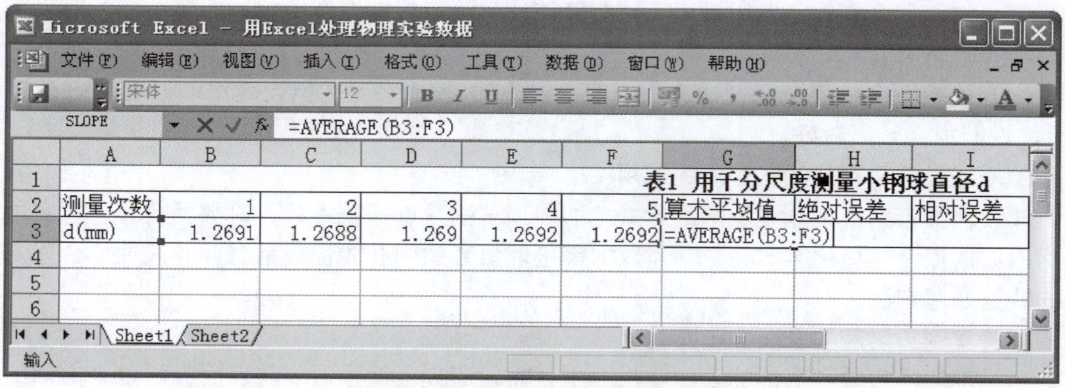

图 1-10　算术平均值　方法一

方法二：用鼠标选取 B3：G3 单元格，单击工具栏上符号 "Σ" 旁的下拉式三角箭头并选取 "平均值"，5 次测量的平均值将自动显示在 G3 单元格中，如图 1-11 所示。

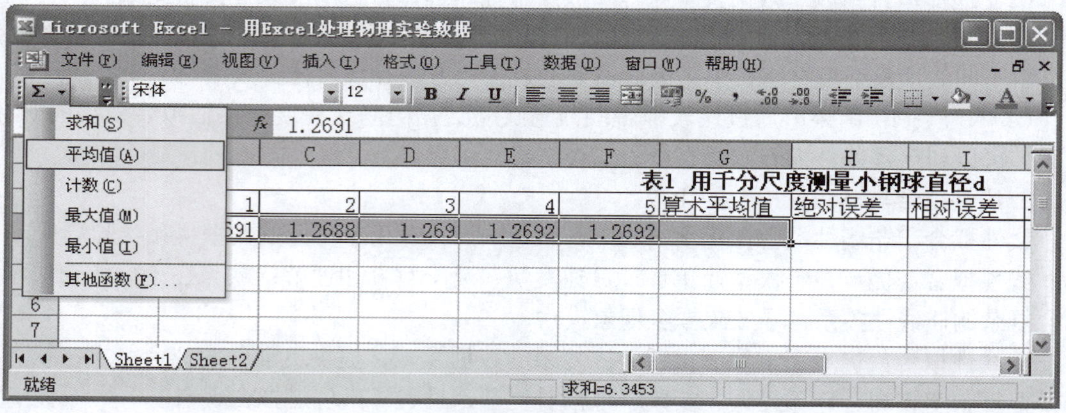

图 1-11　算术平均值　方法二

（2）绝对误差

$$\Delta N = \left| N - \overline{N} \right|$$

B3 的绝对误差：在 H3 单元格中直接输入 "=ABS(B3-G3)" 后回车（图 1-12）。

（3）相对误差

$$E_N = \frac{\Delta N}{\overline{N}}$$

B3 的相对误差：在 I3 单元格中直接输入 "=H3/G3" 后回车。

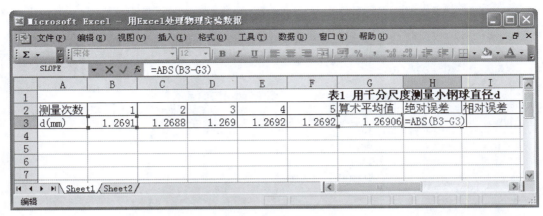

图 1-12　绝对误差

（4）测量值的标准偏差

$$\sigma = \lim_{n \to \infty} \sqrt{\frac{\sum_{i=1}^{n} \Delta_i^2}{n-1}}$$

在 K3 单元格中直接输入"=STDEV(B3:F3)"后回车（图 1-13）。

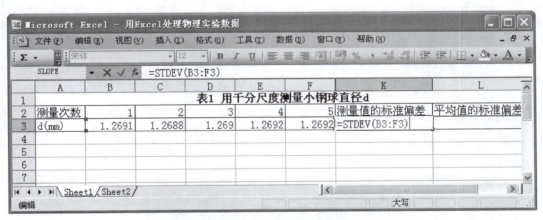

图 1-13　测量值的标准偏差

（5）平均值的标准偏差

$$\sigma_{\overline{N}} = \lim_{n \to \infty} \sqrt{\frac{\sum_{i=1}^{n} \Delta_i^2}{n(n-1)}} = \frac{\sigma}{\sqrt{n}}$$

选中 K3 单元格单击工具栏中插入"函数"（图 1-14），在弹出对话框中选择"统计"类别中的"STDEV"函数（图 1-15），点击确定后弹出"函数参数"对话框，在 Number1 空白处用鼠标选择"B3：F3"（图 1-16），点击确定。

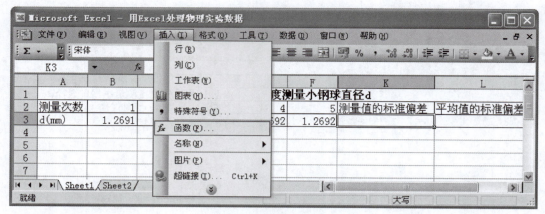

图 1-14　插入"函数"

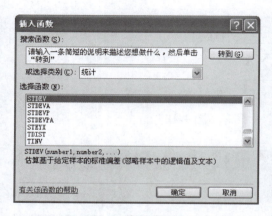

图 1-15　选中"STDEV"

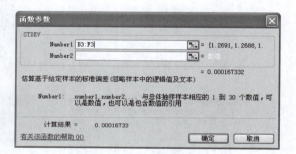

图 1-16　函数参数

2. 图形绘制

步骤一：建立 Excel 数据表，点击工具栏中插入"图表"选项（图 1-17），则出现图表向导对话框。

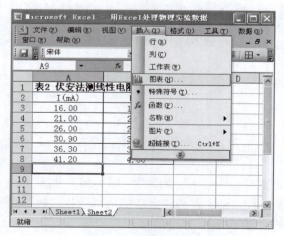

图 1-17　插入图表

步骤二：在"图表类型"窗口中选择第五种，即"XY 散点图"，在"子图表类型"中选择左下角的"折线散点图"（图 1-18），点击"下一步"按钮弹出图表源数据对话框。

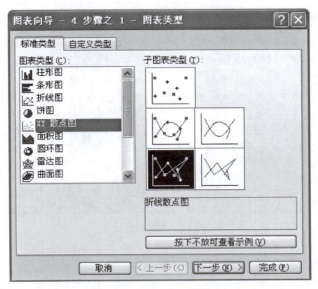

图 1-18　选择"XY 散点图"

步骤三：在"数据区域"空白处用鼠标选择"B3：B8"，在"系列 1"标题后面的两个选项中，用鼠标选择"列"，切换到"系列"对话框，在"X 值"后空白处用鼠标选择"A3:A8"（图 1-19），点击"下一步"按钮弹出"图表选项"对话框。

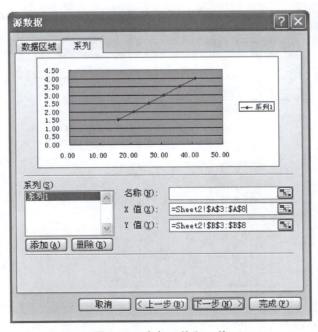

图 1-19　选定 X 值和 Y 值

步骤四：在"标题"卡的"图表标题"窗口中输入"伏安法测电阻 U ～ I 关系图"，在 X 轴窗口中输入"I（mA）"，在 Y 轴窗口中输入"U（V）"，选中网格线选项的全部四项，单击下一步（图 1-20），点击"完成"按钮，至此实验数据点就在图表上描绘出来了。

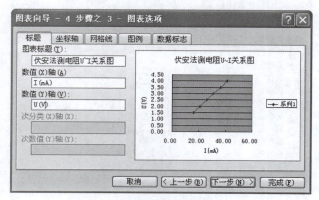

图 1-20　图表选项

3. 线性拟合

方法：选中图表菜单中"添加趋势线"（图 1-21），在类型中选择"线性"类（图 1-22），在"选项"中选中复选框"显示公式"和"显示 R 平方值"，单击确定，出现最终线性拟合结果（图 1-23）。

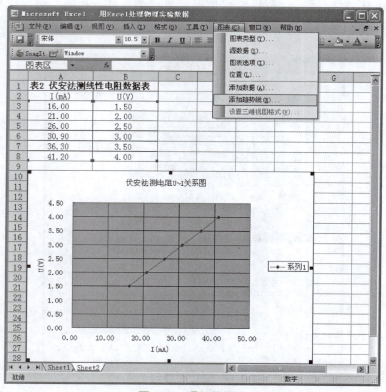

图 1-21　添加趋势线

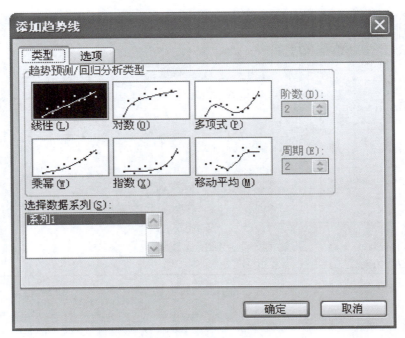

图1-22 选择"线性"

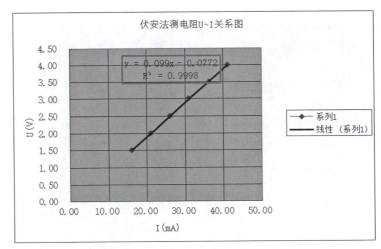

图1-23 线性拟合结果

（六）Origin 软件的使用

选择菜单命令 View|Toolbars（图1-24），打开"Customize Toolbar"对话框（图1-25）。

1. 统计分析

方法：建立数据表，用鼠标点"A（X）"选中该列，选择菜单命令 Statistics|Descriptive Statistics|Statistics on Columns 或单击 Worksheet Data 工具条上的 Statistics on Columns 按钮（图1-26），进行统计。

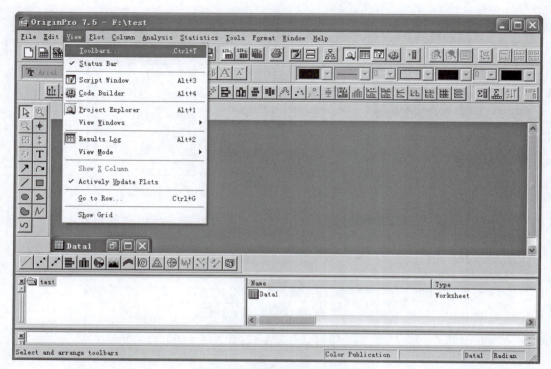

图 1-24　菜单命令 View│Toolbars

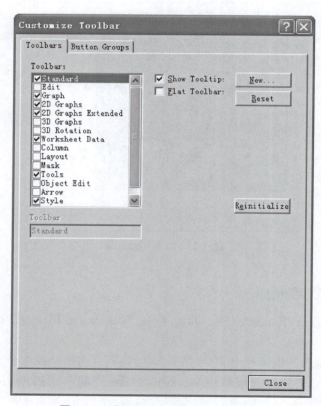

图 1-25　"Customize Toolbar"对话框

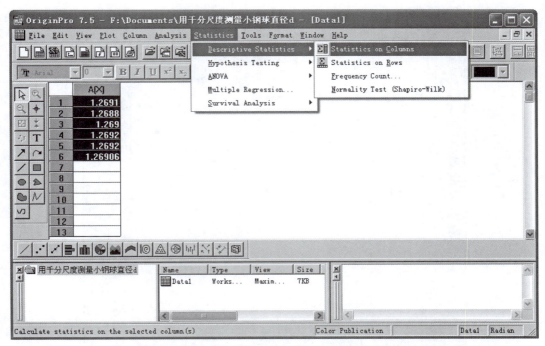

图 1-26　建立统计分析法数据表

统计结果包括平均值（Mean）、测量值的标准偏差（SD）、平均值的标准偏差（SE）、最小值（Min）、最大值（Max）、总和（Sum）、点数（N）等。

2. 绘制图形

建立数据表，用鼠标选中"A（X）"和"B（Y）"列，选择菜单命令 Plot|Line+Symbol 或单击 2D Graphs 工具条中的 Line+Symbol 按钮（图 1-27），进行绘图，结果见图 1-28。

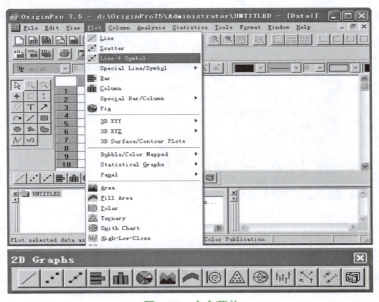

图 1-27　命令菜单

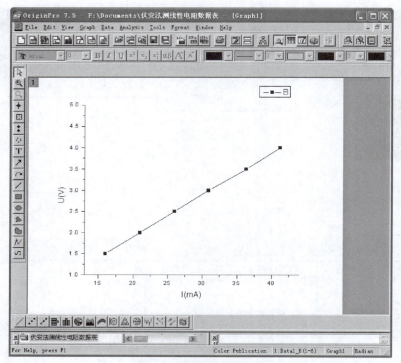

图 1-28 单线条绘制结果

在同一张图上绘制多条线。

方法一：建立数据表，用鼠标选中 "A（X1）、B（Y1）、C（X2）、D（Y2）" 列（图 1-29），选择菜单命令 Plot|Line+Symbol 或单击 2D Graphs 工具条中的 Line+Symbol 按钮，结果见图 1-30。

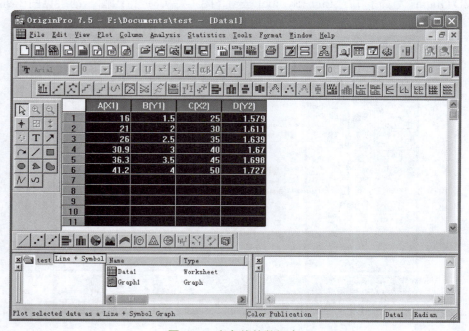

图 1-29　多条线的数据表

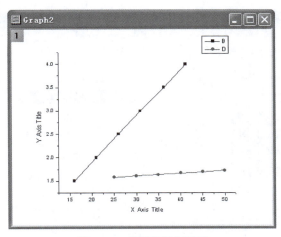

图 1-30　多线条绘制结果

方法二：在 Graph 窗口中双击左上角的图层标记，或选择图层标记处的鼠标右键快捷菜单命令"Plot Setup"，在对话框中将 C 设为 X 列，将 D 设为 Y 列，单击 Add 按钮，将制图数据添加到制图列表窗口中，单击 OK 按钮（图 1-31）。

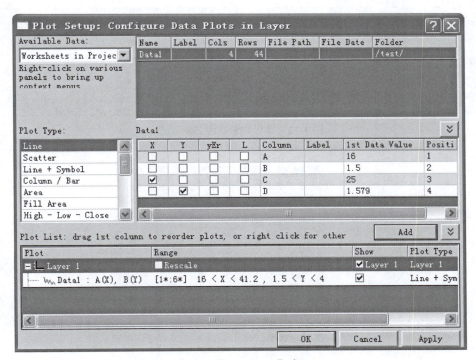

图 1-31　"Plot Setup"窗口

3. 线性拟合

方法：建立数据表（图 1-32），用鼠标选中"A（X）"和"B（Y）"列，选择菜单命令 Tools|Linear Fit，打开 Linear Fit 工具，单击 Fit 按钮（图 1-33），进行拟合。拟合结果如图 1-34 所示。

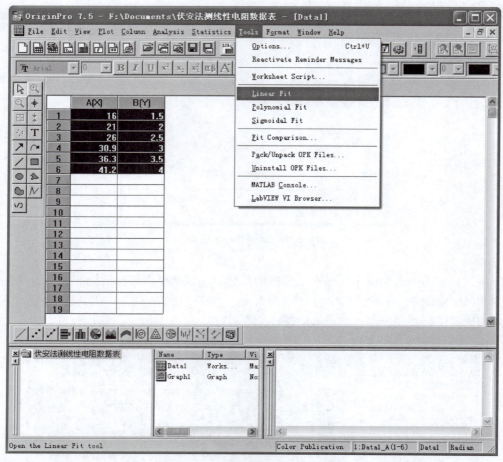

图 1-32　线性拟合数据表的建立

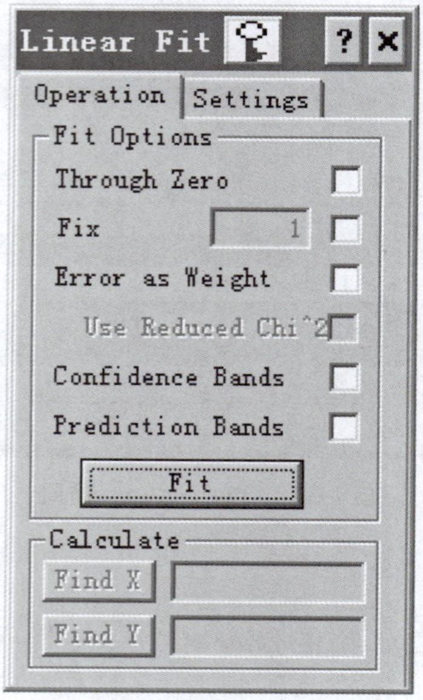

图 1-33　"Linear Fit" 窗口

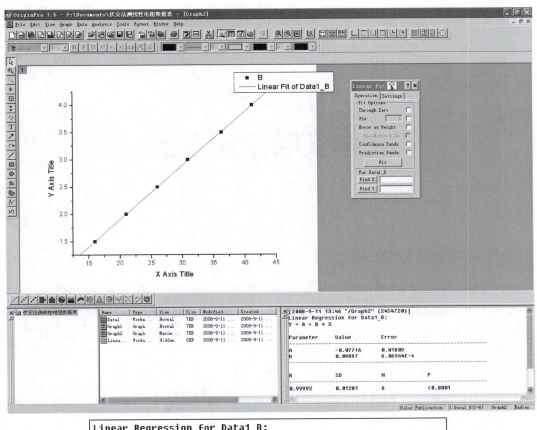

图 1-34　线性拟合结果

A：截距值及它的标准误差（Intercept value and its standard error）；B：斜率值及它的标准误差（Slope value and its standard error）；R：相关系数（Correlation coefficient）；P：$R=0$ 的概率［value‑Probability（that R is zero）］；N：数据点个数（Number of data points）；SD：拟合的标准偏差（Standard deviation of the fit）

第二章
化学实验常用仪器

一、台秤与电子天平的使用

台秤（又叫托盘天平）和电子天平是进行化学实验不可缺少的重要称量仪器。但是，在各种不同的化学实验中，由于对质量准确度的要求不同，需要使用不同类型的天平进行称量。常用的天平种类很多，尽管它们在结构上各有差异，但都是根据杠杆原理设计而制成的。本实验着重介绍台秤和电子天平的使用。

（一）台秤

台秤用于粗略称量。它能迅速地称量物体的质量，但精确度不高。一般能称准至 0.1g。

1. 台秤及其构造

台秤及其构造如图 2-1 所示。

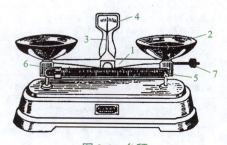

图 2-1　台秤

1—横梁；2—盘；3—指针；4—刻度盘；5—游码标尺；6—游码；7—平衡调节螺丝

台秤的横梁架在台秤座上。横梁的左右有两个盘子。横梁的中部有指针与刻度盘相对，根据指针在刻度盘左右摆动情况，可以看出台秤是否处于平衡状态。

2. 称量

在称量物体之前，要先调整台秤的零点。将游码拨到游码标尺的"0"位处，检查台秤的指针是否停在刻度盘的中间位置。如果不在中间位置，可调节台秤托盘下侧的平衡调节螺丝，当指针在离刻度盘的中间位置左右摆动大致相等时，则台秤处于平衡状态，此时指针即能停在刻度盘的中间位置，将此中间位置称为台秤的零点。

称量物体时，左盘放称量物，右盘放砝码。砝码用镊子夹取，10g 或 5g 以下的质量，可移动游码标尺上的游码。当添加砝码使台秤的指针停在刻度盘的中间位置时，台秤处于平衡状态。此时指针所停的位置称为停点。零点与停点相符时（零点与停点之间允许偏差 1 小格以内），砝码的质量就是称量物的质量。

3. 注意事项

称量时应注意以下几点：

① 不能称量热的物品。

② 称量物不能直接放在托盘上。根据情况决定将称量物放在称量纸、表面皿或称量瓶等容器中。

③ 称量完毕，应将砝码放回砝码盒中。将游码拨到"0"位处，并将托盘放在一侧，或用橡皮圈架起，以免台秤摆动。

④ 保持台秤清洁。

（二）电子天平

电子天平（图 2-2）是用电磁力平衡被称物体重力的天平，放上称量物后，在几秒钟内甚至瞬间即达到平衡，显示读数，称量速度快、精度高，全量程不需砝码。由于电子天平采用了电磁力自动补偿电路原理，当秤盘加载时（注意不要超过称量范围），电磁力会将秤盘推回到原来的平衡位置，使电磁力与被称物体的重力相平衡，经电路系统采样处理后显示相应的数值。

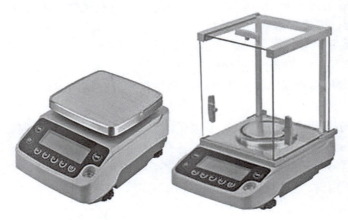

图 2-2　电子天平

1. 使用方法

电子天平按结构可分为上皿式和下皿式两种。秤盘在支架上面为上皿式，秤盘吊挂在支架下面为下皿式。目前，上皿式电子天平被广泛使用。尽管电子天平种类繁多，但其使用方法大同小异，具体操作可参考对应的使用说明书。

（1）调节水平　如水平仪水泡偏移，要调整水平调节脚，使水泡位于水平仪中心。

（2）接通电源　接通电源，开始工作，但显示器未开启，通常需预热至仪器规定的时间。

（3）开启显示器　按"ON"键，显示屏全亮，约 2s 后，显示天平的型号，然后显示称量模式 0.0000g。

（4）天平基本模式的选定　天平通常为"通常情况"模式，并具有断电记忆功能。使用时若改为其他模式，使用后一经按"OFF"键，天平即恢复"通常情况"模式。称量单位的设置等可按说明书进行操作。

（5）校准　天平安装后，第一次使用前应对天平进行校准。因存放时间较长、位置移动、环境变化或未获得精确测量值，天平在使用前一般都应进行校准操作。若天平采用外校准（有的电子天平具有内校准功能），由"TAR"键清零及"CAL"键、100g 校准砝码完成。

（6）称量　按"TAR"键，显示为零后，打开天平右门，将称量物置于秤盘正中间，关闭天平右门，待数字稳定，即显示器左下角的标志"○"消失后，即可读出称量物的质量。

（7）去皮称量　按"TAR"键清零，打开天平右门，将容器置于秤盘正中央，关闭天平右门，天平显示容器质量，再按"TAR"键，显示为零，即去除皮重。再将称量物置于容器中，或将称量物（粉末状物或液体）逐步加入容器中直至达到所需质量，待显示器左下角"○"消失，这时显示的是称量物的净质量。将秤盘上的所有称量物拿开后，天平显示负值，按"TAR"键，天平显示为 0.0000g。当称量过程中秤盘上的总质量超过最大载荷时（如FA1104 型电子天平的最大载荷为 110g），天平不显示正常数字，此时应立即减小载荷。

（8）关闭天平　称量完毕后，按"OFF"键，关闭显示器，若长时间不用电子天平，应拔下电源插头。

（9）填写使用登记本　称量完毕后，规范填写电子天平使用登记本。

2. 注意事项

① 电子天平应远离热源和高强电磁场等环境，放在避光处，应远离震动源，无法避免时应采取防震措施，称量时勿振动实验台。

② 称量时要戴白手套，称量物要放在秤盘的正中央。

③ 使用电子天平前，需要预热仪器至规定的时间。

④ 称量易挥发和具有腐蚀性的物品时，要将其盛放在密闭容器中，以免腐蚀和损坏电子天平。

⑤ 取放称量物只能开关天平右门，其余两门不动，调零点和读数时必须关闭天平各门，使内部处于密闭状态。

⑥ 称量时防止超载，以免损坏电子天平，通常承载量为最大承载量的 60% ～ 70%。

⑦ 天平长期不用时，应拔掉电源插头，切断电源。

二、滴定管

以常用的 25mL 滴定管为例，滴定管一般分为两种，见图 2-3。一种是下端有玻璃旋塞的酸式滴定管，用于盛放酸类溶液或氧化性溶液。另一种是碱式滴定管，用于盛放碱类溶液，其下端连有橡胶管，内放一玻璃珠，以控制溶液的流速，橡胶管下端再连接一个尖嘴玻璃管。

一般而言，酸式滴定管不能盛放碱类溶液，因其磨口玻璃旋塞会被碱类溶液腐蚀，放置久了，旋塞会打不开。而碱式滴定管也不能盛放氧化性溶液，如 $KMnO_4$、I_2 等。酸式滴定管是最常使用的滴定管，在平常的滴定分析中一般均可采用酸式滴定管进行滴定。除常用的25mL 容积的滴定管外，还有容积为 50mL 的滴定管，它们的最小刻度为 0.1mL，读数可估计到 0.01mL。此外，还有容积为 10mL、5mL、2mL、1mL 的半微量或微量滴定管，最小刻度分别为 0.05mL、0.01mL、0.005mL、0.005mL。

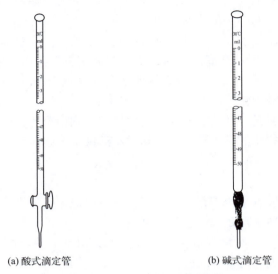

(a) 酸式滴定管　　　　　　　　　　(b) 碱式滴定管

图 2-3　酸式滴定管和碱式滴定管

（一）滴定前准备

1. 酸式滴定管

（1）检查与清洗　使用前，首先应检查玻璃旋塞是否配合紧密，如不紧密，将会出现严重的漏水现象，则不宜使用。其次，应进行充分的清洗。根据沾污的程度，可采用下列几种方法：

① 用自来水冲洗。

② 用滴定管刷蘸合成洗涤剂刷洗，用泡沫塑料刷刷洗。

③ 用前面的方法不能洗净时，可用铬酸洗液洗涤。为此，加入 5～10mL 洗液于酸式滴定管中，通过两手使酸式滴定管边转动、边放平，直至洗液布满全管。转动滴定管时，将管口对着洗液瓶口或烧杯口，以防洗液撒出。然后，打开活塞，将洗液从出口管放回原瓶中。必要时可加满洗液浸泡一段时间。

④ 可根据具体情况采用针对性洗涤液进行洗涤。如 MnO_2 可采用亚铁盐溶液或过氧化氢加酸溶液等进行洗涤。

无论用哪种清洗方法清洗后，都必须用自来水冲洗干净，再用蒸馏水荡洗三次，每次 5～10mL。将管外壁擦干后，酸式滴定管内壁应完全被水均匀润湿且不挂水珠。如内壁不是均匀润湿且挂了水珠，则应重新洗涤。

（2）活塞涂油　为使活塞转动灵活并防止出现漏水现象，需将活塞涂油（凡士林或真空活塞油脂）。操作方法如下：

① 取下活塞小头处的固定橡皮圈，取下活塞。

② 用滤纸片将活塞和活塞套擦干。擦拭时，可将酸式滴定管放平，以免滴定管壁上的水进入活塞套中。

③ 用手指蘸取少量凡士林，涂抹在活塞的两端或者把凡士林涂在活塞的大头和活塞套

小口的内侧。

④ 将活塞直接插入活塞套中。插时活塞孔应与滴定管平行，此时活塞不要转动，这样可以避免将凡士林挤到活塞孔中。然后，向同一方向不断旋转活塞，直至旋塞全部呈透明为止。最后将橡皮圈套在活塞小头部分的沟槽上。

经上述处理后，活塞转动灵活，凡士林层中应没有纹格，旋塞呈均匀的透明状态。

（3）检查是否漏水　用水充满滴定管，安置在滴定管架上直立静置 2min，观察有无水滴滴下。然后，将活塞旋转 180°，在滴定管架上直立静置 2min，观察有无水滴漏下。如果漏水，则应重新进行涂油操作。

若活塞孔或出口管被凡士林堵塞时，可将它插入热水中温热片刻，然后打开活塞，使管内的水突然流下，冲出软化的凡士林，凡士林排出后即可关闭活塞。最后，再用蒸馏水荡洗三次，备用。

2. 碱式滴定管

使用前，应检查橡胶管是否老化、变质，检查玻璃珠是否适当，玻璃珠过大，则不便操作；过小，则会漏水。如不合要求，应及时更换。

碱式滴定管的洗涤方法和酸式滴定管相同。如果用铬酸洗液洗涤时，可将管端胶管取下，用塑料乳头堵住碱式滴定管下端进行洗涤。

（二）操作溶液的装入

溶液装入滴定管之前，应将试剂瓶中的溶液摇匀，使凝结在瓶内壁上的水珠混入溶液，在天气比较热或室温变化较大时，此项工作更为重要。混匀后的溶液应直接倒入滴定管中，不得用小烧杯、漏斗等容器来转移。

在正式装入溶液前，先用操作溶液润洗滴定管内壁三次，每次用量 5 ～ 10mL。润洗时，两手平端滴定管，倾斜管身，使操作溶液洗遍全部内壁。然后，打开出口活塞，冲洗出口，尽量放出残液。对于碱式滴定管，应特别注意玻璃珠的下方洗涤。最后，关好活塞，将操作液倒入，直至充满至零刻度线。转移溶液时，用左手前三指持滴定管上部无刻度处，并应稍微倾斜，以便转移溶液，右手拿住试剂瓶，向管中倒入溶液。如用小试剂瓶，右手握住瓶身（注意瓶签应向手心），倾倒溶液于滴定管中；如用大试剂瓶，需将大试剂瓶放在桌上，手拿瓶颈，使瓶倾斜让溶液慢慢倾入管中。

管内充满操作液后，应检查管的出口下部尖嘴部分是否充满溶液，是否留有气泡。酸式滴定管的气泡，一般容易看出，当有气泡时，右手拿滴定管上部无刻度处，并使滴定管倾斜30°，左手迅速打开活塞，使溶液冲出管口，反复数次冲出溶液于管口，这样一般可达到排除气泡的目的。碱式滴定管的气泡往往在胶管内的出口处存留，胶管内的气泡在对光检查时容易看出。为了排除碱式滴定管中的气泡，可将碱式滴定管垂直地夹在滴定管架上，左手拇指捏住玻璃珠部位，使溶液从管口喷出，即可排除气泡（图 2-4）。

（三）滴定管的读数

滴定管在读数前，应注意管口嘴尖上有无水珠。若有水珠是无法读数的。一般读数应遵守下列规则：

读数时应将滴定管从滴定管架上取下，用右手大拇指和食指捏住滴定管上部无刻度处，使滴定管保持垂直，然后再读数。将滴定管夹在滴定管架上读数的方法一般不宜采用，因为它很难保持滴定管的垂直。

　　由于水的附着力和内聚力的作用，滴定管内的液面呈弯月形，无色和浅色溶液的弯月面比较清晰，读数时，视线应与弯月面下缘实线的最低点相切，即视线应与弯月面下缘实线的相切点在同一水平线上。如图 2-5 所示。对于有色溶液，其弯月面不够清晰，读数时视线应与液面两侧的最高点在同一水平面上，这样才较易读准。

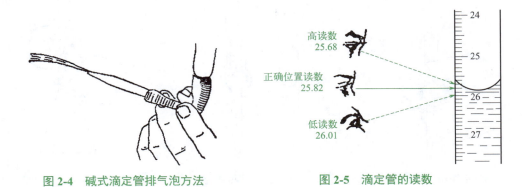

图 2-4　碱式滴定管排气泡方法　　　　　　　图 2-5　滴定管的读数

　　为达到读数的准确性，在管装满或放出溶液后，必须等 1 ～ 2min，使附着在内壁的溶液流下来再读数。如果放出溶液的速度较慢（如接近化学点时就是如此），那么可只等 0.5 ～ 1min 即可读数。记住，每次读数前都要看一下，管壁是否挂水珠，管的出口尖嘴处有无悬液滴，管嘴有无气泡。

　　读数的值必须读至毫升小数后第二位，即要求估计到 0.01mL。正确掌握估计读数的方法很重要。滴定管上两个小刻度之间为 0.01mL，要估计其中十分之一的值，对一个分析工作者来说是要进行严格训练的。为此，可以这样来估计：当液面在此两个小刻度之间时即为 0.05mL，若液面在两个小刻度的三分之一处时，即为 0.03mL 或 0.07mL，当液面在两个小刻度的五分之一处时，即为 0.02mL，等等。

　　对于"蓝带"滴定管，其读数方法与上述相同。当蓝带滴定管盛溶液后将有似两个弯月面的上下两个尖端相交，此上下两尖端相交点的位置，即为蓝带滴定管读数的正确位置。

（四）滴定管的具体操作方法

　　使用滴定管时，应将滴定管垂直地夹在滴定管架上。使用酸式滴定管时，左手握滴定管，其无名指和小指向手心弯曲，轻轻地贴着出口部分，用其余三指控制活塞的转动，如图 2-6 所示。但应注意，不要向外用力，以免推出活塞造成漏水，应使活塞稍有一点向手心的回力，以免造成活塞转动困难，不能操作自如。

　　使用碱式滴定管时，仍是左手握管，其拇指在前，食指在后，其余三指辅助夹住出口管。用拇指和食指捏住玻璃珠后部位，向右边挤胶管，使玻璃珠移向手心一侧，这样，使溶液可以从玻璃珠旁边的间隙流出，如图 2-7 所示。必须指出，不要用力捏玻璃珠，也不要使玻璃珠上下移动，不要捏玻璃珠下部胶管，以免空气进入而形成气泡，影响读数。

　　无论使用酸式滴定管还是碱式滴定管，都必须掌握三种滴液方法：①连续滴加的方法，即一般的滴定速度"见滴成线"的方法；②控制一滴一滴加入的方法，要做到需要一滴就只加一滴的熟练操作；③学会使液滴悬而不落，只加半滴的方法。

滴定时，滴定操作一般在锥形瓶中进行。用右手的拇指、食指和中指拿住锥形瓶，其余两指辅助在下侧，使瓶底离台面高 2 ～ 3cm，使滴定管下端伸入瓶口约 1cm。左手握住滴定管，按前述方法，边滴加溶液，边用右手摇动锥形瓶。两手操作如图 2-8 所示。

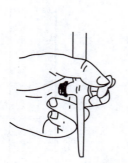
图 2-6　手握滴定管的操作

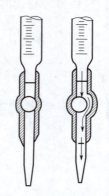
图 2-7　碱式滴定管的操作

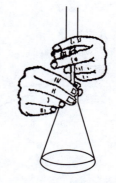
图 2-8　两手操作姿势

进行操作时，应注意以下几点：

① 最好每次都从 0.00mL 开始，或接近 0 的任一刻度开始，这样可以减少滴定误差。

② 滴定时，左手不能离开活塞，任溶液自流。

③ 摇瓶时，应微动腕关节，使溶液向同一方向旋转，不能前后振动，以免溶液溅出。摇动时瓶口不要碰在管口上，以免造成事故。摇瓶时，一定要使溶液旋转出现旋涡，因此要求有一定的速度，不要摇得太慢，影响化学反应的进行。

④ 滴定时，要观察滴落点周围颜色的变化。不要只看滴定管上部的体积，而不顾滴定反应的进行。

⑤ 滴定速度的控制方面。开始时滴定速度可稍快，呈"见滴成线"，这时为 10mL/min，即 3 ～ 4 滴 /s。接近终点时，应改为一滴一滴加入，即加一滴摇几下，再加再摇，最后是加半滴摇几下锥形瓶，直至溶液出现明显的颜色变化。

应该扎扎实实地练好加入半滴的方法。用酸式滴定管时，可轻轻转动活塞，使溶液悬挂在出口管嘴上，形成半滴，用锥形瓶内壁将其沾落，再用水冲洗。对碱式滴定管，加半滴溶液时，应先松开拇指的食指，将悬挂的半滴溶液沾在锥形瓶内壁上，再松开无名指，这样可避免出口管尖出现气泡。

滴定结束后，滴定管内的溶液应弃去，不要倒回原瓶中，以免沾污操作溶液。

三、容量瓶

容量瓶是一种细颈梨形的平底玻璃瓶，带有磨口玻璃塞或塑料塞，用橡皮筋可将塞子系在容量瓶的颈上。颈上有标示刻度线，一般表示在 20℃时液体充满标示刻度线时的容积。有 10mL、25mL、50mL、100mL、250mL、500mL 和 1000mL 等各种规格。

1. 容量瓶的检查

瓶塞是否漏水，检查方法是：加自来水至标示刻度线附近，盖好瓶塞后，用食指按住塞子，其余手指拿住瓶颈标线以上部分，右手用指尖托住瓶底边缘。将瓶倒立 2min，如不漏水，将瓶直立，瓶塞转动 180° 后，再倒立 2min 检查，如不漏水方可使用。

标示刻度线位置距离瓶口是否太近，如果漏水或标线距离瓶口太近（不便混匀溶液），则不宜使用。

使用容量瓶时，不要将其磨口玻璃塞随便取下放在桌面上，以免沾污和搞错。欲打开瓶塞操作时，可用右手的食指和中指捏住瓶塞的扁头，这样，用右手仍可方便地倒出溶液。操作结束后，随即将瓶塞盖到瓶口。当必须用两手操作而不能用手指夹住瓶塞时，可用橡皮筋或细绳将瓶塞系在瓶颈上，当使用平顶的塑料塞时，操作时也可以将塞倒置在桌面上，但扁头的玻璃塞是绝不允许放在桌面上的。

2. 容量瓶的洗涤

洗涤容量瓶时，先用自来水洗几次，倒出水后，内壁不挂水珠，即可用蒸馏水洗三次，备用。否则，就必须用铬酸洗液洗涤。为此，先尽量倒出瓶内残留的水（以免损坏洗液），再加 5～10mL 洗液，倾斜转动容量瓶，使洗液布满内壁，可放置一段时间，然后将洗液倒回原瓶，再用自来水充分冲洗容量瓶和瓶塞，洗净后用蒸馏水洗三次。洗涤标准同滴定管。

3. 溶液的配制

用容量瓶配制标准溶液或分析试液时，最常用的方法是将待溶固体称出置于小烧杯中，加水或其他溶剂将固体溶解，然后将溶液定量转移到容量瓶中。定量转移时，右手拿玻璃棒，左手拿烧杯，使烧杯嘴紧靠玻璃棒，而玻璃棒则悬空伸入容量瓶中，棒的下端应靠在瓶颈内壁上，使溶液沿玻璃棒和内壁流入容量瓶中，如图 2-9 所示。

烧杯中溶液流完后，可将烧杯沿着玻璃棒稍微向上提起，并使烧杯直立，再将玻璃棒放回烧杯中。用溶剂洗涤烧杯内壁和玻璃棒，再将溶液定量转移至容量瓶中。一般重复三次。加水至容量瓶的四分之三左右容积时，用右手食指和中指夹住瓶塞的扁头，将容量瓶拿起，按同一方向摇动几周，使溶液初步混匀。继续加水至距离标线约 1cm 处后，等 1～2min，使附着在瓶颈内壁的溶液流下后，再用滴管滴加水至弯月面下缘与标示刻度线相切（注意勿使滴管接触溶液，也可用洗瓶加水）。无论溶液有无颜色，均需加蒸馏水至弯月面下缘与标刻度线相切为止。

必须指出，在一般情况下，当用水稀释超过标示刻度线时，应立刻重做。

当加水至标线时，盖上瓶塞，用左手食指按住塞子，其余手指拿住瓶颈标线以上的部位，而右手的全部指尖托住瓶底边缘（图 2-10），然后将容量瓶倒转，使气泡上升至顶振摇，混匀溶液，如此反复十次左右，由于瓶塞部分溶液未完全混匀，为此打开瓶塞，使瓶塞附近的溶液流下，重新盖好塞子，再振荡三次使溶液完全混匀。

如用容量瓶稀释溶液时，则用移液管取一定体积的溶液于容量瓶中，加水至标示刻度线。按前述方法混匀溶液。

容量瓶不宜长期保存试剂溶液。如配好的溶液需保存时，应转移至磨口试剂瓶中。

容量瓶使用完毕后，应立即洗干净。如长期不用，磨口处应洗净擦干，并用纸片将磨口隔开。

容量瓶不得在烘箱中烘烤，也不能在电炉等加热器上加热。

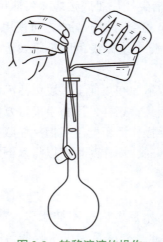
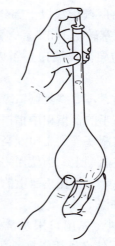

图 2-9　转移溶液的操作　　　　图 2-10　混合溶液的操作

四、移液管、吸量管和移液枪

（一）移液管和吸量管

移液管是中间有膨大部分的玻璃管，均匀较细的管颈上部有标线，在一定温度下，使溶液的弯月面与移液管标线相切，让溶液按一定的方法自由流出，则流出的体积与管上标明的体积相同。因此，移液管是用来准确移取一定体积溶液的仪器。移液管有 5mL、10mL、25mL、50mL 等规格。

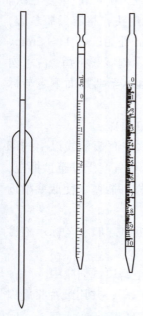

图 2-11　移液管和吸量管

吸量管是具有分刻度的玻璃管，一般只用于量取小体积的溶液。常用的吸量管有 1mL、2mL、5mL 和 10mL 等规格，如图 2-11 所示。

为了能准确使用移液管和吸量管，现在分述几点：

1. 洗涤

使用前，移液管应洗至整个内壁和其下部的外壁不挂水珠。可先用自来水洗净一次，再用铬酸洗液洗涤。用左手持洗耳球，将食指或拇指放在洗耳球的上方，其余手指自然握住洗耳球，用右手的拇指和中指拿住移液管标线上的部分，无名指和小指辅助拿住移液管，将洗耳球对准移液管口，用洗耳球压气，吹去残留的水。然后排出洗耳球中的空气，将管尖插入洗液瓶中吸取洗液至移液管膨大部的四分之一处。移开洗耳球，与此同时，用右手的食指堵住管口，把管横过来，左手扶住管口降低高度，让洗液布满全管，如图 2-12 所示。然后从管的上口将铬酸洗液倒入原瓶，用自来水充分洗涤。再通过洗耳球，如上操作，吸取蒸馏水将整个移液管内壁冲洗三次，荡洗的水应从管尖放出。洗涤标准同滴定管。吸取溶液的操作如图 2-13 所示。

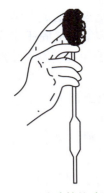

图 2-12　移液管的洗涤

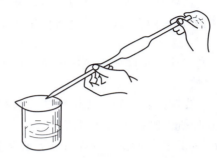

图 2-13　吸取溶液的操作

2.润洗

移取溶液前，可用吸水纸将管尖端内外的水除去，然后用待吸溶液润洗三次，方法按前述操作。这一步骤很重要，它使管的内壁及有关部位保证与待吸溶液处于同一浓度状态。

3.移取溶液的操作

移取溶液时，将管直接插入待吸溶液液面下 $1 \sim 2cm$ 处。管尖不应伸入太浅，以免液面下降后造成真空；也不应插入太深，以免移液管外壁附有过多的溶液。吸液时，应注意容器中的液面和管尖的位置，应使管尖随液面下降而下降。当洗耳球慢慢放松时，管中液面徐徐上升，当液面上升至标线以上时，迅速移去洗耳球。与此同时，用右手食指堵住管口，左手改拿盛待吸溶液的容器。然后将移液管提起，离开液面，使容器倾斜45°，其内壁与移液管紧贴，右手食指微微松动，使液面缓缓下降直至弯月面与标线相切，立即按紧管口。

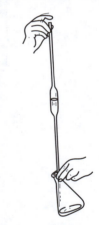

图 2-14　放出溶液的操作

将锥形瓶倾斜45°，内壁紧贴移液管尖，松开手指，使溶液自然流下，如图2-14所示。液面下降至管尖后，等15s左右，移出移液管。这时，尚可见管尖部位仍留有少量溶液，除特别注明"吹"字外，一般此管尖端的溶液是不能吹入锥形瓶内的，因为在工厂检定时没有把这部分体积算进去。

移液管用完后，应放在指定的位置上，实验完毕后，应将它用自来水、蒸馏水分别冲洗干净，保存起来。

（二）移液枪

移液枪（图2-15）是实验室中用于少量或微量液体移取的常见仪器，适用于取样分析，具有握持舒适、读数直观、准确可靠的优点，广泛应用于化学、生物、医学等多个领域。其正确使用和维护对实验结果的准确性和仪器的使用寿命至关重要。以下是关于移液枪的详细介绍：

1.操作

① 吸头安装：旋转安装法，把套筒顶端插入吸头，在轻轻用力下压的同时，把手中的移液枪按逆时针方向旋转180°。

② 容量设定：通过排放按钮将容量值迅速调整至接近预想值，然后将移液枪水平放至

自己眼前，通过调节旋钮慢慢地将容量值调至预想值，避免视觉误差造成的影响。

③ 预洗吸头：将待转移液体吸取、排放两三次，使吸头内壁形成同质液膜。吸取高挥发性液体时，需要预洗四至六次，让套筒室的气体达到饱和，避免挥发性气体形成的负压导致漏液。

④ 吸液：先将移液枪排放按钮按至第一停点，再将吸头垂直浸入液面后，平稳松开按钮，切记不能过快。

⑤ 放液：吸头紧贴容器壁，先将排放按钮按至第一停点，略作停顿以后，再按至第二停点，这样做可以确保吸头内无残留液体。

⑥ 卸去吸头：卸掉的吸头一定不能和新吸头混放，以免产生交叉污染。

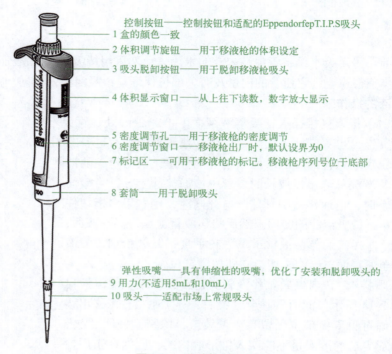

1 控制按钮——控制按钮和适配的EppendorfepT.I.P.S吸头盒的颜色一致
2 体积调节旋钮——用于移液枪的体积设定
3 吸头脱卸按钮——用于脱卸移液枪吸头
4 体积显示窗口——从上往下读数，数字放大显示
5 密度调节孔——用于移液枪的密度调节
6 密度调节窗口——移液枪出厂时，默认设界为0
7 标记区——可用于移液枪的标记。移液枪序列号位于底部
8 套筒——用于脱卸吸头
9 弹性吸嘴——具有伸缩性的吸嘴，优化了安装和脱卸吸头的用力（不适用5mL和10mL）
10 吸头——适配市场上常规吸头

图 2-15　移液枪示意图

移液枪使用完毕后，可以将其竖直挂在移液枪架上，但要小心其掉下。当移液枪枪头里有液体时，切勿将移液枪水平放置或倒置，以免液体倒流腐蚀活塞弹簧。

2. 注意事项

① 设定移液体积从大量程调节至小量程时，逆时针旋转刻度即可，从小量程调节至大量程时，应先调至超过设定体积刻度，再回调至设定体积，确保移液枪的精确度。

② 使用时要检查是否漏液，方法是吸取液体后悬空垂直放置几秒钟，看液面是否下降。

③ 吸取液体时一定要缓慢平稳地松开拇指，不可突然松开，以防将溶液吸入过快而冲入取液器内腐蚀柱塞而造成漏气。

④ 吸有液体的移液枪不应平放，吸头内的液体很容易污染移液枪内部弹簧而导致生锈。

⑤ 最好定期清洗移液枪，可用肥皂水或60%的异丙醇，再用蒸馏水清洗，自然晾干。

⑥ 严禁用移液枪吸取强挥发性、强腐蚀性的液体。

⑦ 移液枪在每次实验后应将刻度调至最大，让弹簧恢复原形，延长移液枪使用寿命。
⑧ 严禁使用移液枪吹打混匀液体。

五、酸度计

pHS-3CW 微机型酸度计示意图如图 2-16 所示。

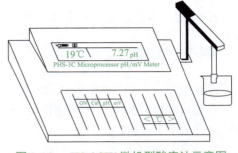

图 2-16　pHS-3CW 微机型酸度计示意图

（一）工作原理

pHS-3CW 微机型酸度计的工作原理是基于 pH 电极和参比电极对被测溶液中不同酸度产生的直流电位进行测量，并通过放大器输送到转换器，最终显示 pH 值。酸度计的核心部件是精密的电位计，通过电势法来精确测定溶液的 pH 值。在测定过程中，复合电极浸入待测溶液，溶液的酸度差异会导致电动势的变化，这一变化经过直流放大器放大后，由读数指示器显示出相应的 pH 值。

（二）使用方法

1. 使用前的准备

（1）开机

A. 将仪器的三芯插头插在 220V 交流电源上，仪器全屏显示，约 2s 后自动关闭显示。

B. 按"ON"键，仪器开机，显示屏显示，仪器进入 pH 测量状态。

（2）设定温度值　仪器校准或测量前都需要根据被测溶液的温度设置仪器温度数值。仪器将根据测量或设置的数值进行温度补偿，具体的设定方法如下：

A. 用温度计测量溶液的温度。

B. 按"℃"键，屏幕显示设定温度。

C. 按"＜"或"＞"键，将温度数值设置为当前溶液的温度值。

2. 测量

（1）测量 pH 值

① 按"℃"键，设定温度数值后，按"pH"键确认温度值并进入 pH 测量状态。

② 用蒸馏水清洗复合电极，并用洁净的滤纸吸干电极上的水珠。

③ 将电极置入待测溶液中，稍作晃动，约 5s 后数据趋于稳定，测量完毕。

（2）测量 mV 值

① 按"℃"键，设定温度数值后，按"mV"键，仪器转为 mV 测量状态。

② 将电极置入待测溶液中，稍作晃动，约 5s 后数据趋于稳定，测量完毕。

3. 注意事项

① 按键方法：按住功能键直至进入功能状态才可松开。

② 第一次使用仪器或更换电极必须进行校准。日常使用中，若使用频率高，则需每星期校准一次；若使用频率不高，则需在使用前校准一次。标准缓冲溶液必须准确配制，否则将严重影响仪器的测量精度。不能使用配制时间较长或已变质的标准缓冲溶液进行校准。

③ 初次使用时，复合电极应在 3mol/L KCl 溶液中浸泡 2h。

④ 更换待测溶液时，将电极测量头浸入蒸馏水中来回晃动数次或用洗瓶冲洗电极，再用滤纸吸干水珠。

⑤ 电极昂贵，电极壁薄易碎，使用时要小心。

⑥ 测量完毕后，电极应清洗干净，再置于氯化钾溶液中浸泡。

六、阿贝折射仪

阿贝折射仪构造图如图 2-17 所示。

本仪器能测定透明、半透明液体或固体的折射率 n_D 和平均色散 n_F-n_C 的仪器（其中以测透明液体为主），该仪器的 n_D 测量范围为 $1.300 \sim 1.700$，测量精度为 ± 0.0002。如仪器上接恒温器，则可测定温度为 $0 \sim 70℃$ 内的折射率 n_D。

（一）结构组成

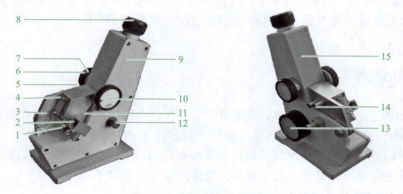

图 2-17　阿贝折射仪构造图

1—反射镜；2—温度计座；3—转轴；4—遮光板；5—进光棱镜座；6—色散调节手轮；7—色散值刻度圈；
8—目镜；9—盖板；10—手轮；11—折射棱镜座；12—照明刻度盘聚光镜；
13—折射率刻度调节手轮；14—四只恒温器接头；15—壳体

（二）阿贝折射仪的使用方法

1. 使用前的准备

测定工作之前将进光棱镜的毛面，折射棱镜的抛光面及标准试样的抛光面，用无水酒精与乙醚（1∶1）的混合液和脱脂棉轻擦干净，以免留有其他物质，影响成像清晰度和测量精度。

2. 测定

（1）测定透明、半透明液体　将被测液体用干净滴管滴加到折射棱镜表面，并将进光棱镜盖上，用手轮锁紧，要求液层均匀，充满视场，无气泡。打开遮光板，合上反射镜，调节目镜视度，使十字线成像清晰，此时旋转手轮并在目镜视场中找到明暗分界线的位置，再旋转手轮使分界线不带任何彩色，微调手轮，使分界线位于十字线的中心（如图 2-18 所示），再适当转动聚光镜，此时目镜视场下方显示的示值即为被测液体的折射率。

（2）测定透明固体　被测物体上需有一个平整的抛光面。把进光棱镜打开，在折射棱镜的抛光面上加 1 ~ 2 滴溴代萘，并将被测物体的抛光面擦干净放上去，使其接触良好，此时便可在目镜视场中寻找分界线，瞄准和读数的操作方法如前所述。

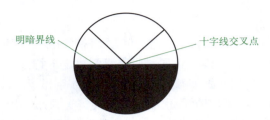

明暗界线　　　　　　　　十字线交叉点

图 2-18　分界线位于十字线的中心

（3）测定半透明固体　被测半透明固体上也需有一个平整的抛光面。测量时将固体的抛光面用溴代萘粘在折射棱镜上，打开反射镜并调整角度利用反射光束测量，具体操作方法同上。

（4）测定不同温度时的折射率　若需测量不同温度时的折射率，将温度计旋入温度计座中，接上恒温器的通水管，把恒温器的温度调节到所需测量温度，接通循环水，待温度稳定10min 后，即可测量。

3. 注意事项

① 目镜中所见明暗分界线必须刚好落在十字线交叉点上，方可读数。

② 测量过程中动作必须准确迅速，以避免对实际溶液浓度产生影响。

七、旋光仪

WZZ-2S/2SS 型数字自动式旋光仪示意图如图 2-19 所示。

通过旋光仪的测定，可以分析确定物质的浓度、含量及纯度等。

（一）结构组成

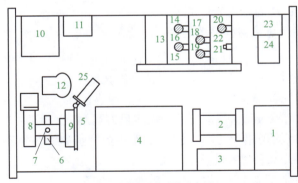

(本仪器拿去顶盖后的示意图)

图 2-19　WZZ-2S/2SS 型数字自动式旋光仪

1—钠灯；2—法拉第线圈；3—数字显示；4—试样室；5—涡轮组件；6—测数校正板；7—紧固螺钉；8—倍增管；9—前置印板；10—电源变压器；11—电源插座架；12—编码器；13—计数印板；14—相位调节电位器；15—非线性调节电位器；16—选频印板；17—电源功放印板；18—增益调节电位器；19—阻尼调节电位器；20—高压调节电位器；21—钠灯电流调节电位器；22—光源高压印板；23—风扇；24—散热器

（二）旋光仪的使用方法

1. 使用

① 接通电源后，打开电源开关（见仪器左侧），等待 5min 后使钠灯发光稳定。

② 打开光源开关（见仪器左侧），此时钠灯在直流供电下打开。

③ 按"测量"键（见仪器正面），这时液晶屏应有数字显示。注意：开机后"测量"键只需按一次，如果误按该键，则仪器停止测量，液晶屏无显示。用户可再次按"测量"键，液晶屏重新显示，此时需重新校零。若液晶屏已有数字显示，则不需按"测量"键。

④ 清零：在已准备好的旋光管中注入蒸馏水或待测试样的溶剂放入仪器试样室的试样槽中，按下"清零"键（见仪器正面），使显示为零。一般情况下本仪器如在不放试管时示数为零，放入无旋光度溶剂后（例如蒸馏水）测数也为零，但须注意倘若在测试光束的通路上有小气泡或护片上有油污、不洁物，或将护片旋得过紧而引起附加旋光数，则会影响空白测数。在有空白测数存在时，必须仔细检查上述因素或者用装有溶剂的空白试管放入试样槽后再清零。

⑤ 测试：除去空白溶剂，注入待测样品（装有试样的试管，须注意④中所述几点），将试管放入试样室的试样槽中，液晶屏显示所测的旋光度值，此时指示灯"1"（见仪器正面）点亮。注意：试管内腔应用少量被测试样冲洗 3～5 次。

⑥ 复测：按"复测"键（见仪器正面）一次，指示灯"2"点亮，表示仪器显示第二次测量结果，再次按"复测"键，指示灯"3"点亮，表示仪器显示第三次测量结果。按"shift/1 2 3"键（见仪器正面），可切换显示各次测量的旋光度值。按"平均"键（见仪器正面），显示平均值，指示灯"AV"点亮。

⑦ 测定比旋光度、纯度：先按药典规定的浓度配制好溶液，依法测出旋光度，然后按下列公式计算比旋光度 $[\alpha]$：

$$[\alpha]_D^t = \frac{\alpha}{lc}$$

式中，α 为测得的旋光度，°；c 为溶液的浓度，g/mL；l 为溶液的长度即试管长度，dm；t 为实验时的温度；D 为所用光源的波长。

由测得的比旋光度，可求得样品的纯度：

$$纯度 = \frac{实测比旋光度}{理论比旋光度}$$

2. 注意事项

① 仪器启动后需等待 5min，使钠灯发光稳定后方可观察使用。

② 注意在测试光束的通路上有小气泡或试管的护片上有油污、不洁物，或将试管护片旋得过紧而引起附加旋光数，都将会影响测数。

③ 试管内腔应用少量被测试样冲洗 3～5 次。

八、离心机

（一）工作原理

离心机的工作原理是利用高速旋转产生的离心力，将不同密度或粒度的物质分离开。

（二）使用方法

1. 操作

① 将仪器放置在清洁、稳固、水平的台面上。

② 将装有样品的离心管用另一离心管进行配平，使两管质量相等，对称插入离心套管内，盖好离心机盖子。

③ 接通电源。

④ 旋转转速调节旋钮设定转速，机器开始运转，加速时的轻微振动属正常现象。

⑤ 达到离心要求时，将转速调节旋钮归零，仪器转速会逐渐降低，当转速降到零时可将机盖打开，取出离心管。

⑥ 拔下电源插头。

2. 注意事项

① 底部装有三个吸盘形橡胶吸脚，工作时应放置在平整而坚实的台面上。

② 使用时离心管一定要对称放置，并且每支离心管中所放置的物体应等重，以避免由于质量不等而使离心机运转时过度振动。

③ 不得在未停稳时以手揿或卡住转盘，以避免损坏机件的平稳性和搅混沉淀物。

④ 使用时应将顶盖盖妥，减少噪声及空气阻力。

⑤ 本机采用三眼安全插座，使用时应接地线。

⑥ 更换电刷办法：用螺丝刀旋开底部的三块圆形盖板，再拧开电动机上的螺丝，取出废电刷，放入新电刷，即可继续使用。

九、旋转蒸发仪

旋转蒸发仪如图 2-20 所示。

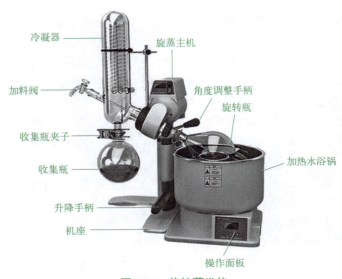

图 2-20　旋转蒸发仪

（一）工作原理

旋转蒸发仪又叫旋转蒸发器，是实验室常用的仪器，主要用于减压条件下连续蒸馏易挥发性溶剂，广泛应用于化学、化工、生物医药等领域。它的工作原理主要涉及以下三方面：

1. 减压蒸馏原理

液体的沸点会随着外界压强的降低而降低。在正常大气压下，很多溶剂的沸点较高，而在旋转蒸发仪中，通过真空泵将蒸馏瓶内抽成减压状态，降低瓶内的气压。这样一来，原本在常压下沸点较高的溶剂，在减压环境下沸点会大幅下降，能够在较低的温度下就开始沸腾并蒸发。比如水在标准大气压下沸点是100℃，但在一定的减压条件下，可能70℃甚至更低温度就能沸腾蒸发了。这就使得一些对热不稳定的物质，在较低温度下就能实现溶剂的蒸发分离，避免了高温对物质的破坏。

2. 旋转原理

蒸馏瓶在电机的带动下不断地旋转。一方面，旋转使得瓶内的液体均匀地分布在瓶壁上，形成一层很薄的液膜。液膜的比表面积大，与加热介质（比如水浴锅中的热水）的接触面积也大，从而大大提高了液体与外界的热交换效率，加快了蒸发速度。持续的旋转还能防止液体暴沸，让蒸馏过程更加平稳、安全地进行。

3. 冷凝回收原理

从蒸馏瓶中蒸发出来的溶剂蒸气，会上升进入冷凝管。冷凝管中通常会通入低温的冷凝介质（比如冷却水），蒸气遇到温度较低的冷凝管内壁后，会迅速放热冷却，重新凝结成液态。这些冷凝后的液体顺着冷凝管流到下方的接收瓶中，实现了溶剂的回收。

通过减压、旋转和冷凝回收这几个原理的协同作用，旋转蒸发仪能够高效、快速地实现对溶液中溶剂的蒸发分离和回收等操作。

（二）使用方法

1. 操作

① 电源线插入主机体控制箱，插上电源插头，按"ON"键打开电源开关。转动调速旋钮，主机即会旋转。

② 按跷板式键，跷板上部下压主机上升，反之则下降，达到合适高度后手离位即停。

③ 装玻璃件后，向水槽注水，插上加热电线，设定温度数字，按加热器开关"ON"键，水槽自动控制加热。

④ 调整主机角度。先松立柱右侧旋钮，转动主机头，达到合适角度，旋紧即可。

⑤ 旋转蒸发完毕，电源、加热开关均调到"OFF"档，拔下电源插头。

2. 注意事项

① 使用前先抽真空（约至0.03MPa），以防蒸馏烧瓶滑落，停止时，先停旋转，待真空度降到0.04MPa时，再停真空泵。

② 各接口、密封面及接头安装前都需要涂一层真空脂，以确保气密性。

③ 加热通电前，水浴锅必须加水，避免无水干烧。

④ 确保各部件清洁、干燥且无损坏，特别是密封件和连接处。

⑤ 使用完毕后，要及时处理废液，避免污染。

十、调温电热套

调温电热套（如图 2-21 所示）是实验室通用加热仪器的一种，由无碱玻璃纤维和金属加热丝编制的半球形加热内套和控制电路组成，多用于玻璃容器的精确控温加热。电热套的特点是调温范围宽、加热均匀、热效率高、不见明火、使用安全。它是化学实验中常用的一种简便、安全的加热装置。

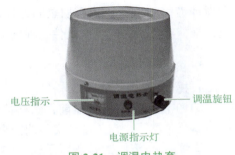

电压指示　电源指示灯　调温旋钮

图 2-21　调温电热套

使用方法

1. 使用前的准备

① 确保电热套与烧瓶规格匹配，避免因接触面积不足导致局部过热或电压过高。

② 将电热套固定在升降台上，调整十字夹高度，使烧瓶底部与电热套内加热面保持适当距离（通常为 1mm 左右）。

③ 检查电源线和插头是否完好无损。

2. 操作

① 插入电源，打开开关，指示灯亮起表示设备已启动。

② 使用旋钮调节温度，顺时针方向增加温度，逆时针方向降低温度。

③ 若使用数显型电热套，可通过按键设置所需温度，并实时显示当前温度。

④ 加热过程中，可同时进行搅拌以提高加热均匀性。

3. 特殊情况处理

① 首次使用时，可能会出现白烟和异味，属于正常现象，放置于通风处即可。

② 若液体溢出，应迅速关闭电源并清理。

③ 使用完毕后，关闭电源并放置于干燥通风处保存。

4. 注意事项

① 使用前需确保电热套接地良好，避免漏电或短路。

② 不得空套取暖或干烧，以免损坏设备。

③ 环境湿度较大时需接地线并注意通风。

④ 使用过程中避免人体直接接触加热部分。

⑤ 若电热套表面有油质残留，初次使用时冒烟属正常现象，数分钟后可恢复正常。

十一、磁力搅拌器

数显恒温磁力搅拌器如图 2-22 所示。

（一）工作原理

磁力搅拌器是用于液体混合的实验室仪器，其基本原理是利用磁场的同性相斥、异性相吸的原理，使用磁场推动放置在容器中的带磁性的搅拌子进行圆周运转，从而达

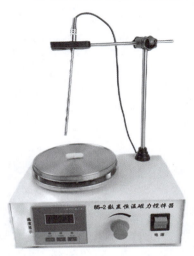

图 2-22　数显恒温磁力搅拌器

到搅拌液体的目的。配合加热温度控制系统，可以根据具体的实验要求加热并控制样本温度，维持实验所需的温度条件，保证液体混合达到实验需求。

（二）使用方法

1. 操作

① 在使用磁力搅拌器前，务必检查电源是否已连接，并确保调速旋钮已归零。调速旋钮归零至关重要，它关系到实验的安全性。

② 将装有溶液的容器置于仪器的搅拌位置，容器内需放入搅拌子。接通电源后，指示灯亮起，表示仪器已开启。磁力搅拌器专为液体混合而设计，特别适用于搅拌或同时加热搅拌低黏稠度液体及固液混合物。

③ 开启搅拌开关，显示灯亮起，随后将调速旋钮顺时针旋转，从慢到快逐步调至所需速度。这样，搅拌子便能带动溶液旋转，实现溶液的均匀混合。

④ 磁力搅拌器的机身配备了加热装置。若需加热，将传感器插头插入仪器背后，并调节控温旋钮至所需温度。若不需要加热，则将控温旋钮调至零位，并拔掉传感器插头。

⑤ 当磁力搅拌器的加热温度达到 70℃ 以上时，应避免连续加热超过 2h。若加热温度超过 80℃，则需在容器上口加盖，以确保安全。

⑥ 在溶液搅拌均匀后，先逆时针方向将调速旋钮从快到慢调至零位。若使用过加热功能，还需将控温旋钮调至零位。接着关闭电源开关，最后将盛有溶液的容器取下。

⑦ 使用完毕后，必须清理磁力搅拌器及其周边的环境卫生。

2. 注意事项

① 搅拌时发现搅拌子跳动或不搅拌时，请切断电源检查一下烧杯底是否平、位置是否正，同时测一下现用的电压是否在 220V±10V 之间，否则将会出现以上情况。

② 加热时间一般不宜过长，间歇使用可以延长寿命，不搅拌时不加热。

③ 中速运转可连续工作 8h，高速运转可连续工作 4h，工作时防止剧烈振动。

④ 电源插座应采用三孔安全插座，必须妥善接地。

⑤ 仪器应保持清洁干燥，严禁溶液流入机内，以免损坏机器，不工作时应切断电源。

第三章

无机化学实验

Ⅰ 无机化合物的性质

实验 1 s 区元素的性质

一、实验目的

① 描述 s 区元素的通性，列举 s 区元素单质的理化性质。

② 描述金属的成键特点，归纳碱金属、碱土金属的氧化物、氢氧化物及其盐的特征和性质。

③ 比较碱金属和碱土金属元素性质的差异，分析 s 区元素离子的鉴别。

二、实验原理

碱金属和碱土金属元素是最典型的金属元素，化学性质非常活泼。

碱金属盐大多数易溶于水，只有少数盐难溶（如醋酸铀酰锌钠），可利用它们的难溶盐鉴别 Na^+、K^+。

碱土金属盐中，硝酸盐、卤化物（氟化物除外）、醋酸盐易溶于水，碳酸盐、草酸盐等难溶于水。可利用难溶盐的生成和溶解性差异鉴别 Mg^{2+}、Ca^{2+}、Ba^{2+}。

三、仪器与试剂

仪器：试管、离心试管、离心机、镊子、酒精灯、滤纸等。

试剂：酚酞指示纸、金属钠、0.1mol/L $MgCl_2$、0.1mol/L $CaCl_2$、0.1mol/L $BaCl_2$、0.1mol/L $NH_3 \cdot H_2O$-0.1mol/L（NH_4）$_2CO_3$ 混 合 溶 液、0.1mol/L Na_2CO_3、0.1mol/L K_2CrO_4、2mol/L HAc、6mol/L HAc、6mol/L HNO_3、2mol/L HCl、2mol/L $NH_3 \cdot H_2O$、0.1mol/L KCl、0.1mol/L NaCl、0.1mol/L（NH_4）$_2C_2O_4$、3mol/L NH_4Cl、0.1mol/L NH_4Ac、12%（NH_4）$_2CO_3$、0.1% $Na[B(C_6H_5)_4]$、醋酸铀酰锌试剂、95% 乙醇、镁试剂等。

四、实验步骤

（一）金属钠的性质

在试管中加入约 2mL 蒸馏水和 2 滴酚酞指示剂，然后用镊子取约绿豆大小的金属钠，迅速用滤纸擦干其表面的煤油后投入试管中，观察实验现象。

（二）镁、钙、钡难溶盐的生成和性质

1. 碳酸盐的生成和性质

取 3 支试管，分别加入 5 滴浓度均为 0.1mol/L MgCl$_2$、CaCl$_2$、BaCl$_2$ 溶液，再加入 5 滴 0.1mol/L 的 Na$_2$CO$_3$ 溶液，观察现象。再分别加 2mol/L HAc 约 10 滴，观察现象并写出反应式。

另取 3 支试管，分别加入 5 滴浓度均为 0.1mol/L MgCl$_2$、CaCl$_2$、BaCl$_2$ 溶液，再加入 5 滴 0.1mol/L 的 0.1mol/L NH$_3$·H$_2$O-0.1mol/L（NH$_4$）$_2$CO$_3$ 混合溶液，观察现象并解释。

2. 铬酸盐的生成和性质

取 3 支试管，分别加入 5 滴浓度均为 0.1mol/L MgCl$_2$、CaCl$_2$、BaCl$_2$ 溶液，再加入 5 滴 0.1mol/L K$_2$CrO$_4$ 溶液，观察现象。将有沉淀产生的试管分成 2 份，分别实验沉淀是否溶于 6mol/L HAc 和 2mol/L HCl 溶液。写出反应式。

3. 阳离子未知液的分析

另取未知液 1 份，其中可能含有 K$^+$、Na$^+$、Ca^{2+}、Mg^{2+}、Ba^{2+} 中的一种或几种，根据本实验提供的试剂，设法鉴定。

五、注意事项

① 金属钠、金属钾需保存在煤油或液体石蜡中（隔绝空气和水），全程用镊子操作，严禁用手直接接触（皮肤汗液含水分，会引发反应灼伤皮肤）。

② 若发现药品表面氧化（变暗或结块），需用镊子取出，用滤纸吸干表面液体后，用小刀刮去氧化层后再使用。

③ 切割少量金属时，需在干燥的滤纸上进行，快速操作并及时盖紧试剂瓶，防止长时间暴露在空气中。

④ 严禁将碱金属投入热水、酸溶液或硫酸铜等盐溶液（反应更剧烈，可能喷溅）。切勿凑近观察反应，保持安全距离（至少 30cm）。

思考题

1. 设计一种分离 K$^+$、Mg^{2+}、Ba^{2+} 的实验方法。

2. 解释下列问题：

（1）BaSO$_4$ 不溶于 HCl，BaCO$_3$ 可溶于 HAc。

（2）取饱和 Na$_2$CO$_3$ 溶液上清液，通入 CO$_2$ 会有沉淀生成。

3. 商品 NaOH 中含有 Na$_2$CO$_3$，为什么？怎样简便地检验和除去？

4. 沉淀 Ca^{2+}、Ba^{2+} 时，采用 (NH$_4$)$_2$CO$_3$，并加入 NH$_3$·H$_2$O 和 NH$_4$Cl 的目的是什么？如果 NH$_3$·H$_2$O 加得太多，对分离有何影响？NH$_4$Cl 加得太多又有何影响？

实验 2　p 区元素的性质

一、实验目的

① 描述 p 区元素价层电子结构特征及性质、元素通性。
② 列举 p 区元素的成键特点。
③ 阐述 p 区元素氧化物水合物的酸性及含氧酸盐的热稳定性。

二、实验原理

① 卤离子除 F^- 外，均能和 Ag^+ 形成难溶于水，但溶解性不同的沉淀。其中 AgCl 能溶于稀氨水和（NH_4）$_2CO_3$ 溶液，而 AgBr 和 AgI 则不溶。利用此性质可以将 AgCl 与 AgBr、AgI 分离。Br^- 和 I^- 离子可以用氯水将其氧化为 Br_2 和 I_2 后加以鉴定。

② 在过氧化氢（H_2O_2）分子中，氧的氧化数为 −1，处在 O 的中间价态，因此过氧化氢既有氧化性，又有还原性。在酸性介质中，H_2O_2 是强氧化剂，当 H_2O_2 与某些强氧化剂如 $KMnO_4$ 作用时，可显示出还原性。H_2O_2 在酸性条件下，可与 K_2CrO_4 反应，生成过氧化铬（CrO_5），它在乙醚中较稳定，显蓝色，用于 H_2O_2 鉴定。

③ 硫代硫酸钠（$Na_2S_2O_3$）是常用的还原剂，能将 I_2 还原为 I^-。$Na_2S_2O_3$ 在酸性溶液中不稳定，会分解为 S 和 SO_2。$S_2O_3^{2-}$ 与 Ag^+ 生成白色 $Ag_2S_2O_3$ 沉淀，但能迅速变黄色、变棕色，最后变为黑色的硫化银沉淀。这是 $S_2O_3^{2-}$ 最特殊的反应之一，可用来鉴定 $S_2O_3^{2-}$ 的存在。

④ 亚硝酸（HNO_2）可用强酸分解亚硝酸盐制得，但不稳定，易分解为 NO 和 NO_2。HNO_2 具有氧化性，但与强氧化剂作用时可表现出还原性。

⑤ 磷酸是三元酸，可形成正盐和两种酸式盐，其中所有磷酸二氢盐均易溶于水，而磷酸正盐和磷酸一氢盐中仅钾、钠、铵盐可溶，且可溶性磷酸盐在水溶液中会发生水解，正盐呈碱性，酸式盐溶液的酸碱性则取决于酸根的电离与水解的相对强弱。

⑥ 活性炭具有吸附作用。

三、仪器与试剂

仪器：试管、离心试管、离心机、水浴锅、酒精灯、玻璃导管、玻璃漏斗、点滴板、pH 试纸、红色石蕊试纸、滤纸等。

试剂：2mol/L HCl，6mol/L HCl，浓 HCl，2mol/L HNO_3，6mol/L HNO_3，2mol/L H_2SO_4，0.1mol/L NaOH，6mol/L NaOH，2mol/L $NH_3 \cdot H_2O$，3% H_2O_2，0.1mol/L NaCl，0.1mol/L KBr，0.1mol/L KI，0.1mol/L $AgNO_3$，Cl^-、Br^-、I^- 混合试液，0.1mol/L $K_2Cr_2O_7$，0.01mol/L $KMnO_4$，0.1mol/L $Na_2S_2O_3$，0.1mol/L $Ba(OH)_2$，0.1mol/L Na_3PO_4，0.1mol/L NaH_2PO_4，0.1mol/L Na_2HPO_4，0.1mol/L NH_4Cl，0.1mol/L $NaNO_2$，0.1mol/L $NaNO_3$，2mol/L NaAc，0.1mol/L $CaCl_2$，0.1mol/L Na_2CO_3，0.1mol/L $HgCl_2$，0.1mol/L K_2CrO_4，S^{2-}、SO_3^{2-}、$S_2O_3^{2-}$ 混合液，1% $Na_2[Fe(CN)_5NO]$，0.5mol/L $Sr(NO_3)_2$，1% 淀粉溶液，碘水，氯水，乙醚，四氯化碳，锌粉，$CdCO_3$ 或 $PbCO_3$ 固体，饱和 H_2S 水溶液，铝试剂，浓 H_2SO_4 溶液，靛蓝溶液，奈斯勒试剂，

二苯胺，对氨基苯磺酸，α-萘胺，饱和尿素溶液，1%混合液，未知液（含Al^{3+}、Sn^{2+}、Pb^{2+}一种或多种离子），活性炭，锌粉等。

四、实验步骤

（一）卤素

1. 卤化银性质

在离心试管中加入几滴0.1mol/L NaCl溶液，再滴加0.1mol/L AgNO₃溶液至AgCl沉淀完全。离心分离，弃去上清液，观察沉淀的颜色，再分别实验AgCl沉淀是否溶于2mol/L HNO₃、2mol/L NH₃·H₂O，写出有关反应式。

用0.1mol/L KBr溶液和0.1mol/L KI溶液代替NaCl溶液进行上述同样实验。根据实验结果，指出AgCl、AgBr、AgI沉淀的颜色及溶解性的差别，并用极化理论加以解释。

2. Cl⁻、Br⁻、I⁻混合离子的分离和鉴定

（1）AgCl、AgBr、AgI沉淀的生成　在离心试管中加入2mL Cl⁻、Br⁻、I⁻混合试液，加入2～3滴6mol/L HNO₃酸化，逐滴加入0.1mol/L AgNO₃溶液至沉淀完全，然后置入水浴锅中加热2min使卤化银聚沉，离心分离，弃去上清液，再用蒸馏水将沉淀洗涤两次。

（2）Cl⁻分离和鉴定　往卤化银沉淀上加2mL 2mol/L NH₃·H₂O，搅拌1min，离心分离，［沉淀供实验（3）用］将上清液转入另一试管中，用6mol/L HNO₃酸化，有白色沉淀生成，表示有Cl⁻存在。

（3）Br⁻、I⁻鉴定　向实验（2）离心分离出的沉淀中加入1mL蒸馏水和少量的锌粉，充分搅拌后，有黑色沉淀出现，离心分离，将上清液（含Br⁻、I⁻）转入另一试管中。往清液（含Br⁻、I⁻）中加入1mL CCl₄，然后滴加新制氯水，每加入1滴后都要振荡试管，并观察CCl₄层的颜色变化。CCl₄层出现紫色，表示有I₂存在，说明原试液中含有I⁻。继续滴加氯水，I₂即被氧化为HIO₃（无色），这时CCl₄层出现黄色或橙黄色，即表示有Br₂存在，说明原试液中含有Br⁻。

（二）氧、硫

1. 过氧化氢性质

（1）过氧化氢氧化性　在试管中加入5滴0.1mol/L KI溶液和1滴2mol/L H₂SO₄溶液，再加入2滴3%H₂O₂溶液，观察实验现象。然后加入1滴1%淀粉溶液，观察溶液颜色变化，写出反应式。

（2）过氧化氢还原性　在试管中加入5滴0.01mol/L KMnO₄溶液和1滴2mol/L H₂SO₄溶液，然后滴加3% H₂O₂溶液，边加边振荡试管，观察溶液颜色变化，写出反应式。

（3）过氧化氢鉴定　在试管中加入2mL 3%H₂O₂溶液，1mL乙醚和1mL 2mol/L H₂SO₄溶液，再加入2～3滴0.1mol/L K₂Cr₂O₇溶液，观察溶液和乙醚层的颜色变化，写出过氧化铬生成的反应式。

2. 硫代硫酸盐性质

（1）还原性　在试管中加入10滴碘水，再逐滴加入0.1mol/L Na₂S₂O₃溶液，观察溶液颜色变化，写出反应式。

（2）与酸反应　在试管中加入1mL 0.1mol/L Na₂S₂O₃溶液，再加入2mol/L HCl溶液10

滴，微热之，观察实验现象，写出反应式。

（3）与 $AgNO_3$ 反应　在试管中加入 10 滴 0.1mol/L $AgNO_3$ 溶液，再加入几滴 0.1mol/L $Na_2S_2O_3$ 溶液，振荡试管，观察沉淀颜色变化，写出反应式。

3. S^{2-}、SO_3^{2-}、$S_2O_3^{2-}$ 混合离子的分离和检出

（1）S^{2-} 检出　在试管中加入含 S^{2-}、SO_3^{2-}、$S_2O_3^{2-}$ 混合离子的试液 5 滴，0.1mol/L NaOH 2 滴，混合后，加入新配制的 1% $Na_2[Fe(CN)_5NO]$ 溶液 2 滴，溶液出现紫色，表明有 S^{2-} 存在。

（2）SO_3^{2-}、$S_2O_3^{2-}$ 分离及检出　取上述混合离子试液 1mL，加入 $CdCO_3$ 或 $PbCO_3$ 固体少许，使 S^{2-} 生成 CdS 或 PbS 沉淀，离心分离，弃去沉淀，将上清液转入另一离心试管中。向其中加入 0.5mol/L $Sr(NO_3)_2$ 溶液，使沉淀完全，离心分离，并将上清液转入试管中。在沉淀中加入 2mol/L HCl，使沉淀溶解，再加入 0.01mol/L $KMnO_4$ 溶液，$KMnO_4$ 紫色褪去，示有 SO_3^{2-} 存在。在上清液中加入过量 0.1mol/L $AgNO_3$ 溶液，白色沉淀迅速变为黄色→棕色→黑色，示有 $S_2O_3^{2-}$ 存在。检出流程如下：

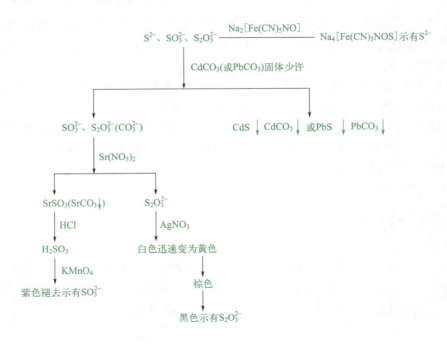

（三）亚硝酸盐性质

1. 亚硝酸盐氧化性

在试管中加入 2 滴 0.1mol/L KI 溶液，加水稀释至 1mL，用 2mol/L H_2SO_4 酸化后，滴加 0.1mol/L $NaNO_2$ 溶液 2 滴，观察实验现象。再加入 1% 淀粉溶液 1 滴，观察现象，写出反应方程式。

2. 亚硝酸盐还原性

在试管中加入 10 滴 0.01mol/L $KMnO_4$ 溶液，用 2mol/L H_2SO_4 酸化后，滴加 0.1mol/L $NaNO_2$ 溶液，观察溶液颜色变化，写出反应方程式。

（四）NH_4^+、NO_2^-、NO_3^- 鉴定

1. NH_4^+ 鉴定反应

① 向试管中加入 1mL 0.1mol/L NH_4Cl 溶液和 1mL 6mol/L NaOH 溶液，加热试管并用湿润的红色石蕊试纸检验反应产生的 NH_3。

② 奈斯勒试剂（$K_2[HgI_4]$-KOH 溶液）能与 NH_4^+ 反应生成红褐色沉淀（NH_4^+ 极少时生成黄色溶液）。

在点滴板上滴一滴 0.1mol/L NH_4Cl 溶液，再加 1 滴奈斯勒试剂，即生成红褐色沉淀，反应极为灵敏。

2. NO_2^- 鉴定

在试管中加 1 滴 0.1mol/L $NaNO_2$ 溶液和 10 滴蒸馏水，再加几滴 6mol/L HAc 酸化，然后加 1 滴对氨基苯磺酸和 1 滴 α- 萘胺，溶液显粉红色。这个试验用来检验少量的 NO_2^-。

3. NO_3^- 鉴定

① 当 NO_2^- 不存在时，检出 NO_3^- 的方法为：在试管中加入 0.5mL 二苯胺的浓 H_2SO_4 溶液，然后沿试管壁慢慢加入 0.5mL 用 2mol/L H_2SO_4 酸化的 0.1mol/L $NaNO_3$ 溶液，即在两种溶液的界面处出现蓝色环。

② 当有少量 NO_2^- 存在时，NO_3^- 的检验方法为：在试管中加入 5 滴 0.1mol/L $NaNO_3$ 溶液，1 滴 0.1mol/L $NaNO_2$ 溶液，10 滴蒸馏水和 3 滴饱和尿素溶液。在搅拌下逐滴加入 2mol/L H_2SO_4 至溶液显酸性，然后再多加 2 滴 H_2SO_4，继续搅拌 2min，待反应停止后，加热 5min。取 1 滴该溶液加在点滴板内，加几滴 2mol/L NaAc 溶液、对氨基苯磺酸和 α- 萘胺，检查 NO_2^- 是否除尽。如仍有红色，则再加尿素除去 NO_2^-。在确证 NO_2^- 已除尽后，就可用二苯胺的浓 H_2SO_4 溶液检出 NO_3^-。

（五）磷酸盐的性质

1. 酸碱性

用 pH 试纸测定 0.1mol/L Na_3PO_4、0.1mol/L NaH_2PO_4、0.1mol/L Na_2HPO_4 溶液的 pH 值。取 3 支试管分别加入上述溶液 5 滴，然后在每支试管中加入 5 滴 0.1mol/L $AgNO_3$，看是否有沉淀生成，再用 pH 试纸试验它们的酸碱性有无变化。解释原因。

2. 溶解性

在 3 支试管中各加入 5 滴 0.1mol/L Na_3PO_4、0.1mol/L NaH_2PO_4、0.1mol/L Na_2HPO_4 溶液，然后分别加入 5 滴 0.1mol/L $CaCl_2$ 溶液，观察现象。再分别滴入几滴 2mol/L $NH_3 \cdot H_2O$，观察有何变化。最后加入数滴 2mol/L HCl，又有何现象发生？

（六）碳

1. 活性炭吸附作用

往 2mL 靛蓝溶液中加入一小匙活性炭，振荡试管，然后滤去活性炭。观察溶液的颜色变化，试加以解释。

2. CO_3^{2-} 鉴定

在试管中加入 0.1mol/L Na_2CO_3 溶液 2mL，再加 2mol/L H_2SO_4 10 滴，立即用预先准备

好的连有玻璃导管的塞子塞紧，玻璃导管另一端通入盛有 Ba(OH)$_2$ 溶液的试管中，装置好后，将试管放在水浴锅上加热，若 Ba(OH)$_2$ 溶液变混浊，表示有 CO$_3^{2-}$ 存在。

在 CO$_3^{2-}$ 量较少或存在其他能与酸反应产生气体的物质时，可采用下述方法对 CO$_3^{2-}$ 进行鉴定。

取下洁净滴瓶的滴管，在滴瓶内加少量 CO$_3^{2-}$ 试液，从滴管上口加入 1 滴 Ba(OH)$_2$ 饱和溶液。然后往滴瓶内再加入 5 滴 6mol/L HCl，立即将滴管插入瓶中，塞紧。用手指轻敲瓶底，放置 2min，如果滴管内试液变浑，表示有 CO$_3^{2-}$ 存在。

（七）未知溶液分析

领取未知液 1 份，其中可能含有 Al^{3+}、Sn^{2+}、Pb^{2+} 中的一种或几种，根据本实验所提供的药品，设法鉴定未知液中可能含有何种离子。

Al^{3+}、Sn^{2+}、Pb^{2+} 分离鉴定参考流程如下：

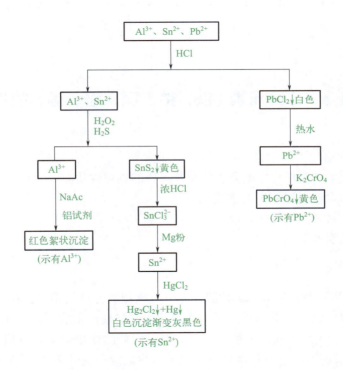

五、注意事项

① Pb^{2+} 为重金属，可通过皮肤或消化道吸收，导致中毒。操作时需戴手套，避免手直接接触药品，禁止在实验室饮食。废液需用硫化钠溶液沉淀（生成 PbS），过滤后深埋或交由专业机构处理，严禁排入下水道。

② 所有产生有毒气体（如 NO$_2$、Cl$_2$、H$_2$S）的实验必须在通风橱中进行，并确保排风系统正常运行。

③ 浓酸溅到皮肤，先用干布吸去（避免擦破皮肤），再用大量水冲洗，最后用 3% ~ 5% NaHCO$_3$ 溶液涂抹；浓碱溅到皮肤，立即用水冲洗，再用 1% 硼酸溶液中和。

1. 在 SO_4^{2-}、Cl^-、Br^-、I^- 的混合溶液中，先分离出何种离子为好？采用什么方法分离？画出分离流程图。

2. $AgNO_3$ 和 $Na_2S_2O_3$ 在水溶液中反应，什么情况下生成黑色 Ag_2S 沉淀？什么情况下生成配离子 $[Ag(S_2O_3)_2]^{3-}$？

3. 试另行设计分离 S^{2-}、SO_3^{2-}、$S_2O_3^{2-}$ 混合离子的方案。

4. 实验室中配制和保存 $SnCl_2$ 溶液，为什么既要加盐酸，又要加锡粒？

5. 实验室用何种方法鉴别 $B_4O_7^{2-}$、Sn^{2+}、Pb^{2+}？

6. 化合物 A 是白色固体，在它的水溶液中加入 HNO_3 和 $AgNO_3$ 溶液时，生成白色沉淀 B。B 能溶于氨水，得一溶液 C，C 中加入 HNO_3 时 B 重新沉淀。在 A 的溶液中加入 Na_2S 溶液，则有黄色沉淀 D 生成，加入过量 Na_2S 则沉淀溶解。该黄色沉淀也溶于浓盐酸中，试确定字母所标出的物质。

实验3 d 区元素（铁、钴、镍、铬、锰）的性质

一、实验目的

① 描述 d 区元素在自然界中的分布情况及单质的物理性质。
② 列举 d 区元素的用途和生物学效应。
③ 归纳 d 区元素单质的化学性质。
④ 分析 d 区元素离子的鉴别。

二、实验原理

铁、钴、镍是周期系第Ⅷ族元素的第一个三元素组，性质很相似，在化合物中常见的氧化数为 +2、+3。铁、钴、镍的简单离子在水溶液中都呈现一定的颜色。铁、钴、镍的 +2 价氢氧化物都呈碱性，具有不同的颜色，空气中氧对它们的作用情况各不相同，$Fe(OH)_2$ 很快被氧化成红棕色的 $Fe(OH)_3$，但在氧化过程中可以生成绿色到几乎黑色的各种中间产物，而 $Co(OH)_2$ 缓慢地被氧化成褐色 $Co(OH)_3$。$Ni(OH)_2$ 则与氧不起作用。若用强氧化剂，如溴水，则可使 $Ni(OH)_2$ 氧化成 $Ni(OH)_3$。

$$2NiSO_4 + Br_2 + 6NaOH = 2Ni(OH)_3\downarrow + 2NaBr + 2Na_2SO_4$$

除 $Fe(OH)_3$ 外，$Co(OH)_3$、$Ni(OH)_3$ 与浓 HCl 作用，都能产生氯气：

$$2Co(OH)_3 + 6HCl = 2CoCl_2 + Cl_2\uparrow + 6H_2O$$

$$2Ni(OH)_3 + 6HCl = 2NiCl_2 + Cl_2\uparrow + 6H_2O$$

由此可以得出 +2 价铁、钴、镍氢氧化物的还原性及 +3 价铁、钴、镍氢氧化物的氧化性的变化规律。

Fe（Ⅱ、Ⅲ）的水溶液易水解。Fe^{2+} 为还原剂，而 Fe^{3+} 为弱氧化剂。

铁、钴、镍都能生成不溶于水而易溶于稀酸的硫化物，自溶液中析出的 CoS、NiS，经放置后，由于结构的改变成为不再溶于稀酸的难溶物质。

铁、钴、镍能生成很多配合物，其中常见的有 $K_4[Fe(CN)_6]$、$K_3[Fe(CN)_6]$、$[Co(NH_3)_4]Cl_2$、$[Ni(NH_3)_4]SO_4$ 等，Co（Ⅱ）的配合物不稳定，易被氧化为 Co（Ⅲ）的配合物。而 Ni 的配合物则以 +2 价较稳定。

在 Fe^{3+} 溶液中加入 $K_4[Fe(CN)_6]$ 溶液，在 Fe^{2+} 溶液中加入 $K_3[Fe(CN)_6]$ 溶液，都能产生"铁蓝"沉淀，经结构研究证明：二者的组成与结构相同。

$$Fe^{3+} + [Fe(CN)_6]^{4-} + K^+ + H_2O \Longrightarrow KFe[Fe(CN)_6] \cdot H_2O\downarrow$$

$$Fe^{2+} + [Fe(CN)_6]^{3-} + K^+ + H_2O \Longrightarrow KFe[Fe(CN)_6] \cdot H_2O\downarrow$$

在 Co^{2+} 溶液中，加入饱和 KSCN 溶液生成蓝色配合物 $[Co(SCN)_4]^{2-}$，配合物在水溶液中不稳定，易溶于有机溶剂中，如丙酮，它能使蓝色更为显著。

Ni^{2+} 溶液与二乙酰二肟在氨性溶液中作用，生成鲜红色螯合物沉淀。

铬是周期系ⅥB族元素，常见氧化态有 +3 和 +2，锰是周期系ⅦB族元素，常见氧化态有 +2、+4、+6 和 +7。

Cr^{3+} 盐溶液与适量氨水或 NaOH 作用时，即有 $Cr(OH)_3$ 灰绿色胶状沉淀生成。$Cr(OH)_3$ 具有两性。

Cr^{3+} 在碱性介质中还原性较强，而在酸性介质中，重铬酸盐和铬酸盐都是强氧化剂。

铬酸盐和重铬酸盐在水溶液中存在下列平衡：

$$2CrO_4^{2-} + 2H^+ \Longrightarrow Cr_2O_7^{2-} + H_2O$$

上述平衡，在酸性介质中向右移动，在碱性介质中向左移动。

在酸性介质中，$Cr_2O_7^{2-}$ 与 H_2O_2 作用生成蓝色过氧化铬 CrO_5，可用来鉴定 $Cr_2O_7^{2-}$ 或 Cr^{3+}（先氧化为 CrO_4^{2-}）。

Mn^{2+} 的氢氧化物呈白色，但在空气中易被氧化成棕色 MnO_2 的水合物 $MnO(OH)_2$。

Mn^{4+} 的化合物中，最重要的是 MnO_2，它在酸性介质中是强氧化剂。

Mn^{6+} 的重要化合物是 K_2MnO_4，绿色的锰酸钾溶液在中性或微酸性时，MnO_4^{2-} 即发生歧化反应，生成紫色的高锰酸钾和棕色的 MnO_2 沉淀。

$KMnO_4$ 和 K_2MnO_4 都是强氧化剂，它们的还原产物随介质的不同而不同。例如 MnO_4^- 在酸性介质中，被还原为 Mn^{2+}；在中性介质中，被还原为 MnO_2；在强碱性介质中和少量还原剂作用时，被还原为 MnO_4^{2-}。

在硝酸溶液中，Mn^{2+} 可以被 $NaBiO_3$ 氧化成紫红色的 MnO_4^-。通常要用这个反应来鉴定 Mn^{2+}。

三、仪器与试剂

仪器：试管、离心试管、离心机、滤纸条等。

试剂：$2mol/L\ H_2SO_4$、$6mol/L\ H_2SO_4$、$6mol/L\ HNO_3$、浓 HCl、$2mol/L\ HCl$、$2mol/L\ HAc$、$2mol/L\ NaOH$、$6mol/L\ NaOH$、$40\%\ NaOH$、$6mol/L\ NH_3 \cdot H_2O$、$2mol/L\ H_2SO_4$、$0.1mol/L\ CrCl_3$、$0.1mol/L\ K_2Cr_2O_7$、$0.1mol/L\ K_4[Fe(CN)_6]$、$0.1mol/L\ K_3[Fe(CN)_6]$、$0.1mol/L\ CoCl_2$、$0.1mol/L\ NiSO_4$、$0.1mol/L\ FeCl_3$、$0.1mol/L\ KMnO_4$、$0.1mol/L\ KI$、$0.5mol/L\ CoCl_2$、$0.5mol/L\ NiSO_4$、$1mol/L\ NH_4Cl$、$0.1mol/L\ KCNS$、KCNS（饱和）、$0.1mol/L\ Na_2SO_3$、0.1mol/L

MnSO$_4$、0.01mol/L KMnO$_4$、3% H$_2$O$_2$、乙醚、FeSO$_4$·7H$_2$O（固体）、MnO$_2$（固体）、NaBiO$_3$（固体）、淀粉 KI 试纸、溴水、淀粉溶液、二乙酰二肟、丙酮、H$_2$S（饱和）等。

四、实验步骤

（一）+2 价铁、钴、镍氢氧化物的制备和性质

1. +2 价铁氢氧化物的制备和性质

在一支试管中加入 2mL 蒸馏水，加 2 滴 2mol/L H$_2$SO$_4$ 酸化，煮沸片刻，然后加绿豆粒大的 FeSO$_4$·7H$_2$O 晶体，在另一支试管中煮沸 2mol/L NaOH 溶液，迅速加到 FeSO$_4$ 溶液中，观察现象，静置片刻后再观察现象。

取静置前 Fe(OH)$_2$ 沉淀两份：

① 加 2mol/L H$_2$SO$_4$ 溶液。

② 加 2mol/L NaOH 溶液。

观察现象，写出反应式。

2. +2 价钴氢氧化物的制备和性质

取 2 滴 0.5mol/L CoCl$_2$ 溶液，滴加 2mol/L NaOH 溶液，观察现象。振荡试管或微热后再观察现象。

将 Co(OH)$_2$ 分成三份：

① 在空气中静置片刻。

② 加 2mol/L H$_2$SO$_4$ 溶液。

③ 加 2mol/L NaOH 溶液。

观察现象，写出反应式。

3. +2 价镍氢氧化物的制备和性质

取 2 滴 0.1mol/L NiSO$_4$ 溶液，滴加 2mol/L NaOH 溶液，观察现象。

将 Ni(OH)$_2$ 分成三份：

① 在空气中静置片刻。

② 加 2mol/L H$_2$SO$_4$ 溶液。

③ 加 2mol/L NaOH 溶液。

观察现象，写出反应式

结论（M 表示 Fe、Co、Ni）：

① M(OH)$_2$ 在水中的溶解 [   ]。

② M(OH)$_2$ 的酸碱 [   ]。

③ M(OH)$_2$ 的还原 [   ]。

（二）+3 价铁、钴、镍氢氧化物的制备和性质

① 用 0.1mol/L FeCl$_3$ 溶液和 2mol/L NaOH 溶液制备 Fe(OH)$_3$。

② 2 滴 0.1mol/L CoCl$_2$ 溶液，加 2 滴溴水，滴加 2mol/L NaOH 溶液，制备 Co(OH)$_2$ 观察沉淀的颜色。上述溶液加热至沸，静置后，吸去上清液，将沉淀洗涤后，在沉淀上面加 2～3 滴浓 HCl，并加热，用湿润的淀粉 KI 试纸检查产生的气体。观察现象，写出反应。

③ 2 滴 0.1mol/L NiSO$_4$ 溶液，加 2 滴溴水，滴加 2mol/L NaOH 溶液，制备 Ni(OH)$_2$，观察沉淀的颜色。

上述溶液加热至沸，静置后，吸去上清液，将沉淀洗涤后，在沉淀上面加 2 ～ 3 滴浓 HCl，并加热，用湿润的淀粉 KI 试纸检查产生的气体。观察现象，写出反应式

结论（M 表示 Fe、Co、Ni）：

M(OH)$_3$ 的氧化性规律为 [   ]。

（三）铁盐的性质

① 用蒸馏水溶解 FeSO$_4$ · 7H$_2$O，用蓝色石蕊试纸检验水溶液的酸碱性，保留溶液做下面的实验。

② 用石蕊试纸检验 FeCl$_3$ 溶液的酸碱性。

③ 将①中保留的 FeSO$_4$ 溶液加 2 滴 2mol/L H$_2$SO$_4$ 酸化，用 0.1mol/L KMnO$_4$ 溶液试验 +2 价铁的还原性。观察现象，写出反应式。

④ 2 滴 0.1mol/L FeCl$_3$ 溶液，加 2 滴 0.1mol/L KI 溶液，再加 1 滴淀粉溶液，观察现象，写出反应式。

（四）铁、钴、镍的配合物

① 1 滴 0.1mol/L K$_4$[Fe(CN)$_6$] 溶液，滴加 2mol/L NaOH 溶液数滴，是否有 Fe(OH)$_2$ 沉淀产生。

② 1 滴 0.1mol/L FeCl$_3$ 溶液，加几滴 K$_4$[Fe(CN)$_6$] 溶液，观察现象，写出反应式。

③ 1 滴 0.1mol/L K$_3$[Fe(CN)$_6$] 溶液，滴加 2mol/L NaOH 溶液数滴，观察现象。

④ 试管中加入绿豆粒大的 FeSO$_4$ · 7H$_2$O 晶体，用水溶解后，滴加 1 ～ 2 滴 K$_3$[Fe(CN)$_6$] 溶液，观察现象，写出反应式。

⑤ 2 滴 0.5mol/L CoCl$_2$ 溶液，加入 2 滴 1mol/L NH$_4$Cl 和过量的 6mol/L NH$_3$ · H$_2$O，静置片刻，观察溶液的颜色。

⑥ 5 滴 0.1mol/L CoCl$_2$ 溶液，加入少许 KNCS 固体，再加 10 滴丙酮溶液。观察现象，写出反应式。

⑦ 2 滴 0.5mol/L NiSO$_4$ 溶液，加入 2 滴 1mol/L NH$_4$Cl 和 3 ～ 5 滴 2mol/L NH$_3$ · H$_2$O。观察现象，写出反应式。

⑧ 2 滴 0.1mol/L NiSO$_4$ 溶液，加入 2 滴 2mol/L NH$_3$ · H$_2$O，再加入 1 滴 1% 二乙酰二肟溶液。观察现象，写出反应式。

（五）铬的化合物

1. 氢氧化铬的生成和性质

在盛有 10 滴 0.1mol/L CrCl$_3$ 溶液的试管中，滴加适量 2mol/L NaOH 溶液至产生氢氧化铬沉淀为止，观察沉淀的颜色。用实验证明 Cr(OH)$_3$ 呈两性，并写出反应方程式。

2. Cr^{3+} 氧化和 Cr^{3+} 鉴定

取 1 ～ 2 滴 0.1mol/L CrCl$_3$ 溶液，加入过量的 2mol/L NaOH 溶液，使生成的沉淀又复溶解，再加 3 滴 H$_2$O$_2$ 溶液，加热，观察溶液颜色的变化，解释现象，并写出反应方程式。待试管冷却后，加 10 滴乙醚，然后慢慢加 6mol/L HNO$_3$ 酸化，在乙醚层出现蓝色，示有 Cr^{3+} 存在。

3. 铬酸盐和重铬酸盐的相互转化

取 5 滴 0.1mol/L K$_2$Cr$_2$O$_7$ 溶液，加少许 2mol/L NaOH 溶液，观察溶液颜色的变化。加

2mol/L H_2SO_4 至酸性，观察溶液颜色的变化。解释现象，并写出反应方程式。

4. Cr^{6+} 氧化性

① 在 5 滴 0.1mol/L $K_2Cr_2O_7$ 溶液中，加 3 滴 2mol/L H_2SO_4，再滴加 0.1mol/L Na_2SO_3 溶液，观察溶液颜色的变化。写出反应方程式。

② 在 5 滴 0.1mol/L $K_2Cr_2O_7$ 溶液中，加 15 滴浓 HCl，加热，用润湿的淀粉 KI 试纸检查逸出的气体。观察试纸和溶液颜色的变化。解释现象，并写出反应方程式。

（六）锰的化合物

1. Mn^{2+} 氢氧化物的制备及性质

取 5 滴 0.1mol/L $MnSO_4$ 溶液，加 2mol/L NaOH 溶液至沉淀完全。用吸管将沉淀连同溶液分成两份，一份迅速试验 $Mn(OH)_2$ 是否呈两性；另一份在空气中摇荡，注意沉淀颜色的变化，解释实验现象。

2. Mn^{4+} 化合物的生成

取 10 滴 0.01mol/L $KMnO_4$ 溶液，滴入 0.1mol/L $MnSO_4$ 溶液，观察 MnO_2 的生成。

3. Mn^{6+} 化合物的生成

在 10 滴 0.01mol/L $KMnO_4$ 溶液中，加 20 滴 40%NaOH 溶液，然后加少量 MnO_2 固体，加热搅动后静置片刻，离心沉降，上层清液即显 Mn^{6+} 化合物的特征颜色。

4. MnO_2 的氧化性

取少量的 MnO_2 固体粉末于试管中，加入 10 滴浓 HCl，微热，用润湿的淀粉 KI 试纸检查有无氯气逸出。

5. 高锰酸钾还原产物和介质的关系

在 3 支试管中各加 5 滴 0.01mol/L $KMnO_4$ 溶液，再分别加入 2 滴 2mol/L H_2SO_4、水和 2mol/L NaOH，然后各加数滴 0.1mol/L Na_2SO_3 溶液，观察各试管中所发生的现象。写出反应方程式，并说明 $KMnO_4$ 的还原产物和介质的关系。

6. Mn^{2+} 的鉴定

取 5 滴 0.1mol/L $MnSO_4$ 溶液于试管中，加 5 滴 6mol/L HNO_3，然后加少量 $NaBiO_3$ 固体，振荡试管，溶液呈紫色，表示有 Mn^{2+} 存在。

五、注意事项

① 铬盐（如 $K_2Cr_2O_7$、K_2CrO_4）具有强致癌性、腐蚀性，避免吸入粉尘或接触皮肤黏膜。操作时需戴橡胶手套和防护口罩，在通风橱内进行。若皮肤接触，立即用大量水冲洗；若误服，立即就医（不可催吐，可饮用牛奶或蛋清）。

② 钴盐（如 $CoCl_2$）和镍盐（如 $NiSO_4$）具有神经毒性和致敏性，避免皮肤直接接触（建议戴手套），禁止在实验室饮食。

③ 铁氰化钾（$K_3[Fe(CN)_6]$）虽稳定，但避免与酸混合（可能释放剧毒 HCN 气体），需在通风橱内操作。

📝 思考题

1. 制备 $Fe(OH)_2$ 沉淀时，为什么 $FeSO_4$ 溶液和 NaOH 溶液必须煮沸？

2. 用氧化剂 Br_2 氧化制得 $Co(OH)_3$、$Ni(OH)_3$ 的过程中，应把制得沉淀后的溶液加热至沸（为什么？），分离后应将沉淀用水洗涤（洗去什么？），如果不这样做将会对实验带来哪些影响？

3. Cr^{6+} 作氧化剂时的介质条件是什么？

4. 如何鉴别 Cr^{3+} 与 $Cr_2O_7^{2-}$？实验中为什么要加入乙醚？

5. $KMnO_4$ 的还原产物与介质的酸碱性有何关系？

6. 怎样鉴别 Mn^{2+} 的存在？

实验 4　ds 区元素（铜、锌、银、汞）的性质

一、实验目的

① 描述 ds 区元素的分布情况及重要化合物的常见反应。

② 列举 ds 区元素用途和生物学效应。

③ 归纳 ds 区元素单质的化学性质。

④ 分析 ds 区元素离子的鉴别。

二、实验原理

铜、银是周期系第 IB 族元素，在化合物中铜的常见氧化数为 +1 和 +2，银的常见氧化数为 +1。

蓝色的 $Cu(OH)_2$ 具有两性，在加热时容易脱水而分解为黑色的氧化铜（CuO），AgOH 极不稳定，在室温时就极易脱水而转变为棕色的 Ag_2O。

形成配合物是 Cu^{2+}、Cu^+ 和 Ag^+ 的特征。Cu^{2+} 与过量的氨水反应生成深蓝色的 $[Cu(NH_3)_4]^{2+}$，Ag^+ 与过量的氨水反应生成 $[Ag(NH_3)_2]^+$。

Cu^{2+} 与 I^- 反应时，生成的不是 CuI_2，而是白色的 CuI 沉淀。

$$2Cu^{2+} + 4I^- == 2CuI(s) + I_2(s)$$

白色的 CuI 能溶于过量的 KI 溶液中，因生成 $[CuI_2]^-$ 配离子。CuI 也能溶于 KNCS 中，因生成 $[Cu(NCS)_2]^-$ 配离子。这两种配离子在稀释时，又分别重新沉淀为 CuI 和 CuNCS。

将 $CuCl_2$ 溶液和铜屑混合，加入浓 HCl，加热可得到泥黄色的配离子 $[CuCl_2]^-$ 溶液。将这种溶液稀释可得到白色的 CuCl 沉淀。

$$Cu^{2+} + 4Cl^- + Cu(s) == 2[CuCl_2]^-$$

$$[CuCl_2]^- \rightleftharpoons CuCl(s) + Cl^-$$

从电极电势来看，$Ag^+ + e \rightleftharpoons Ag$，$\varphi^\ominus = 0.799\ V$，$Ag^+$ 的氧化性不算弱。如果在 $AgNO_3$ 的氨水溶液中，加入醛类（如甲醛），则醛类被氧化，而银离子被还原为金属银，此法可用于制备银镜。

$$2Ag^+ + 2NH_3 + H_2O == Ag_2O(s) + 2NH_4^+$$

$$Ag_2O(s) + 4NH_3 + H_2O \Longrightarrow 2[Ag(NH_3)_2]^+ + 2OH^-$$

$$2[Ag(NH_3)_2]^+ + HCHO + 2OH^- \Longrightarrow 2Ag + HCOONH_4 + 3NH_3 + H_2O$$

卤化银难溶于水，但可以通过形成配位化合物而使之溶解，如：

$$AgCl(s) + 2NH_3 \Longrightarrow [Ag(NH_3)_2]^+ + Cl^-$$

$$AgBr(s) + 2S_2O_3^{2-} \Longrightarrow [Ag(S_2O_3)_2]^{3-} + Br^-$$

Cu^{2+}能与$K_4[Fe(CN)_6]$反应，生成豆沙棕色$Cu_2[Fe(CN)_6]$沉淀，这个反应可用于鉴别Cu^{2+}。

锌、汞属ⅡB族元素，价电子结构为$(n-1)d^{10}ns^2$。由价电子层结构可知，它们与ⅠA、ⅡA族元素相比，性质上既有相似性又有许多差异。

三、仪器与试剂

仪器：试管、离心试管、离心机、酒精灯等。

试 剂：2mol/L H_2SO_4、浓 HCl、2mol/L HCl、2mol/L HNO_3、NaOH（2mol/L、6mol/L）、$NH_3 \cdot H_2O$（0.2mol/L、2mol/L、6mol/L）、0.1mol/L $CuSO_4$、1mol/L $CuCl_2$、1mol/L NH_4Cl、KCNS（饱和）、KI（饱和）、0.1mol/L $AgNO_3$、0.1mol/L KBr、0.1mol/L $K_4[Fe(CN)_6]$、0.1mol/L NaCl、0.1mol/L $FeCl_3$、0.1mol/L $CrCl_3$、0.1mol/L $ZnSO_4$、0.1mol/L $Hg(NO_3)_2$、0.1mol/L $Hg_2(NO_3)_2$、0.1mol/L KI、0.1mol/L $Na_2S_2O_3$、0.1mol/L $SnCl_2$、2%甲醛溶液、10g/L淀粉溶液、50g/L葡萄糖溶液、KI（固体）等。

四、实验步骤

（一）铜的化合物

1. 氢氧化铜的生成和性质

往试管中加入 10 滴 0.1mol/L $CuSO_4$ 溶液和 4 滴 2mol/L NaOH 溶液，观察沉淀的颜色和状态。将沉淀分为 2 份，分别加入 2mol/L H_2SO_4 溶液和过量 6mol/L NaOH 溶液，观察沉淀是否溶解，写出反应式。

2. 铜氨配离子的生成

在试管中加入 5 滴 0.1mol/L $CuSO_4$ 溶液，然后逐滴加入 2mol/L $NH_3 \cdot H_2O$，边加边摇，观察沉淀是否溶解，颜色有何变化？

3. Cu^{2+} 与 KI 反应

在离心试管中加入 5 滴 0.1mol/L $CuSO_4$ 溶液和 10 滴 0.1mol/L KI 溶液，摇匀后离心分离。吸取上层清液于另一支试管中，滴入几滴 10g/L 淀粉溶液，有何现象发生？在沉淀上加入几滴 0.1mol/L $Na_2S_2O_3$ 溶液，又出现何现象？为什么？

4. Cu^{2+} 与葡萄糖溶液反应

在试管中加入 5 滴 0.1mol/L $CuSO_4$ 溶液，再加入过量 6mol/L NaOH 溶液至沉淀溶解。继续加入 5 滴 50g/L 葡萄糖溶液混匀以后微热之，观察实验现象并写出反应式。

（二）银的化合物

1. 银的氢氧化物的制备和性质

在试管中加入 2 滴 0.1mol/L $AgNO_3$ 溶液，再滴加 2mol/L NaOH 溶液，观察现象，写出反应式。

2. 银的氨的配位化合物

① 用 0.1mol/L AgNO$_3$ 溶液和 2mol/L NaOH 溶液制备少量 Ag$_2$O 沉淀，离心分离，弃清液，再加 2mol/L NH$_3$·H$_2$O，观察现象，写出反应式。

② 用 0.1mol/L AgNO$_3$ 溶液和 0.1mol/L NaCl 溶液制备少量 AgCl 沉淀，离心分离，弃清液，再加 2mol/L NH$_3$·H$_2$O，观察现象，写出反应式。

③ 硫代硫酸根与银配位。3 滴 0.1mol/L AgNO$_3$ 溶液，加 3 滴 0.1mol/L KBr 溶液，观察沉淀的颜色。离心沉降，弃清液，在沉淀中加 0.1mol/L Na$_2$S$_2$O$_3$ 溶液，搅动，沉淀是否溶解？写出反应式。

3. 银离子的氧化性（银镜反应）

在一支洁净的试管中，加 0.5mL 0.1mol/L AgNO$_3$ 溶液再逐滴加入 2mol/L NH$_3$·H$_2$O 至生成的沉淀又溶解，再多加几滴，然后加 3～5 滴 2% 甲醛溶液，将此混合物在水浴锅上加热几分钟。观察现象，写出反应式。

4. 银的鉴定

2 滴 0.1mol/L AgNO$_3$ 溶液，滴加 2mol/L HCl 溶液至沉淀完全。离心沉降，弃清液，沉淀水洗一次（弃洗液），在沉淀中加 6mol/L NH$_3$·H$_2$O。待沉淀溶解后，加 1 滴 0.1mol/L KI 溶液，观察沉淀的生成，写出反应式。

（三）锌的化合物

1. 氢氧化锌的生成和两性

往试管中加入 10 滴 0.1mol/L ZnSO$_4$ 溶液和 4 滴 2mol/L NaOH 溶液，观察沉淀的颜色和状态。将沉淀分为 2 份，分别加入 2mol/L H$_2$SO$_4$ 溶液和过量 6mol/L NaOH 溶液，观察沉淀是否溶解，写出反应式。

2. 锌氨配离子的生成

在试管中加入 5 滴 0.1mol/L ZnSO$_4$ 溶液，然后逐滴加入 2mol/L NH$_3$·H$_2$O，边加边摇，观察沉淀是否溶解，写出反应式。

（四）汞的化合物

1. 与 NaOH 反应

在 2 支试管中分别加入 5 滴 0.1mol/L Hg(NO$_3$)$_2$ 和 0.1mol/L Hg$_2$(NO$_3$)$_2$ 溶液，然后再各加入 5 滴 2mol/L NaOH 溶液，观察沉淀的颜色有何不同。将每个试管中的沉淀分成 2 份，分别加入 2mol/L HNO$_3$ 和 6mol/L NaOH 溶液，观察其溶解性，写出有关的反应式。

2. 与 NH$_3$·H$_2$O 反应

在 2 支试管中分别加入 5 滴 0.1mol/L Hg(NO$_3$)$_2$ 和 0.1mol/L Hg$_2$(NO$_3$)$_2$ 溶液，然后分别滴加 2mol/L NH$_3$·H$_2$O，边滴边摇，观察实验现象，写出反应式。

3. 与 SnCl$_2$ 反应

在 2 支试管中分别加入 5 滴 0.1mol/L Hg(NO$_3$)$_2$ 和 0.1mol/L Hg$_2$(NO$_3$)$_2$ 溶液，然后分别滴加 0.1mol/L SnCl$_2$ 溶液，边滴边摇，观察实验现象，写出反应式。

4. 与 KI 反应

在 2 支试管中分别加入 5 滴 0.1mol/L Hg(NO$_3$)$_2$ 和 0.1mol/L Hg$_2$(NO$_3$)$_2$ 溶液，然后各加入 1～2

滴 0.1mol/L KI 溶液，有何现象？再在两支试管中各加入少量 KI 固体，又有何现象？为什么？

五、注意事项

① 汞常温下易挥发，吸入会导致神经毒性和肾脏损伤。操作时必须在通风橱内进行，佩戴防护口罩，若汞洒落，立即用硫黄粉覆盖（生成 HgS）或用专用汞收集器回收，严禁用手直接接触。

② 银氨溶液：久置易生成爆炸性的叠氮化银（AgN_3）或雷酸银，实验后废液需及时用盐酸处理生成 AgCl 沉淀，不可留存。

③ 锌粉/锌粒：与强酸反应剧烈，产生 H_2 易燃，需控制酸浓度（如稀 HCl），避免明火靠近。

思考题

1. 比较 Cu^{2+}、Ag^+、Zn^{2+}、Hg^{2+}、Hg_2^{2+} 和 NaOH 溶液反应的异同点。

2. 写出 Cu^{2+}、Ag^+、Zn^{2+}、Hg^{2+}、Hg_2^{2+} 与过量 $NH_3 \cdot H_2O$ 作用的反应式，能否用此反应区别上述离子？

3. 用两种以上的方法区别下列各对离子：

(1) Zn^{2+} 和 Cu^{2+} (2) Zn^{2+} 和 Mg^{2+} (3) Zn^{2+} 和 Al^{3+}

(4) Cu^{2+} 和 Hg^{2+} (5) Zn^{2+} 和 Hg^{2+} (6) Hg^{2+} 和 Hg_2^{2+}

(7) Ag^+ 和 Cu^{2+}

实验 5　配位化合物的性质

一、实验目的

① 描述配合物的生成、组成及其复盐的区别。

② 比较配位平衡与溶液酸碱性、沉淀反应及氧化还原反应的关系。

③ 分析螯合物的生成。

二、实验原理

由中心原子与配体以配位键结合而成的复杂离子（或分子）通常称为配位单元（配离子或配位分子）。含有配位单元的化合物统称为配位化合物（配合物）。

配合物在水中可离解出配位单元，而配位单元只能部分离解成中心原子和配体。如：

$$K_3[Fe(CN)_6] \longrightarrow 3K^+ + [Fe(CN)_6]^{3-}$$

$$[Fe(CN)_6]^{3-} \rightleftharpoons Fe^{3+} + 6CN^-$$

而形式上与配合物类似的复盐则可完全离解成简单离子。如：

$$NH_4Fe(SO_4)_2 \longrightarrow NH_4^+ + Fe^{3+} + 2SO_4^{2-}$$

一定温度下，当溶液中配离子的生成和离解速率相等时，体系达到动态平衡，称配位平衡。配位平衡与其他化学平衡一样，受外界条件的影响。当改变溶液的酸碱性或加入沉淀剂、氧化剂、还原剂时，中心原子或配体的浓度会发生变化，因而平衡将发生移动。

中心原子与多齿配体形成的环状配合物称螯合物。它具有很高的稳定性，有的呈现特征颜色。

三、仪器与试剂

仪器：试管等。

试剂：6mol/L HCl、2mol/L HNO₃、2mol/L NaOH、2mol/L NH₃·H₂O、0.1mol/L CuSO₄、0.1mol/L BaCl₂、0.1mol/L FeCl₃、0.1mol/L NH₄SCN、0.1mol/L K₃[Fe(CN)₆]、0.1mol/L NH₄Fe(SO₄)₂、0.1mol/L (NH₄)₂C₂O₄、0.1mol/L AgNO₃、0.1mol/L NaCl、0.1mol/L KBr、0.1mol/L Na₂S₂O₃、0.1mol/L KI、0.1mol/L HgCl₂、0.1mol/L SnCl₂、0.1mol/L CaCl₂、0.1mol/L EDTA、0.1mol/L Na₂CO₃、0.1mol/L NiCl₂、10g/L 丁二肟、奈斯勒试剂等。

四、实验步骤

（一）配离子的生成和配合物的组成

① 在 2 支试管中各加入 5 滴 0.1mol/L CuSO₄ 溶液，再分别加入 2 滴 0.1mol/L BaCl₂ 溶液和 2 滴 2mol/L NaOH 溶液，观察现象，写出反应式。

② 在 1 支试管中加入 10 滴 0.1mol/L CuSO₄ 溶液和 2 滴 2mol/L NH₃·H₂O，观察现象。继续滴加过量 NH₃·H₂O 至沉淀溶解呈深蓝色。将此溶液分为 2 份，1 份中加入 2 滴 0.1mol/L BaCl₂ 溶液，另 1 份中加入 2 滴 2mol/L NaOH 溶液，观察现象并加以解释。

（二）配合物与复盐的区别

① 在 2 支试管中分别加入 5 滴 0.1mol/L FeCl₃ 溶液和 0.1mol/L K₃[Fe(CN)₆] 溶液，然后各加入 2 滴 0.1mol/L NH₄SCN 溶液，观察现象并解释原因。

② 在 3 支试管中各加入 5 滴 0.1mol/L NH₄Fe(SO₄)₂ 溶液，分别检验溶液中是否存在 NH₄⁺、Fe³⁺ 和 SO₄²⁻ 离子。用上面的实验相比较，有何结论？

（三）配位平衡的移动

① 在 1 支试管中加入 2 滴 0.1mol/L FeCl₃ 溶液，然后滴加 10 滴 0.1mol/L (NH₄)₂C₂O₄ 溶液，有何现象？向此溶液中加入 1 滴 0.1mol/L NH₄SCN 溶液，是否有现象发生？再向此溶液中滴加 6mol/L HCl，又有何现象出现？写出有关反应式。

② 在 1 支试管中加入 5 滴 0.1mol/L AgNO₃ 溶液和 5 滴 0.1mol/L NaCl 溶液，观察现象。然后逐滴加入 2mol/L NH₃·H₂O，观察沉淀是否溶解。继续加 2mol/L HNO₃，又有何现象？加以解释。

③ 在试管中加入 5 滴 0.1mol/L AgNO₃ 溶液和 1 滴 0.1mol/L KBr 溶液，有何现象？然后逐滴加入 0.1mol/L Na₂S₂O₃ 溶液，观察沉淀是否溶解。继续加入 1 滴 0.1mol/L KI 溶液，又有何现象？加以解释。

④ 在 2 支试管中各加入 5 滴 0.1mol/L $HgCl_2$ 溶液，在其中 1 支试管中逐滴加入 0.1mol/L $SnCl_2$ 溶液，观察现象。在另 1 支试管中逐滴加入 0.1mol/L KI 溶液至红色沉淀消失，再逐滴加入 0.1mol/L $SnCl_2$ 溶液。与上面的实验现象相比有何不同？为什么？

（四）螯合物的形成

① 在 2 支各盛有 5 滴 0.1mol/L $CaCl_2$ 溶液的试管中，分别加入 0.1mol/L EDTA 溶液和蒸馏水各 10 滴，然后各加入 5 滴 0.1mol/L Na_2CO_3 溶液，观察现象并解释。

② 在 1 支试管中加入 2 滴 0.1mol/L $NiCl_2$ 溶液、2 滴 2mol/L $NH_3 \cdot H_2O$ 和 5 滴蒸馏水，然后向混合溶液中加入 2 滴 10g/L 丁二肟溶液，观察现象。

五、注意事项

① 氰化物（如 KCN、NaCN）：释放剧毒 HCN 气体（酸性条件下），必须在通风橱内操作，佩戴橡胶手套，严禁与酸混合。若接触皮肤，立即用大量水冲洗并就医。

② 银氨溶液：久置生成叠氮化银（AgN_3）或雷酸银（AgONC），实验后立即用盐酸处理生成 AgCl 沉淀，严禁留存过夜。

思考题

1. 配合物与复盐有何区别？

2. 已知 $[Ag(S_2O_3)]^{3-}$ 比 $[Ag(NH_3)_2]^+$ 稳定，若把 $Na_2S_2O_3$ 溶液加到 $[Ag(NH_3)_2]^+$ 溶液中，会发生什么变化？

3. 总结本实验中所观察到的现象，说明影响配位平衡的因素有哪些？

II　无机化学综合与设计性实验

实验 6　溶液的配制

一、实验目的

① 阐述溶液配制的原理，列出溶液浓度的计算方法。

② 描述容量仪器的洗涤操作方法，应用移液管、量筒、容量瓶和天平等仪器，采用稀释法或固体直接配制法配制溶液。

③ 熟练使用天平、移液管、量筒和容量瓶。

二、实验原理

（一）质量分数溶液的配制

先根据所需配制溶液的质量和质量分数，计算所需固体溶质的质量，然后用台秤/粗天平（对溶液浓度的准确度要求不高的）或分析天平（对溶液浓度的准确度要求比较高的）称取溶质。溶剂的质量等于溶液的总质量减去溶质的质量。然后将两者在烧杯中混合，搅拌，使溶质完全溶解即得。

（二）物质的量浓度、质量浓度和体积分数溶液的配制

根据欲配制溶液的组成标度和所需体积计算出所需溶质的质量（g）或溶质的体积（mL），然后称取固体溶质（或用量筒或移液管量取液体溶质），置于烧杯（或容量瓶或量筒）中，加入适量溶剂，搅拌，使之完全溶解，然后加溶剂至所需体积，充分混合均匀即得。

（三）由浓溶液配制稀溶液

要配制的稀溶液的组成标度（c_2）和体积（V_2）以及浓溶液的组成标度（c_1）都是已知的，通过计算求出浓溶液的体积 V_1。将已知数据代入稀释公式 $c_1V_1=c_2V_2$，即可求出 V_1。

以一定体积的溶液中溶质的量（质量、体积、物质的量）表示的溶液，可用稀释公式计算所需溶质的量。遇到用质量分数表示的溶液稀释时，不能直接利用稀释公式，因为质量分数与体积不能直接相乘，所以计算时要乘以密度，将体积换算成质量。公式为：

$$w_1 \cdot V_1 \cdot \rho_1 = w_2 \cdot V_2 \cdot \rho_2$$

式中，w、V、ρ 分别代表浓溶液和稀溶液的质量分数、体积、密度。

三、仪器与试剂

仪器：台秤/粗天平、表面皿、烧杯（100mL、500mL）、量筒（10mL、100mL）、移液管（10mL）、容量瓶（50mL）等。

试剂：浓 H_2SO_4、NaOH(s)、NaCl(s)、$CuSO_4 \cdot 5H_2O$(s)、$BaCl_2 \cdot 2H_2O$、95% 乙醇等。

四、实验步骤

（一）10%NaCl 溶液的配制

配制质量分数为 10% 的 NaCl 溶液 50g。

① 计算需用 NaCl_____g，在台秤上称取 NaCl_____g，置于小烧杯中，另用量筒量取蒸馏水 _____mL，倒入约 20mL 蒸馏水于盛放 NaCl 的小烧杯里，搅拌，待 NaCl 溶解后将量筒中余下的水全部倒入小烧杯，混匀即得。

② 将小烧杯中的 NaCl 溶液倒入 100mL 的量筒中，它的体积为 _____mL，密度为 _____g/mL，质量浓度是 _____g/L。

（二）生理盐水的配制

用质量分数为 10% 的 NaCl 溶液配制质量浓度为 9.0g/L 的生理盐水 100mL。

① 计算需用质量分数为 10% 的 NaCl 溶液 _____mL。

② 用刻度移液管吸取质量分数为 10% 的 NaCl 溶液 _____mL 置于 100mL 量筒中，加蒸馏水到 100mL，混匀。将配好的溶液倒入试剂瓶中。

（三）50g/L CuSO$_4$ 溶液的配制

配制质量浓度为 50g/L 的 CuSO$_4$ 溶液 50mL。

① 计算配制 50mL 质量浓度为 50g/L 的 CuSO$_4$ 溶液需要 CuSO$_4$·5H$_2$O_____g。

② 在台秤上称取 CuSO$_4$·5H$_2$O_____g，置于小烧杯中，加蒸馏水约 20mL，溶解后倒入量筒中，加蒸馏水约 50mL，混匀即得。将配好的溶液倒入试剂瓶中。

（四）3mol/L H$_2$SO$_4$ 溶液的配制

用市售浓 H$_2$SO$_4$（质量分数为 98%，密度为 1.84g/mL）配制 3mol/L 的 H$_2$SO$_4$ 溶液 50mL。

① 计算市售浓 H$_2$SO$_4$ 的 $c_{H_2SO_4}$=_____mol/L。

② 计算配制 50mL 3mol/L 的 H$_2$SO$_4$ 溶液需用浓 H$_2$SO$_4$_____mL。

③ 在小烧杯中加入蒸馏水约 20mL，用刻度移液管取浓 H$_2$SO$_4$ 后，将浓 H$_2$SO$_4$ 沿烧杯内壁慢慢放入水中，并不断搅拌，待冷至室温后转移到 50mL 容量瓶中，再用少量蒸馏水洗涤烧杯 2 次，把洗涤水一并转移到容量瓶中，加蒸馏水至标线（加蒸馏水至接近标线时，用干净滴管一滴滴加水至标线），盖上瓶塞，用左手顶住瓶塞，右手握住底部，上下倒转振荡多次，充分混匀即得。将配好的 H$_2$SO$_4$ 溶液倒入试剂瓶。

（五）2mol/L NaOH 溶液的配制

配制 2mol/L NaOH 溶液 50mL。

① 计算需用固体 NaOH_____g。

② 在台秤上用干净表面皿称取固体 NaOH_____g，倒入小烧杯中，用少量蒸馏水洗涤表面皿 2 次，把洗涤水一并倒入小烧杯中，再加蒸馏水约 20mL，搅拌至完全溶解，待冷至室温后转移到 50mL 容量瓶中，再用少量蒸馏水洗涤烧杯 2 次，把洗涤水一并转入容量瓶中，加蒸馏水到标线，混匀即得。

（六）75% 乙醇的配制

用体积分数为 95% 的乙醇配制体积分数为 75% 的乙醇 50mL。

① 计算用 95% 的乙醇_____mL。

② 将 95% 的乙醇_____mL，倒入 100mL 的量筒中，加水稀释至 50mL，混匀即得。将配好的 75% 的乙醇倒入试剂瓶。

🔬 思考题

1. 配制质量分数和体积分数的溶液，在方法上有何异同？

2. 用浓 H$_2$SO$_4$ 溶液配制稀 H$_2$SO$_4$ 溶液时应注意什么？

3. 用固体 NaOH 配制 NaOH 溶液时应注意什么？

4. 用含结晶水的固体试剂配制溶液时，为什么计算固体试剂的质量时一定要把结晶水计算进去？

实验 7　醋酸的电离度和电离平衡常数的测定

一、实验目的

① 阐述醋酸电离常数的测定原理，描述电离度和电离平衡常数的区别。
② 比较不同浓度的溶液电离度和电离平衡常数的不同，并用实验原理验证水的电离平衡常数。
③ 学习使用 pHS-3CW 微机型酸度计测定溶液 pH 值的方法。

二、实验原理

醋酸是一元弱酸，在水溶液中存在以下电离平衡：

$$HAc \rightleftharpoons H^+ + Ac^-$$

若醋酸的起始浓度为 c，则有：

$$\alpha = \frac{[H^+]}{c} \times 100\% \tag{3-1}$$

$$K_i = \frac{[H^+][Ac^-]}{[HAc]} = \frac{[H^+]^2}{c - [H^+]} \tag{3-2}$$

当 $\alpha < 5\%$ 时，
$$K_i = \frac{[H^+]^2}{c} \tag{3-3}$$

在式（3-1）（3-2）（3-3）中，c 是已知的，只要通过 pH 计测定已知浓度的 HAc 溶液的 pH 值，就可以计算出一定温度下 HAc 的电离度和电离平衡常数。

三、仪器与试剂

仪器：pHS-3CW 微机型酸度计，50mL 容量瓶，25mL 移液管，10mL 吸量管，50mL 烧杯，滤纸等。

试剂：已标定的 0.200mol/L HAc 溶液等。

四、实验步骤

（一）不同浓度 HAc 溶液的配制

用刻度吸量管分别移取 2.50mL、5.00mL、25.00mL（移液管取）的 0.2000mol/L 的 HAc 溶液于 3 个 50mL 容量瓶中。再用蒸馏水稀释至刻度处，摇匀，并计算出这 3 瓶 HAc 溶液的准确浓度。

（二）醋酸溶液 pH 值的测定与电离度和电离平衡常数的计算

把以上 4 种不同浓度的 HAc 溶液分别加入到 4 只干净的 50mL 烧杯中并编号，按由稀到浓的次序在 pH 计上分别测定它们的 pH 值，记录数据和温度，计算出电离度和电离平衡常数。填写表 3-1。

表3-1　测定醋酸的电离度和电离平衡常数

溶液编号	c/mol/L	pH	[H⁺]	α	K_i 测定值	K_i 平均值
1						
2						
3						
4						

将本实验测定值与文献值比较，进行讨论

（三）水的 pH 值和电离平衡常数测定

按照上述方法测定自来水的 pH 值，并计算水的电离平衡常数。

五、注意事项

① 每次测定前用蒸馏水清洗电极，用滤纸吸干电极上的水珠，测定结束后再用蒸馏水清洗电极，用滤纸吸干电极上的水珠，实验结束后，将电极置于饱和 KCl 溶液中。

② 配制不同浓度的醋酸溶液时，刻度吸量管或移液管要重新洗涤、润洗，同时注意配制溶液的容量瓶和盛装溶液的烧杯要贴签，防止不同浓度的溶液混淆。

六、数据处理

根据所测定的数据，计算不同浓度醋酸溶液的电离度和电离平衡常数，最后求醋酸的电离平衡常数的平均值。将本实验测定值与文献值比较，进行讨论。

思考题

1. 若所用 HAc 溶液的浓度极稀，是否还能用 $K_i = \dfrac{[H^+]^2}{c}$ 求电离平衡常数？为什么？

2. 改变所测的 HAc 溶液的浓度或温度，则电离度和电离平衡常数有无变化？若有变化，会有怎样的变化？

3. 在测定不同浓度的一系列醋酸溶液的 pH 值时，测定的顺序是"由浓到稀"还是"由稀到浓"？

实验 8　缓冲溶液的性质和配制

一、实验目的

① 阐述缓冲溶液 pH 计算原理，应用移液管、容量瓶和烧杯等仪器配制溶液。

② 比较缓冲溶液与普通溶液的区别，加深对缓冲溶液性质的理解。

③ 区分广泛 pH 试纸和精密试纸，并在操作过程中能熟练使用移液管。

二、实验原理

缓冲溶液实质上是一个共轭酸碱对的溶液体系，达到平衡时的 pH 值可用下式表示：

$$pH = pK_a + \lg \frac{[共轭碱]}{[酸]} \tag{3-4}$$

从上式可见，缓冲溶液的 pH 值主要取决于 pK_a 和缓冲比。若配制缓冲溶液所用的弱酸和共轭碱的起始物质的量浓度相同，由于同离子效应使本来就很小的弱酸电离度变得更小，可以近似认为起始物质的浓度等于平衡时物质的浓度，则配制时所取弱酸和共轭碱溶液体积数的比值就等于它们平衡时两浓度的比值。所以上式可改写为：

$$pH = pK_a + \lg \frac{V_{共轭碱}}{V_{酸}} \tag{3-5}$$

这样，只要按弱酸和共轭碱溶液体积的不同比值，就可以得到不同 pH 值的缓冲溶液。

必须指出，由上述两个公式计算所得到的 pH 值，没有考虑离子强度及弱酸电解所产生的影响，其值只是近似值。准确的计算应该用活度来代替物质的量浓度。要配制准确 pH 值的缓冲溶液，可参考有关手册和参考书上的配方，它们的 pH 值是由实验精确测定的。

缓冲溶液具有抗酸和抗碱组分，加入少量强酸或强碱，其 pH 值不易发生显著变化。

在一定范围内稀释缓冲溶液时，溶液中的弱酸和共轭碱的组成量度可以视为等同地被稀释，缓冲比不变。因此，适当稀释不影响缓冲溶液的 pH 值。

缓冲容量是衡量缓冲能力大小的尺度，它的大小与缓冲溶液的总组成标度和缓冲比有关。总组成标度越大，缓冲比越接近 1:1，则缓冲容量越大。当溶液总组成标度一定，缓冲比为 1:1 时，缓冲容量最大。

三、仪器与试剂

仪器：烧杯、10mL 吸量管、试管、量筒、广泛 pH 试纸、精密 pH 试纸等。

试剂：0.1mol/L HCl，0.1mol/L HAc，2mol/L、0.1mol/L NaOH，0.1mol/L 氨水，0.1mol/L NaAc，0.1mol/L NaH_2PO_4，0.1mol/L Na_2HPO_4，0.1mol/L NH_4Cl，pH=10 的 NaOH 溶液，pH=4 的 HCl 溶液，甲基红指示剂等。

四、实验步骤

（一）缓冲溶液的配制

配制总体积为 30mL 的缓冲溶液。通过计算，把配制下列 3 种缓冲溶液所需各组分的毫升数填入表 3-2 中。

按照表 3-2 中试剂的用量，用刻度吸量管或移液管吸取溶液，配制甲、乙、丙 3 种缓冲溶液置于有标签的 3 个小烧杯中，然后用广泛 pH 试纸测定它们的 pH 值，填入表中。试比较实验值与理论值是否相符？（溶液不要弃去，留作下面实验用。）

表 3-2　缓冲溶液配制

缓冲溶液	pH（理论值）	各组分的毫升数	pH（实验值）
甲	4	0.1mol/L HAc	
		0.1mol/L NaAc	
乙	7	0.1mol/L NaH_2PO_4	
		0.1mol/L Na_2HPO_4	
丙	10	0.1mol/L $NH_3 \cdot H_2O$	
		0.1mol/L NH_4Cl	

（二）缓冲溶液的性质

① 取 2 支试管，在一支试管中加入 5mL pH=4 的甲种缓冲溶液，在另一支试管中加入 5mL pH=4 的 HCl 溶液，然后在 2 支试管中各滴加 10 滴 0.1mol/L HCl 溶液，用广泛 pH 试纸测量各试管中溶液的 pH 值。

用相同的实验方法，实验滴加 10 滴 0.1mol/L NaOH 溶液，对上述 2 种溶液 pH 值的影响，按表 3-3 记录实验结果。

表 3-3　pH=4 的缓冲溶液

试管号	溶液	加入酸或碱的量	pH 值
1	pH=4 的缓冲溶液	10 滴 HCl	
2	pH=4 的 HCl 溶液	10 滴 HCl	
3	pH=4 的缓冲溶液	10 滴 NaOH	
4	pH=4 的 HCl 溶液	10 滴 NaOH	

② 用 pH=10 的丙种缓冲溶液和 pH=10 的 NaOH 溶液代替上面 pH=4 的 2 种溶液，重做上述实验。记录实验结果填入表 3-4 中。

表 3-4　pH=10 的缓冲溶液

试管号	溶液	加入酸或碱的量	pH 值
1	pH=10 的缓冲溶液	10 滴 HCl	
2	pH=10 的 NaOH 溶液	10 滴 HCl	
3	pH=10 的缓冲溶液	10 滴 NaOH	
4	pH=10 的 NaOH 溶液	10 滴 NaOH	

通过上面两个实验说明缓冲溶液具有什么性质？

③ 在 4 支试管中，依次加入 pH=4 的缓冲溶液、pH=4 的 HCl 溶液、pH=10 的缓冲溶液、pH=10 的 NaOH 溶液各 1mL，然后在各试管中加入 10mL 水，混合后用精密 pH 试纸测量它们的 pH 值。记录实验结果填入表 3-5 中。

表 3-5　缓冲溶液稀释

试管号	溶液	稀释后的 pH 值
1	pH=4 的缓冲溶液	
2	pH=4 的 HCl 溶液	
3	pH=10 的缓冲溶液	
4	pH=10 的 NaOH 溶液	

通过实验说明缓冲溶液还具有什么性质？

（三）缓冲容量

1. 缓冲容量与总组成标度的关系

取 2 支试管，在一支试管中加入 0.1mol/L HAc 和 0.1mol/L NaAc 各 5mL，在另一支试管中加入 1mol/L HAc 和 1mol/L NaAc 各 5mL，这时两管内溶液的 pH 值是否相同？在两管中分别滴入 2 滴甲基红指示剂，溶液呈何种颜色？（甲基红指示剂在 pH < 4.2 时呈红色，pH > 6.3 时呈黄色），然后在两管中分别逐滴加入 2mol/L NaOH 溶液（每加入一滴均需摇匀），直至溶液的颜色变成黄色。记录各管所加的滴数（表 3-6），解释所得结果。

表 3-6　缓冲容量与总组成标度的关系

试管号	溶液	总浓度	pH 值	NaOH 的滴数
1	0.1mol/L NaAc+0.1mol/L HAc 各 5mL	0.2mol/L		
2	1mol/L NaAc+1mol/L HAc 各 5mL	2mol/L		

2. 缓冲容量与缓冲比的关系

取 2 支试管，用吸量管在一管中加入 0.1mol/L NaH_2PO_4 和 0.1mol/L Na_2HPO_4 各 10mL，即 $[HPO_4^{2-}]/[H_2PO_4^-]=1$，在另一管中加入 18mL 0.1mol/L Na_2HPO_4 和 2mL 0.1mol/L NaH_2PO_4，即 $[HPO_4^{2-}]/[H_2PO_4^-]=9$，用精密 pH 试纸测量两种溶液的 pH 值，然后在每管中加入 1.8mL 0.1mol/L 的 NaOH 溶液，再用精密 pH 试纸测量它们的 pH 值，按表 3-7 记录实验结果，并解释原因。

表 3-7　缓冲容量与缓冲比的关系

试管号	溶液	$\dfrac{[共轭碱]}{[酸]}$	pH 值	加 NaOH 后 pH 值
1	10mL Na_2HPO_4 + 10mL NaH_2PO_4	1：1		
2	18mL Na_2HPO_4 + 2mL NaH_2PO_4	9：1		

五、注意事项

① 配制不同溶液时，刻度吸量管和移液管要及时清洗，并用待测液进行润洗。
② 玻璃棒蘸取不同溶液，必须清洗，防止污染溶液。
③ 缓冲溶液在用 pH 试纸测定前，务必混匀，否则测定会出现偏差。

六、数据处理

根据所测定的数据，填入相关表格，对结果进行讨论，并用缓冲理论进行相应解释。

思考题

1. 为什么缓冲溶液具有缓冲能力？试举例说明。
2. 缓冲溶液的 pH 值由哪些因素决定？
3. 现有下列数种酸及对应这些酸的共轭碱，欲配制 pH=2、pH=10、pH=12 的缓冲溶液，各选用哪种共轭碱较好？
酸：H_3PO_4、HAc、$H_2C_2O_4$、H_2CO_3、HF。
共轭碱：$H_2PO_4^-$、Ac^-、$HC_2O_4^-$、HCO_3^-、F^-。
4. $NaHCO_3$ 溶液是否具有缓冲能力？为什么？

实验 9　药用氯化钠的提纯

一、实验目的

① 描述氯化钠提纯控制条件的方法和手段。
② 描述常压过滤的方法。
③ 列举减压过滤、蒸发、结晶的操作。

二、实验原理

药用氯化钠是以粗食盐为原料提纯的。粗食盐中除了有泥沙等不溶性杂质外，还有 K^+、Ca^{2+}、Mg^{2+}、SO_4^{2-}、Br^-、I^- 等可溶性杂质。因为氯化钠的溶解度随温度变化不大，不能用重结晶的方法纯化。因此，不溶性杂质需要用化学方法处理才能除去。具体处理步骤如下：

1. 用 $BaCl_2$ 溶液除去 SO_4^{2-}

$$SO_4^{2-} + Ba^{2+} = BaSO_4\downarrow$$

2. 用 NaOH 和 Na_2CO_3 混合液除去 Ca^{2+}、Mg^{2+} 及过量 Ba^{2+}

$$Ca^{2+} + CO_3^{2-} = CaCO_3\downarrow$$

$$Ba^{2+} + CO_3^{2-} = BaCO_3\downarrow$$

$$2Mg^{2+} + 2OH^- + CO_3^{2-} \rightleftharpoons Mg_2(OH)_2CO_3\downarrow$$

3. 用 HCl 溶液除去过量的 OH⁻、CO₃²⁻

$$OH^- + H^+ \rightleftharpoons H_2O$$

$$CO_3^{2-} + 2H^+ \rightleftharpoons CO_2\uparrow + H_2O$$

最后剩下的 K^+、Br^-、I^- 等，因其含量少且溶解度又很大，在最后浓缩过程中绝大部分留在母液中而将其除去。

三、仪器与试剂

仪器：粗电子天平、烧杯、量筒、普通漏斗、布氏漏斗、蒸发皿、酒精灯、石棉网、滤纸、pH 试纸、玻璃棒等。

试剂：2mol/L HCl、2mol/L NaOH、1mol/L BaCl₂、3mol/L Na₂CO₃、0.5mol/L (NH₄)₂C₂O₄、镁试剂、粗食盐等。

四、实验步骤

（一）粗食盐的提纯

① 用托盘天平称取 20g 粗食盐，加 80mL 水在烧杯中搅拌溶解，加热至近沸，边搅拌边逐滴加入 1mol/L BaCl₂ 溶液，直至 SO_4^{2-} 完全生成白色沉淀 BaSO₄ 为止。

为了检验沉淀是否完全，可将烧杯从加热装置上取下，待沉淀沉降后，取上层清液 1mL 加于小试管中，向试管中滴加 BaCl₂ 溶液，若无混浊现象，则说明 SO_4^{2-} 已经沉淀完全，若出现浑浊，则表示溶液中仍有 SO_4^{2-}，仍需继续滴加 BaCl₂。SO_4^{2-} 沉淀完全后，缓缓加热 5min，使 BaSO₄ 沉淀颗粒长大而易于过滤。常压过滤沉淀液，将 BaSO₄ 和不溶性杂质除去。

② 将滤液加热至近沸，边搅拌边逐滴加入 3mol/L Na₂CO₃ 溶液至沉淀完全（按第①步的方法用 3mol/L Na₂CO₃ 检验），向沉淀液中再滴加 2mol/L NaOH 至 pH=11，冷却至 35℃，抽滤，向滤液中滴加 2mol/L HCl，调节 pH 为 3～4。

③ 将酸性滤液转移到蒸发皿中，用小火蒸发浓缩至糊状稠液，在蒸发过程的后期要不断搅拌。趁热抽滤，用少量蒸馏水洗涤，将所得 NaCl 固体放入另一干净蒸发皿中用小火烘干，冷却，称重。

（二）产品质量检查

取 2g 提纯后的产品，用 10mL 蒸馏水溶解，分成 3 份，分别装入 A、B、C 3 支小试管中。

1. SO_4^{2-} 检验

向试管 A 中滴加 2 滴 1mol/L BaCl₂ 溶液，应无沉淀产生。

2. Ca^{2+} 检验

向试管 B 中滴加 2 滴 0.5mol/L (NH₄)₂C₂O₄ 溶液，应无白色 CaC₂O₄ 沉淀产生。

3. Mg^{2+} 检验

向试管 C 中滴加 3 滴 2mol/L NaOH 溶液，再加入 2 滴镁试剂，应无蓝色沉淀产生。

五、注意事项

① 由于对滤液要进行浓缩，所以在减压抽滤前，一定要将滤瓶清洗干净。

② 在浓缩过程中，蒸发皿垫上石棉网，用小火加热，沸腾后不断搅拌并提离，防止飞溅。

六、数据处理

记录烘干后的产品质量，计算产率，并对实验结果进行分析。

思考题

1. 蒸发浓缩前为什么要用 HCl 酸化滤液？能否用 HNO_3 来代替 HCl？

2. 蒸发浓缩时为什么不能完全蒸干？

实验 10　硫酸铜的纯制

一、实验目的

① 阐述用化学法提纯粗硫酸铜的基本原理和方法。

② 熟悉称量、常压过滤、减压过滤、蒸发浓缩、结晶等基本操作。

③ 描述 Fe^{3+} 的鉴定方法。

二、实验原理

粗硫酸铜中含有不溶性杂质和可溶性杂质 $FeSO_4$、$Fe_2(SO_4)_3$ 等。不溶性杂质可用溶解、过滤法除去。可溶性杂质可加入适当的试剂生成沉淀而除去。通常先在粗硫酸铜溶液中加入氧化剂 H_2O_2 将 Fe^{2+} 氧化为 Fe^{3+}，然后调节溶液的 pH 值（一般控制在 pH ≈ 4），使 Fe^{3+} 水解为 $Fe(OH)_3$ 沉淀而除去。其反应如下：

$$2FeSO_4 + H_2SO_4 + H_2O_2 =\!=\!= Fe_2(SO_4)_3 + 2H_2O$$

$$Fe^{3+} + 3H_2O =\!=\!= Fe(OH)_3 + 3H^+$$

除去铁离子后的滤液，用 KSCN 检验没有 Fe^{3+} 存在，即可蒸发结晶。其他微量可溶性杂质在硫酸铜结晶时，仍留在母液中，过滤时可与硫酸铜分离。

三、仪器与试剂

仪器：粗电子天平、研钵、漏斗、漏斗架、布氏漏斗、吸滤瓶、水泵、滤纸、蒸发皿、烧杯（100mL、50mL）、量筒（100mL）、试管、酒精灯、石棉网、三脚架、玻璃棒等。

试剂：粗硫酸铜、HCl（2mol/L）、H_2SO_4（1mol/L）、$NH_3 \cdot H_2O$（6mol/L）、NaOH（2mol/L）、KSCN（1mol/L）、H_2O_2（ω=3%）、pH 试纸等。

四、实验步骤

（一）硫酸铜的提纯

① 称取 16.0 ～ 17.0g 粗硫酸铜晶体，在研钵中研细后，再称取其中 15.0g 作提纯用，另称取 1.0g 用来比较提纯前后硫酸铜中杂质铁离子的含量。

② 将 15.0g 研细的粗硫酸铜放入 100mL 小烧杯中，加入 50mL 蒸馏水，加热，搅拌，促使溶解。滴加 2mL 3% 的 H_2O_2，将溶液加热，同时滴加 1mol/L 的 NaOH 溶液（用 2mol/L NaOH 稀释获得）直到溶液的 pH ≈ 4，再加热片刻，静置，使水解生成的 $Fe(OH)_3$ 沉降。用倾析法在普通漏斗上过滤，将滤液转移到洁净的蒸发皿中。

③ 在提纯后的硫酸铜滤液中，滴加 1mol/L 的 H_2SO_4 酸化，调节 pH 为 1 ～ 2，然后在石棉网上加热、蒸发、浓缩至液面出现一层结晶时，即停止加热。

④ 冷却至室温，减压过滤，尽量抽干，并用一干净的玻璃瓶塞挤压布氏漏斗上的晶体，以除去其中少量的水分。

⑤ 停止抽滤，取出晶体，把它夹在两张滤纸中间，吸干其表面的水分。

⑥ 在天平上称量产品质量，计算产率。

（二）硫酸铜纯度检验

① 将 1.0g 粗硫酸铜晶体放在 50mL 烧杯中，用 10mL 蒸馏水溶解，加入 1mL 1mol/L 的 H_2SO_4 酸化，然后加入 2mL 3%H_2O_2，煮沸片刻，使其中 Fe^{2+} 氧化为 Fe^{3+}。

② 待溶液冷却后，在搅拌下，逐滴加入 6mol/L $NH_3 \cdot H_2O$，直至最初生成的蓝色沉淀完全溶解，溶液呈深蓝色为止，此时 Fe^{3+} 完全沉淀为 $Fe(OH)_3$，而 Cu^{2+} 则成为 $[Cu(NH_3)_4]^{2+}$ 配离子。

③ 用普通漏斗过滤，并用滴管将 6mol/L $NH_3 \cdot H_2O$ 滴到滤纸上，洗涤，直至蓝色洗去为止（滤液可弃去），此时 $Fe(OH)_3$ 黄色沉淀留在滤纸上。

④ 用滴管把 3mL 热的 2mol/L HCl 滴在滤纸上，以溶解 $Fe(OH)_3$。如果一次不能完全溶解，可将滤液加热，再滴到滤纸上。

⑤ 在滤液中滴入 2 滴 1mol/L KSCN，观察血红色的产生，Fe^{3+} 愈多，血红色愈深，因此根据血红色的深浅可以比较 Fe^{3+} 的多少，保留此血红色的溶液与下面的实验进行比较。

⑥ 称量 1.0g 提纯过的硫酸铜晶体，重复上面的实验，比较两种溶液血红色的深浅，评定产品的纯度。

五、注意事项

① 在加热浓缩时，不能搅拌，否则液面不能出现结晶膜。
② 用普通漏斗过滤时，注意滤纸的折叠方法，滤液不能超过滤纸边缘。

六、数据处理

记录提纯后的产品质量，计算产率，并根据纯度检验的结果对实验进行分析。

思考题

1. 粗硫酸铜中的杂质 Fe^{2+} 为什么要氧化为 Fe^{3+} 除去？

2. 除 Fe^{3+} 时，为什么要调节 pH 值为 4 左右？ pH 值太大或太小有什么影响？

3. 怎样检验提纯后硫酸铜的纯度？

实验 11　硫酸铜的制备和结晶水的测定

一、实验目的

① 进一步熟悉无机物的制备方法及蒸发、结晶、过滤、干燥等基本操作。

② 掌握测定硫酸铜晶体中结晶水含量的方法。

二、实验原理

用 H_2SO_4 与 CuO 反应可以制备硫酸铜晶体

$$CuO + H_2SO_4 \Longequal CuSO_4 + H_2O$$

由于 $CuSO_4$ 的溶解度随温度的改变有较大的变化，故浓缩、冷却溶液后，就可得到硫酸铜晶体。

所得的硫酸铜含有结晶水，加热可使其脱水变成无水硫酸铜。根据加热前后的质量变化，可求得硫酸铜晶体中结晶水的含量。

三、仪器与试剂

仪器：量筒（10mL）、蒸发皿、表面皿、玻璃棒、漏斗、台秤、烧杯、石棉网、铁架台、坩埚钳、滤纸、酒精灯、干燥器等。

试剂：3mol/L H_2SO_4、CuO（固体）等。

四、实验步骤

（一）制备硫酸铜晶体

用量筒量取 10mL 3mol/L H_2SO_4 溶液，倒进洁净的蒸发皿里，放在石棉网上用小火加热。一边搅拌，一边用药匙缓缓撒入 CuO 粉末，直到不再反应为止（如何判断？）。如出现结晶，可随时加入少量蒸馏水。

趁热过滤 $CuSO_4$ 溶液，再用少量蒸馏水冲洗蒸发皿，将洗涤液过滤，并收集滤液。将滤液转入洁净的蒸发皿中，置于石棉网上加热，至液面出现结晶膜时，停止加热。待冷却后，析出硫酸铜晶体。

用药匙把晶体取出放在表面皿上，用滤纸吸干晶体表面的水分待用。

（二）硫酸铜结晶水含量的测定

在托盘天平上称量一干燥洁净的蒸发皿的质量，然后向蒸发皿中加入约 2g 自制晾干的硫酸铜晶体，记录数据。多余的硫酸铜晶体统一回收。

将盛有硫酸铜晶体的蒸发皿置于石棉网上小心加热（防止晶体溅出），直到硫酸铜晶体的蓝色变为白色，且不逸出水蒸气为止。待蒸发皿在干燥器中冷却至室温后，取出迅速称量，记录数据（表3-8）。

表 3-8　实验数据记录

蒸发皿的质量 m_1/g	蒸发皿＋硫酸铜的质量		结晶水		无水硫酸铜		$n\text{CuSO}_4$:$n\text{H}_2\text{O}$
	加热前 m_2/g	加热后 m_3/g	质量 (m_2-m_3)/g	物质的量 $n\text{H}_2\text{O}$/mol	质量 (m_3-m_1)/g	物质的量 $n\text{CuSO}_4$/mol	

（三）记录原始数据

设 1mol 硫酸铜晶体中含有 $x$mol 结晶水，则

$$\frac{m(\text{CuSO}_4)}{M(\text{CuSO}_4)} : \frac{m(\text{H}_2\text{O})}{M(\text{H}_2\text{O})} = n(\text{CuSO}_4) : n(\text{H}_2\text{O}) = 1 : x$$

式中，$m(\text{CuSO}_4)$ 和 $m(\text{H}_2\text{O})$ 分别为无水硫酸铜和结晶水的质量；$M(\text{CuSO}_4)$ 和 $M(\text{H}_2\text{O})$ 分别为硫酸铜和水的摩尔质量。

五、注意事项

① 制备 CuSO_4 晶体，开始加 CuO 粉末时，等到充分反应而全溶，生成深蓝色溶液，一直加到不反应为止，看到蒸发皿底部有一层细细的黑色 CuO。

② 滤液浓缩时，一定要小火加热，防止飞溅，不能用玻璃棒搅拌，否则无法形成结晶膜。

六、数据处理

按照表格要求进行数据处理，计算硫酸铜结晶水的含量。

思考题

1. 如何计算硫酸铜晶体的理论产量？
2. H_2SO_4 与 CuO 反应结束后，为什么要趁热过滤？
3. 下列情况对测定硫酸铜结晶水含量的准确性有何影响？
（1）硫酸铜晶体未晾干。
（2）不小心将蒸发皿中的硫酸铜晶体撒出。
（3）蓝色硫酸铜晶体未全部变成白色，就停止加热，并冷却称量。

实验 12　碱式碳酸铜的制备

一、实验背景

碱式碳酸铜是铜在潮湿空气中氧化腐蚀的产物（如铜器表面的绿色锈迹），天然存在使其成为人类最早认识的铜化合物之一。古代文明中，人们观察到其稳定性和特殊性质，逐步探索其用途。中国古代称其为"石绿"，用于绘画、陶瓷着色（如唐三彩）；欧洲文艺复兴时期将其作为绿色颜料（如壁画、油画）。古代中医记载其可入药（需谨慎炮制），用于治疗外伤、溃疡等，体现早期对其化学特性的经验性利用。

化学性质决定其应用价值，主要体现在以下几个方面：①稳定性与反应活性的平衡。碱式碳酸铜在常温下稳定，但受热易分解为氧化铜、二氧化碳和水，这一特性使其成为制备其他铜化合物（如氧化铜、硫酸铜）的高效中间体。例如，工业上通过热分解制备纳米氧化铜，用作催化剂或电池材料。②杀菌与毒性的合理利用。铜离子（Cu^{2+}）具有生物毒性，可破坏微生物细胞膜，因此碱式碳酸铜被用作农业杀虫剂和灭菌剂（如与石灰混合制成波尔多液），利用其缓释铜离子的特性抑制真菌病害。③颜色与光学特性。其鲜艳的绿色源于铜离子对可见光的吸收，使其成为颜料、烟火（产生绿色火焰）的理想原料，满足装饰和视觉效果需求。

碱式碳酸铜的应用背景贯穿"历史经验—化学特性—工业需求—技术创新"的脉络：从古代对天然产物的直观利用，到现代基于结构 - 性能关系的定向开发，其价值随人类对化学规律认知的深化而不断拓展。当前，环保、新能源等领域的需求进一步推动其向高效、绿色、功能化方向发展，体现了传统化合物在现代科技中的持续生命力。

二、实验目的与要求

① 查阅文献资料，了解碱式碳酸铜的结构特点、主要作用机理、发展与研究现状。
② 描述综合设计实验的实验方法。
③ 列出各种仪器的操作。
④ 设计制备碱式碳酸铜的实验步骤。
⑤ 通过碱式碳酸铜制备条件的控求和生成物颜色、状态的分析，研究反应物的合理配料比并确定制备反应合适的温度条件。

三、仪器与试剂

仪器：研钵、试管、烧杯、酒精灯、洗瓶、药匙、抽滤漏斗、容量瓶（250mL）、恒温水浴锅等。

试剂：Na_2CO_3 晶体、$CuSO_4 \cdot 5H_2O$ 晶体、$BaCl_2$ 溶液、蒸馏水等。

四、实验步骤

（一）反应物溶液的配制

配制 0.5mol/L $CuSO_4$ 溶液和 0.5mol/L Na_2CO_3 溶液各 250mL。

称取 31.25g 固体药品 $CuSO_4 \cdot 5H_2O$ 和 13.25g Na_2CO_3，分别倒入两个 250mL 烧杯中，

用 100mL 蒸馏水溶解，再转入 250mL 容量瓶中，配成 250mL 溶液，静置，备用。

（二）制备反应条件的探求

$CuSO_4$ 和 Na_2CO_3 溶液的最佳配料比：取四支各盛 2.0mL 0.5mol/L $CuSO_4$ 溶液的试管和四支分别盛 1.6mL、2.0mL、2.4mL、2.8mL 0.5mol/L Na_2CO_3 的试管，置于 75℃ 的水浴锅中加热，将 $CuSO_4$ 倒入每一支盛有 Na_2CO_3 溶液的试管中，振荡，观察生成沉淀的速度、沉淀的数量和颜色。将实验结果填入表 3-9 内。

（三）反应温度的探求

取三支各盛 2.0mL $CuSO_4$ 溶液的试管，另取三支试管加入合适比例量的 0.5mol/L Na_2CO_3 溶液，从两列溶液中各取一支试管，将它们分别置于室温及 50℃、100℃ 的恒温水浴锅中，数分钟后将 $CuSO_4$ 溶液倒入 Na_2CO_3 溶液中，振荡并观察现象。（注意与 75℃ 的产物比较）。将实验结果填入表 3-10 内。

（四）碱式碳酸铜的制备

按照表 3-9 和表 3-10 的结果，确定 $CuSO_4$ 溶液和 Na_2CO_3 溶液的最佳配料比，以及最合适温度。在此条件下制取碱式碳酸铜，用蒸馏水洗涤数次至不含 SO_4^{2-}（用 $BaCl_2$ 溶液检验），抽滤，吸干，在烘箱中烘干，待冷却至室温后，称量，计算产率。

表 3-9　$CuSO_4$ 和 Na_2CO_3 溶液的最佳配料比

编号	1	2	3	4
0.5mol/L $CuSO_4$/mL				
0.5mol/L Na_2CO_3/mL				
沉淀生成速度				
沉淀的数量				
沉淀的颜色				
最佳比例				

结论：两种反应物的最佳配料比：_____。

表 3-10　制备反应合适温度的探求

编号	室温	50℃	75℃	100℃
0.5mol/L $CuSO_4$/mL				
0.5mol/L Na_2CO_3/mL				
沉淀生成速度				
沉淀的数量				
沉淀的颜色				
最佳比例				

结论：制备的反应合适温度是：_____。

思考题

1. 在制备碱式碳酸铜的实验中，为什么选择使用 $CuSO_4$ 与 Na_2CO_3 反应而不是其他铜盐？
2. 碱式碳酸铜的颜色变化与其化学性质有何关联？请解释其原因。
3. 在过滤和洗涤碱式碳酸铜时，如何避免产生副反应导致产品纯度降低？
4. 若实验后所得的碱式碳酸铜产量低于理论值，可能存在哪些导致产量降低的因素？如何优化实验步骤以提高产量？

实验 13　无机化学性质设计实验

一、实验目的

① 描述综合设计实验的实验方法。
② 列出各种仪器的操作。
③ 设计鉴别元素性质的实验步骤。

二、实验原理

元素化学是无机化学的中心内容之一，主要讨论元素及其化合物的存在、性质、制备和应用，是从事化学、药学及其相关学科研究的重要专业基础知识。由于一些族的元素具有相似的价层电子组态，在元素周期表中，将其分为 s 区、p 区、d 区、ds 区、f 区元素。许多 s 区元素是生命体的重要组成元素，氢是生物体的构成元素，钠、钾、钙、镁都是生命必需元素。钠离子是细胞外液的主要阳离子，通过渗透压调节细胞内外水分的分布，维持体液平衡。镁离子参与神经传导、肌肉收缩和代谢调节，维持心脑血管和神经系统健康。体液中的电解质（如 HCO_3^-、HPO_4^{2-} 等）及其相应的共轭酸类可组成缓冲对，是维持体液酸碱平衡的重要物质。在自然界中，第四周期过渡元素的储量较多，其单质和化合物的应用十分广泛，在生物体内，它们也有举足轻重的作用。$V \sim Zn$ 和 Mo 都是生命必需的微量元素，在生命活动过程中具有极其重要的生理功能。例如，铁离子是血红蛋白和肌红蛋白的核心成分，通过调节免疫细胞的分化和功能，增强机体抵抗力。钨、铂、银、汞等是化工、机械、电子等工业的重要原材料，钕、钇、钐等稀土元素是航空航天等现代高科技工业和军事工业所必需的关键元素。

三、仪器与试剂

仪器：试管、离心试管、离心机、量筒、烧杯、酒精灯、pH 试纸、淀粉 KI 试纸、$Pb(Ac)_2$ 试纸等。

液体试剂：1mol/L KSCN、0.1mol/L Na_3PO_4、0.1mol/L $AgNO_3$、0.1mol/L $Na_2S_2O_3$、0.1mol/L Na_2S、0.1mol/L $BaCl_2$、0.1mol/L $FeCl_3$、0.1mol/L $K_4[Fe(CN)_6]$、0.1mol/L KBr、0.1mol/L

KCl、0.1mol/L CaCl$_2$、0.1mol/L KI、0.1mol/L CuSO$_4$、2mol/L NH$_3$·H$_2$O、2mol/L H$_2$SO$_4$、5%甲醛、CCl$_4$、铝试剂、2mol/L NaOH、0.1mol/L K$_2$Cr$_2$O$_7$、3%H$_2$O$_2$、0.1mol/L AlCl$_3$、0.1mol/L Cr$_2$(SO$_4$)$_3$、6mol/L HNO$_3$、0.01mol/L KMnO$_4$、0.1mol/L Na$_2$SO$_3$、0.1mol/L ZnSO$_4$、0.1mol/L Fe$_2$(SO$_4$)$_3$、0.1mol/L NaNO$_2$、0.1mol/L Na$_3$PO$_4$、0.1mol/L NaH$_2$PO$_4$、0.1mol/L Na$_2$HPO$_4$、50g/L 葡萄糖、10g/L 淀粉溶液、0.1mol/L MnSO$_4$、0.1mol/L Hg(NO$_3$)$_2$、0.1mol/L SnCl$_2$、0.1mol/L Pb(NO$_3$)$_2$ 等。

固体试剂：(NH$_4$)$_2$CO$_3$、Na$_2$CO$_3$、NaOH、CaCO$_3$、MgO、CaCl$_2$、BaCl$_2$ 等。

四、实验步骤

（一）元素性质的验证

1. 过氧化氢的氧化性和还原性

过氧化氢在酸性介质中是强氧化剂，而在碱性介质中是中等强度的氧化剂。选择合适的试剂进行相关验证，观察现象，写出反应式。

2. 磷酸盐的酸碱性和溶解性

磷酸是三元酸，故可形成正盐和两种酸式盐。选择合适的试剂验证其酸碱性和溶解性，观察现象，写出反应式。

3. 高锰酸钾还原产物和介质（酸性、中性、碱性）的关系

高锰酸钾具有强氧化性，在酸性、中性、碱性介质中，还原产物不同。选择合适的试剂进行相关验证，观察现象，写出反应式。

4. 氢氧化锌的两性和溶解

Zn(OH)$_2$ 显两性，既可溶于酸，也可溶于碱。选择合适的试剂验证其两性和溶解性，观察现象，写出反应式。

5. 沉淀平衡对配位平衡的影响

配位平衡与其他化学平衡一样，受外界条件的影响。当加入沉淀剂时，中心原子或配体的浓度会发生变化，因而平衡会发生移动。当配合物的 $K_稳$ 越大，沉淀物的 K_{sp} 也越大时，沉淀物将转化为配离子而溶解；当 $K_稳$ 越小，K_{sp} 也越小时，则配离子转化为沉淀物。

以 AgX 沉淀的生成和溶解（生成配离子）为例，选择合适的试剂验证沉淀平衡对配位平衡的影响，观察现象，写出反应式。

（二）已知阳离子的分离与鉴定（任意选择两组进行实验）

① K$^+$、Mg^{2+}、Ba^{2+} 的混合液。

② Al^{3+}、Ca^{2+}、Na$^+$ 的混合液。

③ Cr^{3+}、Cu^{2+}、Fe^{3+} 的混合液。

④ Al^{3+}、Sn^{2+}、Pb^{2+} 的混合液。

⑤ Zn^{2+}、Hg^{2+}、Mn^{2+} 的混合液。

（三）已知阴离子的分离与鉴定（任意选择一组进行实验）

① Cl$^-$、SO$_4^{2-}$、I$^-$、CO$_3^{2-}$ 的混合液。

② CO$_3^{2-}$、PO$_4^{3-}$、SO$_3^{2-}$、S$_2$O$_3^{2-}$ 的混合液。

③ NO_3^-、Cl^-、Br^-、I^- 的混合溶液。

④ S^{2-}、SO_3^{2-}、$S_2O_3^{2-}$ 的混合液。

（四）未知固体物质鉴别

现有 6 瓶没有标签的固体试剂，分别为碳酸钠、氢氧化钠、碳酸钙、氧化镁、氯化钙、氯化钡，试用简单的方法进行识别。

五、注意事项

① 学生通过查找相关文献、书籍自行设计实验方案进行实验。

② 在所给出的试剂中选择合适的试剂进行实验，注意反应不能产生有毒、有害的物质。

③ 在使用液体试剂时，注意瓶塞或胶头滴管不能混用，防止试剂相互污染。

六、数据处理

在书写实验报告时，每个实验方案都需要写明具体实验现象，说明原因，写出相关的反应方程式。

思考题

1. 为什么不能用磨口玻璃瓶盛装碱液？

2. 实验室里常用重铬酸钾和浓硫酸配制洗液洗涤仪器，原理是什么？使用一段时间后，为什么洗液会逐渐变为绿色，原因是什么？

第四章

有机化学实验

Ⅰ 有机化学化合物性质及实验技术

实验1 烃和卤代烃的性质

一、实验目的

① 进一步验证烃和卤代烃的性质。
② 掌握烷、烯、炔、芳香烃和卤代烃的鉴别方法。
③ 提高观察分析能力及规范操作能力。

二、实验原理

不同类型的烃具有不同的结构特点，导致其化学反应活性存在显著差异。本实验通过氧化、加成、取代、水解等反应验证烃类和卤代烃的特性。

① 烷烃化学性质不活泼，一般不与 $KMnO_4$ 或溴水发生反应。
② 烯烃和炔烃能使 $KMnO_4$ 和溴水褪色，这是不饱和烃的典型加成反应表现，炔烃末端三键还能与 Ag^+ 形成沉淀。
③ 芳香烃能与混酸硝化生成硝基化合物，甲苯还能被氧化为苯甲酸。

三、仪器与试剂

仪器：试管（大、小）、试管夹、铁架台、带导管的塞子、酒精灯、烧杯（100mL、250mL）、温度计、药匙、量筒、石棉网、棉花、火柴等。

试剂：0.03mol/L $KMnO_4$ 溶液、3mol/L H_2SO_4 溶液、液体石蜡、饱和溴水、松节油、0.05mol/L 硝酸银溶液、0.5mol/L 氨水溶液、碳化钙（CaC_2）、饱和食盐水、浓硝酸、浓硫酸、苯、甲苯、0.1mol/L 硝酸银醇溶液、1-氯丁烷、1-溴丁烷、1-碘丁烷、氯化苄、氯苯、5% NaOH 溶液、稀硝酸等。

四、实验步骤

（一）烷烃的性质

① 取试管 1 支，加入 0.03mol/L KMnO$_4$ 溶液 1mL 和 3mol/L H$_2$SO$_4$ 溶液 2 滴，摇匀，再加入液体石蜡（为高级烷烃混合物，沸点在 300℃以上）1mL，振荡后观察有无颜色变化。记录并解释发生的现象。

② 取试管 1 支，加入饱和溴水 1mL，再加入液体石蜡 1mL，振荡后观察有无颜色变化。记录并解释发生的现象。

（二）烯烃的性质

① 取试管 1 支，加入 0.03mol/L KMnO$_4$ 溶液 1mL 和 3mol/L H$_2$SO$_4$ 溶液 2 滴，摇匀，再加入松节油（含双键的环烯烃）1mL，振荡后观察有无颜色变化。记录并解释发生的现象。

② 取试管 1 支，加入饱和溴水 1mL，再加入松节油 1mL，振荡后观察有无颜色变化。记录并解释发生的现象。

③ 取试管 1 支，加入硝酸银氨 1mL（硝酸银氨溶液的配制方法为取 0.5mL 硝酸银溶液于一试管中，边振荡边加入稀氨水，直到沉淀恰好溶解为澄清的溶液），再加入松节油 1mL，振荡后观察有何现象。记录并解释发生的现象。

（三）乙炔的性质

① 取 3 支试管，分别加入 0.03mol/L KMnO$_4$ 溶液 1mL、3mol/L H$_2$SO$_4$ 溶液 5 滴、2mL 饱和溴水、2mL 硝酸银氨溶液。

② 在 2 支大试管中加入 3～4mL 饱和食盐水，再加入几小块碳化钙，立即有气体产生。将一团疏松的棉花塞进试管上部，并塞上带导管的塞子。记录现象并写出化学反应方程式。

③ 将乙炔气体的导管分别插入①中准备好的 3 支试管中，观察有无颜色变化及发生什么现象。记录、解释发生的现象，并写出有关的化学反应式。

（四）芳香烃的性质

1. 硝化反应

取干燥大试管 2 支，各加入浓硝酸和浓硫酸 2mL，摇匀。待混合酸冷却后，向一支试管中加入苯 1mL，另一支加入甲苯 1mL，边加边不断振荡，混匀后将 2 支试管放置在 60℃水浴锅中加热。约 10min 后，将 2 支试管里的液体物质分别倒入盛有 20mL 水的小烧杯中。观察生成物的颜色、状态，并闻其气味，写出化学反应方程式。

实验完毕后，将烧杯中的物质倒入指定容器中。

2. 氧化反应

取试管 2 支，各加入 5 滴 0.03mol/L KMnO$_4$ 溶液和 2 滴 3mol/L 的 H$_2$SO$_4$ 溶液，然后分别加入 1mL 苯和甲苯，剧烈振荡几分钟，观察 2 支试管中有无颜色变化。记录并解释发生的现象。

（五）卤代烃的性质

① 取干燥试管 3 支，各加入 0.1mol/L 硝酸银醇溶液 1mL，然后分别加入 3 滴 1-氯丁烷、

氯化苄和氯苯，边加边振荡试管，注意观察每支试管中是否有沉淀出现，记下出现沉淀的时间。大约过 5min 后，再把没有出现沉淀的试管放在水浴锅里，加热到微沸，再注意观察这些试管有无沉淀出现，并记下出现沉淀的时间。解释发生的现象。

②取干燥试管 3 支，各加入 0.1mol/L 硝酸银醇溶液 1mL，然后分别加入 3 滴 1- 氯丁烷、1- 溴丁烷和 1- 碘丁烷，振荡试管，注意观察 3 支试管中沉淀生成的速度和颜色，记录并解释发生的现象。

③与稀碱的作用。取试管 3 支，各放入 10 ～ 15 滴 1- 氯丁烷、氯化苄和氯苯，然后在各管中加入 1 ～ 2mL 5% NaOH 溶液，充分振荡后静置，小心取水层数滴加入相同体积稀硝酸进行酸化，然后加入 1% 硝酸银溶液，检查有无沉淀，若无反应可在水浴锅中小心加热，再检查，比较三种氯代烃的活性次序并写出反应方程式。

④如上，取 3 支试管各放入 10 ～ 15 滴 1- 氯丁烷、1- 溴丁烷和 1- 碘丁烷，振荡后静置，小心取水层数滴加入相同体积稀硝酸酸化，然后加入 1% 硝酸银溶液检查。记录活性次序并写出反应方程式。

五、注意事项

①混酸具有强腐蚀性，配制时需冷却并注意安全操作。
②高锰酸钾有氧化性，操作时避免接触皮肤和衣物。
③使用酒精灯或水浴锅时应注意防烫伤及防火。

六、数据处理

观察记录各组实验中的颜色变化、沉淀现象或气味特征等现象，填写实验记录表。
对各组烃的反应性质进行对比分析，完成表 4-1。

表 4-1　烃和卤代烃的化学性质实验记录

化合物	与 $KMnO_4$ 反应	与溴水反应	与 Ag^+ 反应	特殊反应（如硝化）	结论
液体石蜡					
松节油					
乙炔					
苯					
甲苯					
1- 氯丁烷					
氯化苄					
氯苯					

✎ 思考题

1. 制取乙炔时为什么用饱和食盐水来代替水与碳化钙反应？
2. 金属炔化物有什么特性？实验后如何处理？

3. 在卤代烃的性质实验中，为什么要用硝酸银的醇溶液而不用硝酸银的水溶液？

4. 卤原子在不同反应中的活性如何？解释其原因。

实验 2　醇、酚、醚的性质

一、实验目的

① 掌握醇、酚、醚的主要化学性质。

② 比较醇和酚之间化学性质上的差异。

③ 认识取代基对羟基的影响。

④ 观察各类物质的反应差异，从而掌握其特征反应与鉴别方法。

二、实验原理

醇、酚和醚都有含氧官能团，但其结构和性质差异明显。

醇类（R—OH）能与活泼金属反应生成醇金属并放出氢气，与酸反应生成酯，可被强氧化剂氧化，不同类型（伯、仲、叔）醇在酸催化下脱水能力不同。卢卡斯试剂（$ZnCl_2$/HCl）可用于区分三类醇的反应活性。

酚类（Ar—OH）羟基与芳环共轭，酸性强于醇，可溶于强碱但不与弱碱反应。酚类能发生显色反应（三氯化铁），能与卤素、亚硝酸、浓硫酸等发生取代和氧化反应。

醚类（R—O—R′）结构稳定，化学性质不活泼，但能与浓硫酸生成醚盐。

三、仪器与试剂

仪器：常规试管、酒精灯等。

试剂：正丁醇、仲丁醇、叔丁醇、乙醇、甘油、异丙醇、苯酚、α-萘酚、β-萘酚、对-苯二酚、乙醚、冰醋酸、酚酞指示剂、金属钠、10%硫酸铜溶液、5%氢氧化钠溶液、10%碳酸钠溶液、浓硫酸、卢卡斯试剂（盐酸-氯化锌试剂）、0.5%高锰酸钾溶液、10%碳酸氢钠溶液、饱和溴水溶液、1%三氯化铁溶液、0.1%亚硝酸溶液、稀硫酸（1:5）、浓盐酸、10%重铬酸钾溶液、1%碘化钾溶液、硫酸氢钾溶液（或硫酸氢钠）等。

四、实验步骤

（一）醇的性质

1. 与金属钠反应

将 1mL 正丁醇加入干燥试管中，加入一粒金属钠，观察是否有气泡产生。反应后将液体倒在表面皿中水浴蒸发，析出固体后投入水中，观察是否有气泡产生。滴加酚酞，判断产物的酸碱性。

2. 多元醇与氢氧化铜的作用

将 1mL 10%硫酸铜溶液加入试管中，再加 5%氢氧化钠溶液至氢氧化铜全部析出后，除去上层液体，沉淀加水 2～3mL，振荡后分成两等份，分别加入甘油和乙醇（稍加振荡），观察并比较结果。

3. 酯化作用

在干燥试管中放入 10 滴乙醇、5 滴冰醋酸及 1 滴浓硫酸，混合均匀，微热，嗅有无香味。如醋酸过量，加 10% 碳酸钠溶液，待过剩的醋酸被中和后，再嗅其香味。

4. 卢卡斯（Lucas）实验

分别取 0.2mL 正丁醇、仲丁醇、叔丁醇置于三支干燥试管中，加入 0.4mL 卢卡斯试剂，塞好试管，室温下振荡。静置并观察反应物是否变混浊，有无分层现象，比较它们反应速度的快慢。

5. 醇的氧化反应

分别取 0.2mL 乙醇、异丙醇、叔丁醇于三支试管中，慢慢滴加约 1mL 0.5% $KMnO_4$ 溶液，随时振荡，观察颜色有无变化。必要时可稍微加热再观察。

6. 甘油的脱水

取几滴甘油放在干燥的试管里，加入约 1g 硫酸氢钾（或硫酸氢钠溶液）。混合后小心加热，嗅有无气味产生。

（二）酚类的化学性质

1. 苯酚的酸性

取 0.5g 苯酚放入试管中，加水 5mL，振荡后用玻璃棒蘸取 1 滴，用 pH 试纸检验。

将上述苯酚水溶液分为两支试管，一支试管留作实验对照，在另一支试管中逐滴加入 10% NaOH 溶液，并随加振荡至澄清为止（解释变清的原因）。在此澄清溶液中再通入 CO_2 至溶液呈酸性，又有何现象发生？解释原因，并写出有关反应方程式。

2. 酚与溴水的作用

在 1mL 苯酚的饱和水溶液中滴加饱和溴水，直到析出的白色沉淀变为淡黄色为止。制得的混合液煮沸 1～2min，使过量的溴除去后，放冷，此时又有沉淀析出，在冷的混合液中滴加 1% 碘化钾溶液数滴及苯 1mL，用力振荡，沉淀溶于苯中，析出的碘使苯呈紫色。

3. 酚类与三氯化铁的作用

取苯酚、α-萘酚和对-苯二酚各 1～2 小粒，分别放在试管里，加 3mL 水，再滴加 3～5 滴 1% 三氯化铁溶液，观察其变化。

4. 苯酚的氧化

取 0.1g 苯酚，放在试管里，加 2mL 水，再加 5% 碳酸钠溶液 2mL。在振荡下一滴一滴地加入 0.5% 高锰酸钾溶液，苯酚很快使高锰酸钾溶液褪色，并析出二氧化锰沉淀。

5. 酚类的磺化作用

取 0.2g β-萘酚放在试管里，加 3mL 硫酸，在冷时加以振荡，β-萘酚的结晶溶解。取出几滴放在另一试管中，加 1mL 水，溶液变混浊，又析出萘酚。同时把余下的反应物浸在沸水中，加热 3～5min。放冷，小心倾倒到另一盛有 10～12mL 冷水的试管中，生成均匀的溶液，并无原来的酚出现。

6. 酚类与亚硝酸的作用

在 0.5mL 浓硫酸中加 2 滴饱和的苯酚溶液（或少许苯酚晶体），再加 0.1% 亚硝酸溶液 1

滴，振摇，反应液呈深绿色。（亚硝酸过量时呈紫蓝色）。

将绿色的反应液倒入 5mL 水中，水溶液呈红色，取出少量，用 5% 氢氧化钠溶液碱化，溶液变绿（或蓝色），再加稀硫酸（1：5），溶液为酸性后又呈红色。

（三）乙醚的化学性质

乙醚与酸的作用（醚盐的形成）：取 2mL 浓硫酸于试管中，冷却至 0℃后，小心加入冰冷的乙醚 1mL，观察现象并嗅其气味。然后把此试管内的液体倒入盛有 5mL 冰水的另一试管内，同时随加振荡和冷却，观察现象。

五、注意事项

① 金属钠遇水剧烈反应，操作时应严格控制剂量。
② 卢卡斯试剂具腐蚀性，应避免接触皮肤。
③ 操作浓硫酸、溴水、三氯化铁等强氧化性或刺激性试剂时，应在通风橱中进行。
④ 酚类有毒，避免接触皮肤，实验结束后及时洗手。
⑤ 实验中使用乙醚，注意其易挥发及易燃性，严禁靠近明火。

六、数据处理与分析

观察并记录各组实验中的现象特征等，填写实验记录表 4-2。

表 4-2 醇、酚、醚化学性质实验记录

实验项目	观察现象	分析结论
醇与金属钠反应		
多元醇与 $Cu(OH)_2$ 反应		
酯化反应		
卢卡斯实验		
醇的氧化反应		
酚与溴水反应		
酚与 $FeCl_3$ 反应		
酚与 NaOH 溶解，与 $NaHCO_3$ 不溶		

思考题

1. 通过实验，总结一下醇、酚、醚的性质有何异同？
2. 如何鉴别醇、酚、醚？
3. 为什么卢卡斯试剂可以鉴别伯醇、仲醇、叔醇？应用此方法时有什么限制？
4. 为什么苯酚能溶于 NaOH 溶液而不能溶于 $NaHCO_3$ 溶液？
5. 你认为进行 Lucas 实验成功的关键在哪里？对于六个碳以上的伯醇、仲醇、叔醇能否用 Lucas 实验进行鉴别。

实验 3　醛、酮的性质

一、实验目的

① 掌握鉴别醛、酮的方法。

② 掌握不同的烃基对羰基性质的影响。

③ 从反应类型、条件、产物等方面掌握醛、酮类的代表性反应特征。

二、实验原理

醛和酮都含有羰基（—C=O），但其化学性质和反应活性存在显著差异。

① 醛的羰基通常比酮更活泼，更易被氧化，还具有还原性，能与托伦（Tollen）试剂、斐林（Fehling）试剂、希夫（Schiff）试剂发生特征反应。酮相对稳定，一般不发生上述反应。

② 含有 α-H 的醛、酮还能发生羰基邻位的卤代反应（如碘仿反应）或缩合反应（如醇醛缩合）。

③ 羰基化合物能与 2,4-二硝基苯肼和亚硫酸氢钠反应生成沉淀，用于羰基的检测。

三、仪器与试剂

仪器：常规试管、酒精灯、布氏漏斗等。

药品：甲醛（40% 水溶液）、乙醛、2-丁醇、丙酮、苯甲醛、3-戊酮、无水乙醇、2,4-二硝基苯肼、95% 乙醇、品红、40% 亚硫酸氢钠溶液、碳酸钠、碳酸氢钠、0.5mol/L 碘溶液、10% 氢氧化钠溶液、5% 硝酸银溶液、2% 氨水、硫酸铜溶液、酒石酸钾钠、氢氧化钠、二氧化硫、Benedict 试剂等。

四、实验步骤

（一）醛、酮的亲核加成反应

1. 醛、酮与亚硫酸氢钠的加成

取四支试管，分别加入 0.2mL 乙醛溶液、0.2mL 丙酮、0.2mL 的 3-戊酮和 0.1mL 苯甲醛，分别加入 2mL 饱和的亚硫酸氢钠溶液，把混合液放在冰水中冷却，用力振荡观察是否有结晶析出，比较其析出的速度，并解释原因。写出化学反应方程式。

2. 醛、酮与 2,4-二硝基苯肼的加成

取 4 支试管，分别放入 1mL 2,4-二硝基苯肼，再分别加入乙醛、苯甲醛、甲醛和丙酮 1～2 滴，摇匀，静置 5～10min，观察有无结晶析出，并注意结晶的颜色，注意有何变化（如无沉淀生成，可用少许棉花塞好试管口，微微加热），写出化学反应方程式。

（二）醛、酮 α-H 的活泼性

1. 碘仿反应

取两支加有 1mL 水的试管，分别加入乙醇、2-丁醇 3～5 滴，加入 0.5mL 0.5mol/L 的

碘溶液，微微振荡，使均匀混合，再滴入 10% 氢氧化钠溶液直到碘的棕色近乎消失而混合溶液只保留淡黄色为止。然后，放在 60℃ 水浴中温热 2min，即有黄色沉淀生成。此沉淀也是碘仿，也具有特殊气味。醇也能生成碘仿。

2. 乙醛在碱液中的缩合作用（醇醛缩合作用）

取 0.5mL 15% 碱溶液加入到 0.5mL 乙醛溶液中，慢慢加热至沸腾（小心！勿使蒸干）。液体渐渐发生刺臭，变黄、变棕，并析出黏稠的沉淀缩醛。

（三）醛类的特征反应

1. 与托伦（Tollen）试剂的反应

往 8mL 5% 硝酸银溶液中一滴一滴地加入 2% 氨水，直至初生成的黑色沉淀溶解，形成澄清的溶液。

将上述银氨溶液分成四份注入四个试管中，试管事先要仔细洗净，分别加入 0.2mL 甲醛溶液、乙醛溶液、丙酮和苯甲醛，再分别滴加几滴碱液，振荡后放在 50 ～ 60℃ 水浴上加热数分钟，注意银镜的生成，何者没反应，为什么？

2. 与斐林（Fehling）试剂反应

斐林试剂由溶液甲和溶液乙在临用时配成。称取 34.6g 硫酸铜晶体溶解于 500mL 水中，加入 0.5mL 浓硫酸混匀即得斐林甲液。称取 173g 酒石酸钾钠晶体溶解于 150 ～ 200mL 热水中，另取 50g 氢氧化钠与之共溶，再用蒸馏水稀释至 500mL，此液即为斐林乙液。因甲、乙两溶液混合后不稳定，故需分别贮藏，实验时甲和乙等量混合即可。

取四支试管，分别盛溶液甲、乙各 1mL，振荡均匀，得一深蓝色的澄清溶液。再分别加入 0.2mL 丙酮、甲醛溶液、乙醛溶液和苯甲醛，振荡使其均匀。在水浴上加热数分钟，观察各试管中有何现象。

用 Benedict 试剂代替 Fehling 试剂重复上述实验，观察现象。

3. 与希夫（Schiff）试剂反应

取四支试管，分别注入 0.2mL 丙酮、甲醛溶液、乙醛溶液和苯甲醛，再分别滴加几滴无色的品红试剂（希夫试剂），观察有何颜色变化，何者不起反应。向发生反应的试管中加入几滴稀硫酸（1∶5），观察颜色又有何变化。

4. 醛的自动氧化-还原——康尼查罗（Cannizzaro）反应

取 1mL 苯甲醛放在试管里，在振荡下加入 5mL 新配制的 10% 氢氧化钾乙醇溶液，混合液放热，并且由于生成大量的苯甲酸很快出现凝固，结晶用布氏漏斗吸滤，吸干后，移入另一试管中，加 5mL 水使其溶解，用稀盐酸（1∶5）酸化。析出苯甲酸沉淀，沉淀用布氏漏斗吸滤。把滤去苯甲酸结晶后的滤液移入试管中，用沸水浴加热除去大部分乙醇，残液有苯甲醇的气味。

五、注意事项

① 所有试管使用前应彻底洗净，尤其是进行银镜反应的试管。
② Tollen 试剂应现配现用，剩余试剂不得存放，以防爆炸。
③ 操作碘仿反应时注意碘的刺激性气味，操作时应通风。
④ 用热水浴加热时，试管口不得对人，以防喷溅。
⑤ 康尼查罗反应产生碱性乙醇液，应避免与酸混合发生剧烈中和反应。

六、数据处理与分析

观察并记录各组实验中的现象特征等，填写实验记录表 4-3。

表 4-3 醛、酮的化学性质实验记录

实验项目	实验内容与现象	分析结论
与 NaHSO₃ 反应		
与 2,4- 二硝基苯肼反应		
碘仿反应		
醇醛缩合反应		
Tollen 反应		
Fehling 反应		
Schiff 试剂反应		
康尼查罗反应		

数据处理需要注意：

① 定性分析：以有无沉淀、颜色、气味变化为观察重点，结合反应特征进行判断比较。

② 反应速率比较：如 Tollen、2,4- 二硝基苯肼、NaHSO₃ 反应中，反应快慢可反映电子效应或立体位阻对反应活性的影响。

思考题

1. 通过实验比较醛、酮在性质上有何异同，为什么？

2. 醛、酮可用哪些方法来鉴别？

3. 哪些试剂可以用于醛、酮鉴别？

4. 进行银镜反应时应注意哪些事项？

5. 有 5 瓶失去标签的有机化合物，它们可能是乙醇、乙醛、甲醛、苯甲醛、苯甲醇和丙酮，请设计一个方案，将它们的标签一一贴上。

6. 化合物甲的分子式为 $C_4H_{10}O$，经氧化后得化合物乙，其分子式为 C_4H_8O。乙与碘的碱性溶液作用，有碘仿产生。试写出化合物甲的结构式。

实验 4　羧酸和取代羧酸的性质

一、实验目的

① 验证羧酸及其衍生物的化学性质。

② 学会草酸脱羧和酯化反应的实际操作。

二、仪器与试剂

仪器：试管（大、小）、试管夹、铁架台、带导管的塞子、铁夹、酒精灯、烧杯（250mL、100mL）、锥形瓶（50mL）、温度计、药匙、量筒、石棉网、蓝石蕊试纸、火柴、pH 试纸等。

试剂：甲酸、乙酸、草酸、苯甲酸、苯胺、1mol/L NaOH 溶液、无水碳酸钠、无水乙醇、乳酸、酒石酸、水杨酸、三氯乙酸、2mol/L 醋酸溶液、2mol/L 一氯乙酸溶液、2mol/L 三氯乙酸溶液、甲紫指示剂、2.5mol/L NaOH 溶液、托伦试剂、0.03mol/L $KMnO_4$ 溶液、3mol/L H_2SO_4 溶液、澄清石灰水、甲醇、浓硫酸、乙酰水杨酸、0.2mol/L 甘氨酸溶液、酪氨酸溶液悬浊液、0.1mol/L 三氯化铁溶液、茚三酮试剂等。

三、实验步骤

（一）羧酸的性质

1. 羧酸的酸性

（1）与酸碱指示剂的作用　取 3 支试管，分别加入甲酸、乙酸各 5 滴，草酸少许，再各加入 2mL 蒸馏水，振荡。用广泛 pH 试纸测其近似 pH 值。记录并解释 3 种酸的酸性强弱顺序。

（2）与碱反应　取 1 支试管，加入苯甲酸晶体少许，再加蒸馏水 1mL，振荡。在苯甲酸的混浊液中，滴加 10% 的 NaOH 溶液数滴至澄清。接着再加 10% 的 HCl，记录现象并写出化学反应方程式。

（3）与碳酸盐的作用　取 1 支试管，加入少量无水碳酸钠，再滴加乙酸数滴。记录现象并写出化学反应方程式。

2. 氧化作用

在 3 支试管中分别加入 0.5mL 甲酸、乙酸以及由 0.2g 草酸和 1mL 水所配成的溶液，然后分别加入稀硫酸（1∶5）2～3mL，0.5% 的 $KMnO_4$ 溶液，加热至沸，观察现象并比较反应速率，写出化学反应方程式。

3. 成酯反应

在一干燥的试管中加入 1mL 无水乙醇和 1mL 冰醋酸，再加入 0.2mL 浓硫酸，振荡均匀后浸在 60～70℃ 的热水浴中约 10min。然后将试管浸入冷水中冷却，最后向试管中再加入 5mL 水，这时试管中有酯层析出并浮于液面上，注意所生成的酯的气味。

4. 甲酸和草酸的还原性

取 2 支试管，分别加入 0.5mL 甲酸、草酸少许，再各加入 0.5mL 0.03mol/L $KMnO_4$ 溶液和 0.5mL 3mol/L H_2SO_4 溶液，振荡后加热至沸，记录并解释发生的现象。

取 1 支洁净的试管，加入 2～3 滴甲酸，用 2.5mol/L NaOH 溶液中和至碱性。然后加 1mL 新制的托伦试剂，摇匀后放进 80℃ 的水浴中加热数分钟，观察有无银镜出现。记录并解释发生的现象。

5. 脱羧反应

取 1 支干燥的大试管，放入约 3g 草酸，用带有导管的塞子塞紧，试管口向下稍倾斜固定在铁架台上。另取 1 支小烧杯加入约 20mL 澄清石灰水，将导管插入石灰水中，小心加热试管，仔细观察石灰水的变化。记录并解释发生的现象，写出反应方程式。

（二）酰氯和酸酐的性质

1. 水解作用

在试管中加入 2mL 蒸馏水，再加入数滴乙酰氯，观察现象。反应结束后在溶液中滴加数滴 2% 的硝酸银溶液，观察现象，写出化学反应方程式。

2. 醇解作用

在一干燥的小试管中加入 1mL 无水乙醇，慢慢滴加 1mL 乙酰氯，同时用冷水冷却试管并不断振荡。反应结束后先加入 1mL 水，然后小心地用 20% 的碳酸钠溶液中和反应液使之呈中性，即有酯层浮于液面上，如果没有酯层浮起，可在溶液中加入粉状的氯化钠至溶液饱和为止，观察现象并闻其气味。

3. 氨解作用

在一干燥的小试管中放入新蒸馏过的淡黄色苯胺 5 滴，然后慢慢滴加乙酰氯 8 滴，待反应结束后再加入 5mL 水并用玻璃棒搅匀，观察现象。

用乙酸酐代替乙酰氯重复做上述三个实验，注意反应较乙酰氯难进行，在热水浴加热的情况下，较长时间才能完成反应。

（三）取代羧酸的性质

1. 取代羧酸酸性比较

取 3 支试管，分别加入乳酸 2 滴，酒石酸、三氯乙酸各少许，然后各加 1mL 蒸馏水，振荡。观察是否溶解。再分别用 pH 试纸测其近似 pH 值。记录并解释 3 种酸的酸性强弱顺序。

2. 氯代酸的酸性增强

取 3 支试管，分别加入 2mol/L 醋酸溶液、2mol/L 一氯乙酸溶液、2mol/L 三氯乙酸溶液各 10 滴，用 pH 试纸检验每种酸的酸性，然后往 3 支试管中再加入甲紫指示剂 [pH 0.2 ～ 1.5（黄～绿），pH 1.5 ～ 3.2（绿～紫）] 1 ～ 2 滴，观察指示剂颜色变化。记录并解释 3 种酸的酸性强弱顺序。

3. 酯化反应

在干燥的小锥形瓶中，溶解 0.5g 水杨酸于 5mL 甲醇中，加入 10 滴浓硫酸，摇匀后在水浴中温热 5min，然后将锥形瓶中的混合物倒入盛有 10mL 水的小烧杯中，再充分振荡，过几分钟后注意观察生成物的外观并闻气味。记录并解释发生的现象，写出化学反应方程式。

4. 水杨酸、乙酰水杨酸与 FeCl₃ 反应

取 2 支试管，分别加入 0.1mol/L 三氯化铁溶液 1 ～ 2 滴，各加水 1mL。然后在第 1 支试管中加少许水杨酸晶体，第 2 支试管中加少许乙酰水杨酸晶体，振荡。最后加热第 2 支试管。注意观察两支试管有何现象，记录并解释发生的现象。

5. 与茚三酮的反应

取 2 支试管，分别加入 0.2mol/L 甘氨酸溶液、酪氨酸溶液悬浊液（用时应摇匀）各 1mL，然后各加入茚三酮试剂 2 ～ 3 滴，在沸水浴中加热 10min，观察有何变化，记录并解释发生的现象。写出化学反应方程式。

思考题

1. 试从结构上分析甲酸为何具有还原性。
2. 用什么方法可以验证乙酸的酸性比碳酸强，而苯酚的酸性比碳酸弱？
3. 为什么酯化反应时，在水杨酸的甲醇溶液中要加入浓硫酸？
4. 羧酸成酯反应为什么温度必须控制在 $60 \sim 70℃$？温度偏高或偏低会有什么影响？
5. 列表比较酯、酰氯、酸酐和酰胺的反应活性。

实验 5　胺的性质

一、实验目的

① 阐述胺类化合物的性质。
② 对比分析胺类化合物的鉴别方法。

二、实验原理

（一）原理一

胺中氮原子上有一对孤电子，易与质子结合而具有碱性。其碱性强弱是由诱导效应、空间效应及溶剂化效应等多种因素共同决定的。芳香胺和含 6 个碳以上的脂肪胺一般难溶于水或在水中的溶解度很小，但与无机酸反应后生成可溶于水的铵盐。由于铵盐是弱碱形成的盐，遇强碱即游离出原来的胺，因此常用这一性质对胺类物质进行分离提纯。

（二）原理二

兴斯堡（Hinsberg）反应是胺的磺酰化反应，该反应在碱性条件下进行。伯胺反应生成的磺酰胺氮上有一个氢，受磺酰基影响，具有弱酸性，可溶于碱成盐；仲胺反应生成的磺酰胺氮上无氢，不溶于碱；叔胺一般认为不发生反应。

伯胺、仲胺也可与其他酰化剂发生酰化反应。

（三）原理三

胺可与亚硝酸反应，不同的胺与亚硝酸反应所生成的产物不同。①脂肪伯胺与亚硝酸反应形成脂肪族重氮盐，该重氮盐非常不稳定，分解放出氮气，芳香伯胺与亚硝酸在低温下生成稳定的芳香重氮盐，芳香重氮盐能与活泼的芳香化合物发生偶联反应，如重氮苯盐与 β-萘酚反应得到橙色沉淀，利用这一现象能鉴别芳香伯胺。②脂肪仲胺和芳香仲胺与亚硝酸反应均能生成稳定的 N- 亚硝基化合物。N- 亚硝基化合物一般为黄色油状物，利用这一反应现象可鉴别仲胺。③脂肪叔胺氮上没有氢，氮上不发生亚硝化作用；芳香叔胺可在环上发生亲电取代反应生成对或邻芳香亚硝基化合物，对亚硝基芳香化合物一般具有颜色，借此可鉴别芳香叔胺。

胺很容易氧化，特别是芳香胺，大多数氧化剂使胺氧化成焦油状复杂物质。

（四）原理四

尿素简称脲（urea），是碳酸的二元酰胺，具有弱碱性。固体尿素加热至熔点以上（140℃左右），两分子尿素失去一分子氨生成缩二脲。在缩二脲的碱性溶液中，滴加硫酸铜溶液而生成紫色物质，这一颜色反应即为缩二脲反应。分子中含有两个或两个以上酰胺键的化合物，均能发生缩二脲反应。

三、仪器与试剂

仪器：试管、烧杯、玻璃棒、酒精灯、温度计、pH 试纸等。

试剂：甲胺、二甲胺、苄胺、苯胺、苯磺酰氯、氢氧化钠、5% 亚硝酸钠、浓盐酸、乙酸酐、N- 甲基苯胺、二乙胺、β- 萘酚、尿素、硫酸铜、饱和溴水、三乙胺、高锰酸钾、N,N- 二甲基苯胺、淀粉 KI 试纸等。

四、实验步骤

（一）溶解度与碱性试验

取 4 支试管，分别加入甲胺、二甲胺、苄胺和苯胺各 10 滴，再分别加入 3mL 水，振荡后观察溶解情况。若不溶，可稍加热，再观察溶解情况。若仍不溶，可逐滴加入浓盐酸使其溶解，再逐滴加入 2.5mol/L 氢氧化钠溶液，观察现象。

（二）胺的酰化反应

1. Hinsberg 反应

取 3 支试管，配好塞子，在试管中分别加入 10 滴苯胺、N- 甲基苯胺、N,N- 二甲基苯胺，再各加入 2.5mol/L 氢氧化钠溶液 2.5mL 和 10 滴苯磺酰氯，塞好塞子，用力摇振 3 ～ 5min。用手触摸试管底部，哪支试管发热？为什么？取下塞子，在水浴中温热至苯磺酰氯气味消失。冷却后用 pH 试纸检验 3 支试管内溶液是否呈碱性，若不为碱性，加 2.5mol/L 氢氧化钠溶液调至碱性。观察苯胺、N- 甲基苯胺和 N,N- 二甲基苯胺各有什么现象？

① 有沉淀析出，用水稀释并振摇后沉淀不溶解，是哪一类胺？

② 最初不析出沉淀或经稀释后沉淀溶解，小心加入 6mol/L 盐酸至溶液呈酸性。此时若生成沉淀，是哪一类胺？

③ 试验时无反应发生，溶液仍有油状物，是哪一类胺？

2. 乙酰化反应

取 3 支试管，分别加入苯胺、N- 甲基苯胺、N,N- 二甲基苯胺各 5 滴，再分别加入 5 滴乙酸酐，充分振摇后置沸水浴中加热 2min，放冷后加入 10 滴 2.5mol/L NaOH 溶液调至碱性。观察结果，反应现象说明什么问题？

（三）与亚硝酸的反应

1. 伯胺的反应

取脂肪族伯胺 0.5mL 放入试管中，加盐酸使成酸性，然后滴加 5% 亚硝酸钠溶液，观察有无气泡放出。液体是否澄清？

取 0.5mL 苯胺放于另一支试管中，加 2mL 浓盐酸和 3mL 水，将试管放在冰水浴中冷却至 0℃。再取 0.5g 亚硝酸钠溶于 2.5mL 水中，用冰水浴冷却后，慢慢加入含有苯胺盐酸盐的试管中，随加随搅，直至溶液对淀粉 KI 试纸呈蓝色为止，此为重氮盐溶液。

取 1mL 重氮盐溶液加热，观察有什么现象发生。注意是否有苯酚的气味。与脂肪伯胺和亚硝酸的反应现象有何不同？

再取 1mL 重氮盐溶液，加入数滴 β- 萘酚溶液（0.4g β- 萘酚溶于 4mL 5% NaOH 中），观察有无橙红色沉淀产生。

2. 仲胺的反应

取 1mL N- 甲基苯胺及 1mL 二乙胺分别盛于试管中，各加 1mL 浓盐酸及 2.5mL 水。把试管浸在冰水中冷却至 0℃。再取 2 支试管，分别加入 0.75g 亚硝酸钠和 2.5mL 水溶解。把 2 支试管中的亚硝酸钠溶液分别慢慢加入上述盛有仲胺盐酸盐的试管中，并随时振荡，观察有无黄色物生成。

3. 叔胺的反应

N, N- 二甲基苯胺及三乙胺重复 2 的实验，结果如何？利用上述实验可以区分胺的类型。

① 放出氮气，得到澄清液体，表示为脂肪族伯胺。

② 有黄色油状物或固体析出，加碱后不变色，表示为仲胺，加碱至呈碱性时变为绿色固体，为芳香叔胺。

③ 不放出气体，得到澄清液体，加入数滴 β- 萘酚溶液于 5% 氢氧化钠溶液中，若出现橙红色沉淀，表示为芳香伯胺；无颜色，表示为脂肪族叔胺。

注意许多亚硝基化合物已被证实有致癌作用，应避免直接接触，用后应立即妥善处理这些溶液。

$$R-NH_2 \xrightarrow{HNO_2} R-\overset{+}{N}\!=\!N:$$
重氮离子

$$Ar-NH_2 \xrightarrow{HNO_2} Ar-\overset{+}{N}\!=\!N:$$

Ar$^+$ + N$_2$

偶氮染料

$$\underset{R}{\overset{R}{>}}N-H \xrightarrow{HNO_2} \underset{R}{\overset{R}{>}}N-N\!=\!O$$
亚硝基衍生物

（四）氧化反应

取 1 支试管加入 3 滴苯胺、1 滴 2.5mol/L 氢氧化钠溶液和 4 滴 0.05mol/L 高锰酸钾溶液，振摇，观察是否有颜色变化。若没有反应现象，则在热水浴中温热 2～3min 后再进行观察。

（五）苯胺的溴代反应

取 1 支试管加入 2 滴苯胺和 5 滴蒸馏水混匀，再逐滴加入 3 滴饱和溴水，观察试管中的反应现象。这个实验现象说明了什么？

（六）缩二脲反应

取 1 支干燥试管，加入约 0.5g 尿素。在酒精灯上加热熔化，观察是否有气体放出，在试管口贴一小块湿润 pH 试纸检验其酸碱性。继续加热至试管内物质凝固，待冷却后加入 1～2mL 蒸馏水，用玻璃棒搅拌，使固体尽可能溶解。将上层液倾入另一试管中，加入 3～4 滴 2.5mol/L 氢氧化钠溶液及 1～2 滴 0.05mol/L 硫酸铜溶液，观察颜色有何变化。

五、注意事项

① 苯磺酰氯水解不完全时，与叔胺混在一起沉于试管底部。酸化时，叔胺虽已溶解，但苯磺酰氯仍以油状物存在，故往往会得出错误结论。因此，在酸化之前，应在水浴上加热，使苯磺酰氯水解完全。判断水解是否完全的方法如下：在 70℃ 左右的温水浴中叔胺全部浮于溶液上层，下部没有油状物；取另一试管不加叔胺，做空白对照。

注意加盐酸时需冷却并不断振摇，否则开始析出油状物，冷却后会凝结成一块固体。

② 亚硝酸不稳定，常用亚硝酸钠与盐酸或硫酸反应得到。亚硝酸钠与盐酸比为 1：2.5，其中 1mol 盐酸与亚硝酸钠反应，1mol 盐酸在反应中消耗，0.5mol 盐酸维持重氮盐保存所需的酸性环境。另外，注意亚硝基化合物，特别是亚硝基胺的毒性很强，是一种强的致癌物质。

③ 重氮盐的生成是重氮化反应的关键。重氮盐是无色结晶，溶于水，不溶于乙醚，在 0℃ 可以保存，加热时水解为酚类。一般重氮盐在干燥时很不稳定，容易引起爆炸，因此一般不把重氮盐分离出来。

④ 苯胺的氧化产物复杂，可能有氧化偶氮苯、对苯醌或苯胺黑等。

📝 思考题

1. 如何除去三乙胺中少量的乙胺及二乙胺？
2. 如何用简单的化学方法区别丙胺、甲乙胺和三甲胺？
3. 有一含氮化合物，向其水溶液中加几滴碱性硫酸铜，溶液呈紫色。能否说明该化合物一定为缩二脲？

实验 6　糖类化合物的性质

一、实验目的

① 阐述糖类化合物的主要化学性质。

② 列举某些糖类物质的鉴定方法。

③ 通过分析葡萄糖的鉴定原理，培养对于血糖早筛早治的公共卫生观念。

二、实验原理

单糖和具有半缩醛羟基的二糖可与碱性弱氧化剂（Tollen 试剂、Fehling 试剂、Benedict 试剂）发生氧化还原反应，它们是还原性糖。无半缩醛羟基的二糖和多糖不能通过开链结构互变，不能与碱性弱氧化剂反应，它们是非还原性糖。还原性糖可与过量的苯肼反应，生成具有一定结晶形态的糖脎，C2 以下构型相同的糖可形成相同的脎，C2 以下构型不同的糖则形成不同的脎。成脎反应也可以作为糖类鉴别的方法之一。

糖类的重要鉴别方法是 Molish 反应和 Seliwanoff 反应。糖类、苷类及其他含糖物质与 α- 萘酚和浓硫酸呈紫红色环的反应称为 Molish 反应，该反应可用于糖类和非糖物质的鉴别。四个碳以上的醛糖加入间苯二酚和 6mol/L 盐酸能产生红色的反应称为 Seliwanoff 反应，该反应可用于酮糖和醛糖的鉴别。如己酮糖加入间苯二酚和浓盐酸，加热后迅速产生红色，而同样条件下己醛糖的反应速度要慢得多。

非还原性糖在酸存在下，加热水解后产生还原性的单糖。淀粉的水解是逐步发生的，先水解成紫糊精，再水解成红糊精、无色糊精、麦芽糖，最终水解成葡萄糖。用碘液可以检查这种水解过程。完全水解后，可用 Benedict 试剂加以证实。

单糖中的果糖是酮糖，而葡萄糖是醛糖。所有的单糖都是还原糖，还原性二糖有乳糖和麦芽糖，蔗糖是非还原性二糖。

三、仪器与试剂

仪器：蒸发皿，常规试管，坩埚钳，酒精灯等。

药品：葡萄糖，麦芽糖，蔗糖，果糖，淀粉，纤维素，10% 葡萄糖，10% 麦芽糖，10% 蔗糖，2% 淀粉，斐林试剂Ⅰ、Ⅱ，苯肼试剂，α- 萘酚，酒精与乙醚混合液（1∶3），10% 的 α- 萘酚酒精溶液，2mol/L 盐酸，0.25mol/L 碘液，5% 硝酸银溶液，2% 氨水，40% 氢氧化钠溶液，浓硫酸，浓硝酸，石蕊试纸，铜氨试剂，5% 硫酸铜，碳酸铜，25% 氨水等。

四、实验步骤

（一）糖类的还原

1. 与斐林试剂作用

取斐林试剂Ⅰ和Ⅱ各 5mL，混合均匀后，等分四份放在四支试管中，分别加入 0.5mL 10% 葡萄糖、麦芽糖、蔗糖和 2% 淀粉溶液，加热煮沸，比较其结果。

2. 与托伦试剂作用

配制托伦试剂：在一洁净的试管里加入 5% 硝酸银溶液 6mL，10% 氢氧化钠一滴，在振荡情况下滴加 2% 氨水，直到析出的氧化银沉淀刚刚溶解为止。所得澄清溶液中含有银氨配离子。将配好的托伦试剂分成四等份，分别放在干净的试管里，然后，分别加入 0.5mL 10% 葡萄糖、麦芽糖、蔗糖和 2% 淀粉溶液，将试管浸在 60 ～ 80℃ 热水浴中加热几分钟，观察并比较其结果。并解释其原因。

3. 与碘溶液作用

取 2 支试管，分别加入 3mL 2% 葡萄糖和 2% 果糖溶液，再各加入 0.5mL 碘溶液，然后再各滴加 5% 氢氧化钠溶液至颜色褪去为止，静置 7 ～ 8min，各滴加 25% 硫酸 0.5mL，观察现象。

（二）糖类的水解

1. 蔗糖的水解

取 2 支试管，各盛 10% 蔗糖溶液 1mL，其中一支再加入 2 滴 1 ∶ 5 硫酸，同时加热两支试管。经 5 ～ 10min 后，中和有硫酸的一支试管，然后分别加入 2 ～ 3mL 托伦试剂，观察结果。

2. 淀粉的水解

取 1 支试管，加 2% 淀粉溶液 2mL，加入 2mL 硫酸（1 ∶ 5），加热 10min。从试管中取出一些液体用碘检验，若仍呈蓝色，继续加热至与碘无反应为止，用托伦试剂检验，观察有何现象。为什么？

（三）糖脎的生成

各取 0.1g 葡萄糖、麦芽糖和蔗糖分别放在 3 支洁净的试管中，加苯肼试剂 4mL（为了比较糖脎的生成所需时间，要求样品的称量要准确，并且各样品同时进行实验）。在沸水中加热并加以振荡，观察并记录各试管中形成糖脎所需的时间。如果在 20min 后尚无晶体析出，可取出试管放冷后再观察。

为了观察糖脎的结晶形状，放冷后可将试管里的糖脎和母液倒出一小部分于显微镜玻璃上，摇动使晶体散开。用滤纸吸去母液，但应注意不要碰触和损坏糖脎结晶，然后把糖脎放在低倍显微镜（80 ～ 100×）下观察。

（四）硝酸纤维的制备

取 4mL 硝酸放在大试管里，在振荡下小心加入 8mL 硫酸，混合液稍微放冷后，把一小块棉花用玻璃棒浸入酸中，再把试管放在 60 ～ 70℃ 的热水浴中加热。加热时，用玻璃棒轻轻搅动。经 5min 后，用玻璃棒挑出棉花，放在烧杯里用水充分洗涤（换几次水或在流水下冲洗），洗时用手把棉花摊开，洗完后把水挤去，再用滤纸吸干，放在蒸发皿上于水浴中干燥。即得浅黄色、干燥的硝酸纤维（火棉）。把所制得的火棉分成两份。

① 用坩埚钳夹取一小块火棉放在灯焰上，立刻猛烈燃烧。取同样大小未处理的棉花点燃进行比较。

② 把另一块火棉放在干燥的蒸发皿上，加 1 ～ 2mL 酒精与乙醚的混合物，火棉逐渐膨胀成为黏稠的胶体溶液——火棉胶。将表面皿放在热水浴上，溶剂蒸发后余下的火棉成一薄片，从表面皿上取下后，用坩埚钳夹起放到灯焰上，火棉的薄片比火棉燃烧得慢。

（五）纤维素在铜氨试剂中溶解——铜氨法制人造丝（再生纤维）

在 3 ～ 4mL 透明的铜氨试剂中加入一块折皱的滤纸或一块棉花。振荡时纤维很快分开，近乎完全溶解。形成黏稠的液体，把 1mL 透明的黏液倾倒在另一支试管中，加 4 ～ 5mL 水，再把混合液倒在盛有 10 ～ 12mL 盐酸（1 ∶ 5）的烧杯里，混合液立刻几乎完全褪色，并析出白色的胶状纤维素沉淀，将加酸后的溶液用斐林试剂或托伦试剂检查，呈负性结果。因为纤维素在此实验条件下未水解。

把剩下的透明黏液吸进注射器内，然后再打入盛有 10 ～ 12mL 盐酸（1：5）或稀硫酸的烧杯中，可呈丝状。

（六）糖类物质与 α- 萘酚的反应

取 0.5mL 水放在试管里，加入少量样品，再加 2 滴 α- 萘酚，故混合液出现混浊。把试管斜放，沿管壁慢慢加入 1 ～ 1.5mL 硫酸，重的硫酸层沉到管底，与水层不相混，在硫酸与水层的交界处很快形成美丽的紫色环。振荡后混合液全部变色并发热。用水稀释，析出有色的絮状沉淀。

没有糖类物质存在时，虽然酸层可稍变绿，但不形成紫色环。

本实验可用葡萄糖、麦芽糖、蔗糖、淀粉、滤纸片等作样品。

五、注意事项

① 在 Molish 实验中，由于反应极为灵敏，如果操作不慎，甚至将滤纸毛或碎片落入试管中，都会得到正性结果，但正性结果不一定都是糖。因此，不可在样品中混入纸屑等杂物。

② 酮糖与间苯二酚溶液生成鲜红色沉淀。它能溶于乙醇呈鲜红色。但加热过久，葡萄糖、麦芽糖、蔗糖也呈正性反应。这是因为麦芽糖或蔗糖在酸性介质中水解，分别生成葡萄糖或葡萄糖和果糖。葡萄糖浓度高时，在酸存在下能部分转化成果糖。

③ 加浓硫酸时用移液管沿管壁缓慢加入，切勿摇动。

④ 注意观察各管紫色环出现时间的先后、环的宽度、颜色的深浅，并做好记录。

⑤ 如果实验是在同一时间进行的话，则要注意药品量要准确，并要同步进行。

思考题

1. 在糖类的还原性实验中，蔗糖与斐林试剂或托伦试剂长时间加热时，有时也会出现还原性糖的结果。怎样解释此现象？

2. 糖类有哪些特征？糖分子中的羟基、羰基，与醇分子中的羟基，与醛、酮分子中的羰基，有什么联系和区别？

实验 7　氨基酸与蛋白质的性质

一、实验目的

① 阐述氨基酸和蛋白质的化学性质。

② 对比分析氨基酸和蛋白质的鉴别方法。

二、实验原理

氨基酸是一类既含有氨基又含有羧基的两性化合物。不同来源的蛋白质在酸、碱或酶的催化下可完全水解而得到各种不同的 α-氨基酸的混合物，即 α-氨基酸是组成蛋白质的基本单位。氨基酸具有内盐的性质，一般以晶体形式存在，且熔点较高，一般在 200℃ 以上。作为两性化合物，氨基酸易溶于强酸、强碱等极性溶剂，但大多数难溶于有机溶剂。氨基酸与水合茚三酮溶液共热，经一系列反应，最终可生成被称为罗曼紫（Ruhemann's purple）的蓝紫色化合物。此反应为 α-氨基酸所共有，灵敏度非常高，即使稀释至 1：500000 的氨基酸水溶液也有此反应。但含亚氨基的脯氨酸是个例外，它与水合茚三酮反应呈黄色。

氨基酸中含有伯氨基（脯氨酸除外），可与亚硝酸反应生成 α-羟基酸并放出氮气。

蛋白质由 20 余种 L 构型的 α-氨基酸组成。它常见的显色反应是茚三酮反应和缩二脲反应，可用于蛋白质的定性、定量。另外，若蛋白质中含有带苯环的氨基酸（如酪氨酸和色氨酸残基），当它们与硝酸反应时，苯环被硝化而显黄色。

一些物理或化学因素（如电解质、有机溶剂等）能改变蛋白质在水中的溶解度，产生沉淀。可利用这些物理或化学因素来分离、提纯蛋白质。

某些物理因素（如加热、紫外线照射、超声波等）和化学因素（酸、碱、有机溶剂等）破坏蛋白质的特定结构，进而改变它们的性质，这种现象称为蛋白质的变性。变性后的蛋白质溶解度降低，产生沉淀。

三、仪器与试剂

仪器：试管、试管夹、离心管、离心机、玻璃棒等。

试剂：清蛋白溶液、丙氨酸、茚三酮、5% 醋酸、浓盐酸、甘氨酸、浓硝酸、20% 氢氧化钠、30% 氢氧化钠、饱和硫酸铜溶液、饱和碱性醋酸铅溶液、饱和三氯化铁溶液、43% 硫酸铵溶液、米伦试剂、金属汞、氯化汞、95% 乙醇、10% 硝酸铅溶液、苦味酸、鞣酸等。

四、实验步骤

（一）氨基酸的性质

1. 氨基酸的茚三酮鉴别反应

在一试管中加入配制好的 2g/L 丙氨酸溶液 10 滴，然后加入 5g/L 茚三酮溶液 3 滴，在沸水浴中加热 5～10min，观察颜色变化，并解释之。

2. 氨基酸的亚硝酸实验

在一试管中加入约 0.1g 的丙氨酸和 100g/L 盐酸 5mL，小心将 50g/L 亚硝酸钠溶液 15mL 加入试管中，充分摇匀并观察气体冒出的速率。

（二）蛋白质的性质

1. 蛋白质的沉淀反应

（1）用重金属盐沉淀蛋白质　取 4 支试管，各盛 2mL 清蛋白溶液，分别加入饱和硫酸铜溶液、碱性醋酸铅溶液、氯化汞（小心有毒）和三氯化铁溶液 2～3 滴，即有蛋白质沉淀析出。

（2）蛋白质的可逆沉淀（盐析作用）　取 3～4mL 清蛋白溶液，放在试管里，加同体积的饱和硫酸铵溶液（约 43%），将混合物稍微振荡，析出蛋白质沉淀使溶液变混或有絮状沉淀。将 1mL 混浊的液体倾入另一支试管中，加 2～3mL 水振荡时，蛋白质沉淀重新溶解。

（3）蛋白质与生物碱试剂反应　取 2 支试管，各加 1mL 蛋白质溶液，各滴入 2 滴 5% 的醋酸使呈酸性（这种沉淀反应最好在弱酸性溶液中进行）。然后分别加入饱和苦味酸溶液和饱和鞣酸溶液，直至沉淀发生。

（4）有机溶剂的沉淀作用　取 5% 蛋白质溶液 1mL 于试管中，再加 95% 乙醇 2mL，充分混合，观察有无沉淀析出。

2. 蛋白质的颜色反应

（1）黄蛋白反应　于试管中加 2～3mL 清蛋白溶液和浓硝酸，此时呈现白色沉淀或混浊，在灯焰上加热煮沸，此时溶液的颜色和沉淀都呈鲜黄色。有时由于煮沸使析出的沉淀水解而部分溶解或全部溶解，但溶液的黄色不变。人的皮肤沾上浓硝酸时，呈现出黄色，就是发生了黄蛋白反应的缘故。

（2）蛋白质的缩二脲反应　于试管中加 2～3mL 清蛋白溶液和 2～3mL 20% 氢氧化钠溶液，再加几滴硫酸铜溶液（将饱和硫酸铜溶液用水按 1∶30 的比例加以稀释）共热。由于蛋白质与硫酸铜生成了配合物而呈紫色。

取 1% 甘氨酸溶液作对比实验，此时仅有氢氧化铜沉淀析出。

（3）蛋白质与米伦试剂作用　于试管中取 2mL 清蛋白溶液，加米伦（Millon）试剂 2～3 滴，小心加热，此时原先析出的白色絮状聚成块状，并显砖红色，有时溶液也呈红色。

3. 用碱分解蛋白质

取 1～2mL 清蛋白溶液放在试管里，加 2 倍体积的 30% 碱液，把混合物煮沸 2～3min，此时析出沉淀，继续沸腾时此沉淀又溶解，放出氢气（可用湿石蕊试纸放在试管口检测）。

往上边的溶液中加入 1mL 10% 硝酸铅溶液，再将混合物煮沸，起初生成的白色氧化铅沉淀溶解在过量的碱液中。如果蛋白质与碱作用有硫脱下，则生成硫化铅，结果清亮的液体逐渐变成棕色。当脱下的硫较多时，则析出棕色或黑色的硫化铅沉淀。

五、注意事项

① 重金属在浓度很低时就能沉淀蛋白质，与蛋白质形成不溶于水的类似盐的化合物。因此蛋白质是许多重金属中毒时的解毒剂，用重金属盐沉淀蛋白质和蛋白质加热沉淀均是不可逆的。

② 碱金属和镁盐在相当高的浓度下能使很多蛋白质从它们的溶液中沉淀出来。硫酸铵具有特别显著的盐析作用，不论在弱酸溶液中还是在中性溶液中都能使蛋白质沉淀。其他的盐需要使溶液呈酸性反应才能盐析完全，用硫酸铵时，使溶液呈酸性反应也能大大加强盐析作用。

③ 只有组成中含有酚羟基的蛋白质，才能与硝酸汞试剂显砖红色。在氨基酸中只有酪氨酸含有酚羟基，所以凡能与硝酸汞试剂显砖红色的蛋白质，其组成中必含有酪氨酸残基。

思考题

1. 蛋白质为什么会发生可逆和不可逆变性反应？它们都有什么实际用处？

2. 调查做豆腐过程，并说明用卤水点豆浆成豆腐的原因。

3. 怎样区分蛋白质的可逆沉淀和不可逆沉淀？

4. 在蛋白质的缩二脲反应中，为什么要控制硫酸铜溶液的加入量？过量的硫酸铜会导致什么结果？

5. 为何硝酸银和氯化汞是良好的杀菌剂？

6. 蛋白质的盐析和蛋白质的沉淀有何差别？

实验8　熔点的测定

一、实验目的

① 阐述熔点测定的原理。

② 比较纯净物和化合物熔点的区别，正确安装熔点测定装置。

③ 了解熔点测定在药学工作中的应用和意义。

二、实验原理

当结晶物质加热到一定温度时，便从固体状态转变为液体状态，此时的温度视为该物质的熔点。对于纯物质来讲，一定压力下，固液二态间的变化是非常敏锐的，自初熔至全熔，温度范围不超过 0.5 ～ 1.0℃。

固体有机化合物有其固定的熔点。由测出的熔点数据加上官能团的特征反应等其他条件，往往可以初步推断其为某种化合物。这对于鉴定纯粹的有机化合物具有重要意义。若该物质含有杂质，则其熔点较该纯粹物质要低，且熔点范围（熔界、熔点距）较大。如图 4-1 所示，纯 α- 萘酚的熔点为 95.5℃，若加入少量的萘时，固液二相的相对平衡被破坏，固相加速转为液相，其蒸气压降低（M_1），因而熔点降低。

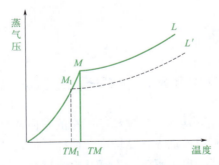

图 4-1　α- 萘酚中混入少量萘时的蒸气压

由此可见，由不同物质组成的混合物，其熔点较各组分低。若两种物质混合，其熔点不降低，则这两种物质为同一种物质。利用已知熔点曲线可以推测某混合物的组成。

为何纯粹的有机化合物有固定而又敏锐的熔点？这可以从物质的蒸气压与温度的关系

相图来理解（图 4-2）。曲线 SM 表示物质固相的蒸气压与温度的关系，曲线 ML 表示液相的蒸气压与温度的关系，从图中可知曲线 SM 的变化速率大于曲线 L'L 的变化速率，最后两曲线相交于 M 点，此时固液两相蒸气压相等，且固液两相平衡共存，这时的温度（T）为该物质的熔点。从图 4-3 中可知，加热纯固体化合物的过程中，有一段时间温度不变，即固体开始熔化直至固体全部转化为液体时，待全部转化为液体之后继续加热，温度才会线性上升。以上现象说明纯粹的有机化合物有固定的熔点，同时想要精确测定熔点，在接近熔点时温度的上升速度不能太快，须严格控制加热速度，密切注意加热情况，以每分钟升高 1 ～ 2℃为宜。

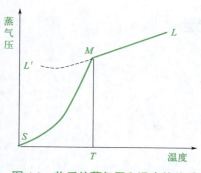

图 4-2　物质的蒸气压和温度的关系

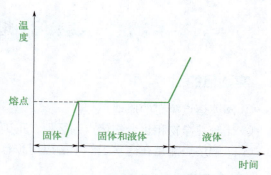

图 4-3　相随着时间和温度而变化

　　测定熔点的方法有毛细管熔点测定法、显微熔点测定法和电热熔点仪测定法，一般实验室常用的方法是毛细管熔点测定法。

三、仪器与试剂

　　仪器：提勒管（b 形管）、温度计（150℃）、熔点毛细管、小胶圈、铁架台、酒精灯、烧瓶夹、表面皿、玻璃棒、玻璃管（内径 10mm 左右、长 50cm）等。

　　试剂：液体石蜡、苯甲酸、尿素等。

四、实验步骤

（一）毛细管熔点测定法

1. 测纯化合物的熔点

　　（1）熔点管的制备　通常用内径为 1 ～ 1.5mm、长为 60 ～ 70mm、一端封闭的毛细管作为熔点管。

　　（2）样品的装填　取 1.0 mg 待测干燥试样于干净的表面皿或玻璃片上，用玻璃棒研成粉末，聚成一堆，将毛细管的开口端插入样品堆中，使样品挤入管内，把开口一端直立，通过一根直立于表面皿上的玻璃管，自由落下，重复几次，直至试样被均匀紧密地装入毛细管封口端的底部，样品的高度为 2 ～ 3mm（图 4-4）。研磨和装填样品要迅速，防止样品吸潮，装入的样品要结实，受热时才均匀，如果有空隙，不易传热，影响结果。

　　（3）仪器的安装　毛细管法常用的仪器是提勒（Thiele）管（也叫 b 形管或熔点测定管），如图 4-5 所示。

将提勒管夹在铁架台上，装入液体石蜡，使液面高度达到提勒管上侧管时即可。用橡皮圈将毛细管紧紧附在温度计上，样品部分应靠在温度计水银球的中部（图4-6）。接着在提勒管的管口装上一缺口橡皮塞，温度计插入管中（刻度应面向橡皮塞的开口）。其深度以温度计水银球恰在提勒管的两侧管中部为宜。加热时，火焰应与提勒管倾斜部分的下缘接触，此时管内液体因温度差而发生对流作用，使液体受热均匀。

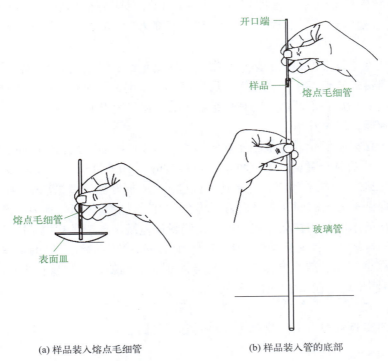

(a) 样品装入熔点毛细管　　　　　　(b) 样品装入管的底部

图 4-4　熔点管样品的装填

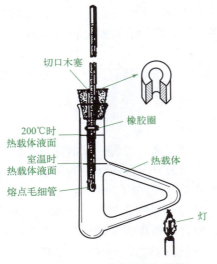

图 4-5　Thiele 管熔点测定装置

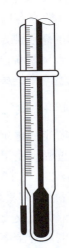

图 4-6　毛细管附在温度计上的位置

可用浓硫酸、甘油、棉子油或液体石蜡等高沸点的液体做热浴。在250℃以下用浓硫酸做热浴，温度再高时可采用硫酸与硫酸钾的混合物做热浴。

（4）测定熔点　当上述准备工作完成后，开始加热。熔点测定的关键之一是加热速度，使热能透过毛细管，样品受热熔化，令熔化温度与温度计所示温度一致。一般方法是先粗测化合物的熔点，即以每分钟5℃的速度升温，小心观察熔点毛细管内待测样品情况，记录当管内样品开始塌落即有液相产生时和样品刚好全部变为澄清液体时的温度，此读数为该化合物的熔程。然后待热浴的温度下降大约30℃时，换一根毛细管，再作精确测定。

每一样品要有重复2次以上的熔点数据，每次测定都必须用新的毛细管另装样品，不能将测过的样品管冷却，使其中的样品固化后做第二次测定，因为有时候某些物质会产生部分分解，有些会转变成具有不同熔点的其他结晶形式。测定易升华的物质熔点时，应将熔点管的开口端烧熔封闭，以免升华。

可按前述方法分别测定苯甲酸和尿素的熔点。按图4-5的装置装配完备，以小火在图示部位缓缓加热。开始时升温速度可以较快，到距离熔点10～15℃时，调整火焰，使温度每分钟上升约1～2℃。愈接近熔点，升温速度应愈慢（掌握升温速度是准确测定熔点的关键）。一方面是为了保证充分的时间让热量由管外传至管内，以使固体熔化；另一方面使观察者能同时观察温度计所示度数和样品变化情况，使测量误差减小。记下初熔（样品开始塌落并有液相产生时）和全熔（固体完全消失时）的温度计读数，即为该化合物的熔程。要注意在初熔前是否有萎缩或软化、放出气体以及其他分解现象。例如，一物质在120℃时开始萎缩，在121℃时有液滴出现，在122℃时全部液化，记录如下：

　　　熔点 121～122℃　　　　　　　　　120℃时萎缩

熔点测定的实验做完后，浴液要待冷却后方可倒回瓶中。温度计不能马上用冷水冲洗，否则易破碎。

熔点测好后，温度计读数须根据温度计校正图进行校正。

2. 混入杂质对熔点的影响

取0.1g苯甲酸和0.02g尿素，混合均匀后测定不纯苯甲酸的熔点，观察杂质对熔点的影响和熔点间距（熔点范围）的影响，并与纯苯甲酸的熔点间距比较有何不同。

3. 混合物的熔点测定

取另一瓶苯甲酸与已测得熔点的苯甲酸相混。然后测定此熔点，观察结果。

试比较上述两个结果，说明什么？

（二）显微熔点测定法

显微熔点测定法是用显微熔点测定仪或精密显微熔点测定仪测定熔点，其实质是在显微镜下观察熔化过程。使用显微熔点测定仪，能测量室温至300℃样品的熔点（图4-7）。

这类仪器型号较多，但共同特点是使用样品量少（2～3颗小结晶），能测量室温至300℃样品的熔点。其具体操作如下：在干净且干燥的载玻片上放微量晶粒并盖一载玻片，放在加热台上。调节反光镜、物镜和目镜，使显微镜焦点对准样品，开启加热器，先快速后慢速加热，温度要升至熔点时，控制温度上升的速度为每分钟1～2℃，当样品结晶棱角开始变圆时，表示熔化已开始，结晶形状完全消失表示熔化已完成。可以看到样品变化的全过程，如结晶的失水、多晶的变化及分解。测毕停止加热，稍冷，用镊子拿走载玻片，将铝板盖放在加热台上，可快速冷却，以便再次测试或收存仪器。在使用这种仪器前必须仔细阅读使用指南，严格按操作规程进行。

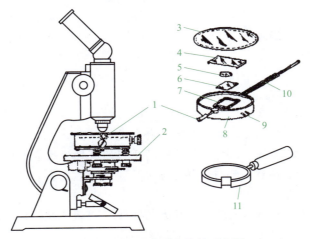

图 4-7　显微熔点测定仪的示意图

1—调节载片支持器的把手；2—显微镜台；3—有磨砂边的圆玻璃盖；4—桥玻璃；5—薄的覆片；6—特殊玻璃载片；7—可移动的载玻片支持器；8—中间有小孔的加热器；9—与电阻连接的接头；10—温度计；11—冷却加热板的铝盖

五、注意事项

① 样品应尽量研细，否则样品颗粒间传热效果不好，会使熔距变宽。

② 测定结果与样品装入的多少及紧密程度有关，装入的样品要结实，受热时才能均匀，如果有空隙，不易传热，影响测定结果。

③ 浴液：样品熔点在 220℃ 以下的，可采用液体石蜡或浓硫酸作浴液。液体石蜡较安全，但易变黄，浓硫酸价廉，易传热，但腐蚀性较强，有机化合物与其接触，浓硫酸的颜色会变黑，妨碍观察。

④ 浴液的量要适度，少了不能形成热流循环，多了则会在受热时膨胀，淹没毛细管而使样品受到污染。

⑤ 用橡皮圈固定毛细管，要注意勿使橡皮圈触及浴液，以免浴液被污染。

⑥ 温度计插入带缺口的橡皮塞时，应注意将温度计刻度面向塞子的开口处。

⑦ 毛细管法测得的熔点往往比真实熔点略高，这可能是由于加热速度太快或读温度计读数时造成的误差，所以加热时必须缓慢，每分钟上升 1 ～ 2℃，在试样的熔点附近时（约距熔点 10 ～ 15℃），每分钟控制上升 0.8 ～ 1℃。

⑧ 温度计的校正：市售的温度计往往刻度不准，所以温度计校正很重要。为了校正温度计刻度，可选用标准温度计与之比较，用观察的被校正温度计的刻度做纵坐标，标准温度计的刻度作横坐标，取不同的温度作点，画成曲线便可供以后校正时使用。

若无标准温度计时，可采用纯粹有机化合物的熔点作为校正标准。其方法如下：选择数种标准样品，测定它们的熔点。以观察到的熔点作纵坐标，以应有熔点差作横坐标，画成曲线，在任一温度时的校正值可直接从曲线中读出。

用熔点法校正温度计的标准样品如下，可根据具体情况选择：

萘	80.55℃	蒽	216.3℃
二苯胺	54～55℃	对羟基苯甲酸	213℃
水杨酸	159℃	桂皮酸	133℃
对苯二酚	173～174℃	尿素	135℃
苯甲酸	122.4℃	α-萘胺	50℃

思考题

1. 测得熔点的意义是什么？

2. 两种不同的固体物质混合后，其熔点的特点是什么？

3. 若样品研磨不细，对装样有什么影响？所测得的有机物的熔点数据是否有效？

4. 如果有一"未知"试样，测得其熔点是122℃，猜想是苯甲酸，你怎样尽快鉴定它是否是苯甲酸？

5. 为什么熔点测定后，待浴液温度下降大约30℃方可做下次测定？

6. 测定熔点时，加热速度对测定结果有何影响？

实验 9 常压蒸馏和沸点的测定

一、实验目的

① 阐述常压蒸馏的原理。

② 列举常压蒸馏主要仪器设备，正确安装常压蒸馏仪器并测定有机化合物的沸点。

③ 了解常压蒸馏在药学专业实验和工作中的应用和意义。

二、实验原理

当液态物质受热时，由于分子运动使其从液体表面逃逸出来，形成蒸气，随着温度升高，蒸气压增大，待蒸气压和大气压或所给压力相等时，液体沸腾，这时的温度称为该液体的沸点。每种纯液态有机化合物在一定压力下均具有固定的沸点。利用蒸馏可将沸点相差较大的液态混合物分开。所谓蒸馏就是将液态物质加热到沸腾变为蒸气，又将蒸气冷凝为液体这两个过程的联合操作。如蒸馏沸点差别较大的液体时，沸点较低的先蒸出，沸点较高的随后蒸出，不挥发的留在蒸馏器内，这样可达到分离和提纯的目的。故蒸馏为分离和提纯液态有机化合物常用的方法之一，是重要的基本操作，必须熟练掌握。但在蒸馏沸点比较接近的混合物时，各种物质的蒸气将同时蒸出，只不过沸点低的物质多一些，故难以达到分离和提纯的目的，只好借助分馏。纯液态有机化合物在蒸馏过程中沸点范围很小（0.5～1℃），所以，可以利用蒸馏来测定沸点，用蒸馏法测定沸点叫常量法，此法用量较大，要10mL以上，若样品不多时，可采用微量法。

为了消除在蒸馏过程中的过热现象和保证沸腾的平稳状态，常加入沸石或一段封口毛细管，因为它们都能防止加热时的暴沸现象，故把它们称作止暴剂或助沸剂。在加热蒸馏前应加入止暴剂。当加热后发觉未加止暴剂或原有止暴剂失效时，千万不能匆忙地投入止暴剂。因为当液体在沸腾时投入止暴剂，将会引起猛烈的暴沸，液体易冲出瓶口，若是易燃的液体，将会引起火灾。所以应使沸腾的液体冷却至沸点以下后才能加入止暴剂。

切记！如蒸馏中途停止，后来需要继续加热，也必须在加热前补加新的止暴剂才安全。

（一）蒸馏烧瓶的选择

选用圆底蒸馏烧瓶。蒸馏沸点较低的液体，选用长颈圆底蒸馏烧瓶；蒸馏沸点较高（120℃）的液体，选用短颈式圆底烧瓶，并且最好是硬质玻璃制品，蒸馏烧瓶的大小以蒸馏物量的多少而定。

（二）温度计的选择

选用较蒸馏液体的沸点高出20℃的温度计，不宜用高出太多的温度计，因为测温范围越大，精密度越差。

（三）冷凝管的选择

普通蒸馏选用直形冷凝管与空气冷凝管。沸点在130℃以下的蒸馏，选用直形冷凝管，蒸馏物沸点愈低，所需直形冷凝管就选用长些、内径粗些。冷凝的水要求温度低些，水的流速快些；反之，蒸馏物沸点愈高，所需直形冷凝管就选用短些、内径细些。冷凝的水要求温度不要太低，而水的流速慢些。另外，蒸馏容量大时，冷凝管也需选用长些和粗些。沸点超过130℃的蒸馏，要选用空气冷凝管，其粗细长短也视蒸馏物的沸点和容量而定。

（四）加热浴的选择

除非在特殊情况下，很少允许用直火加热，需用热浴。蒸馏物沸点在85℃以下，选用水浴；沸点在85～200℃之间，选用油浴；沸点超过200℃时，选用砂浴。

（五）接收器的选择

接收器一般选择容量合适的三角烧瓶，三角烧瓶的特点是口颈小、蒸发面小、易于加塞、易于在桌面放置等。蒸馏易于挥发或易于燃烧或有毒的蒸馏物，则选有上支管的三角烧瓶做接收器，支管上接一橡胶管，通入不断放着水的水槽出水管中，在密闭的蒸馏装置中，挥发、易燃或有毒的蒸气即可由此管道排出，以免发生危险。沸点低的液体馏出后，在常温下也易汽化，应把接收器置于冰浴锅里。

三、仪器与试剂

仪器：磨口蒸馏装置一套、圆底烧瓶、蒸馏头、温度计、冷凝管、接受管、锥形瓶、沸石、水浴锅、酒精灯、铁架台、烧瓶夹、冷凝管夹、圆底烧瓶（5mL或10mL）、空气冷凝管等。

试剂：乙醇溶液、95%乙醇、乙酸乙酯等。

四、实验步骤

实验室的蒸馏装置主要包括下列三个部分。

1. 蒸馏烧瓶

蒸馏烧瓶做为容器，液体在瓶内受热气化，蒸气经支管进入冷凝管。支管与冷凝管靠带孔塞子相连，支管伸出塞子外 2～3cm。

2. 冷凝管

蒸气在冷凝管中冷凝为液体，液体沸点高于130℃的用空气冷凝管。低于130℃的用水冷凝管。冷凝管下端侧管为进水口，用橡胶管接自来水龙头。

3. 接收器

常用接液管和三角烧瓶，两者之间不可用塞子塞住，应与外界大气相通。蒸馏装置如图 4-8 所示。

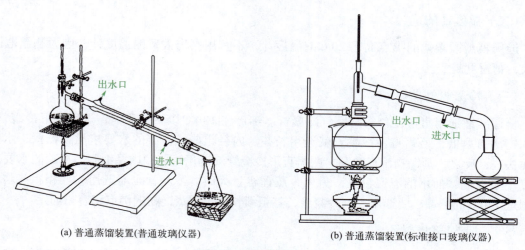

(a) 普通蒸馏装置(普通玻璃仪器)　　　　(b) 普通蒸馏装置(标准接口玻璃仪器)

图 4-8　常压蒸馏装置图

取一干燥的 60mL 的蒸馏烧瓶，瓶口配一个塞子，钻一个孔，插入150℃的温度计，把这个配有温度计的塞子塞入瓶口，调整温度计的位置，要求在蒸馏时水银球全部被蒸气所包围，这样才能正确测得蒸气的温度。通常使水银球的上沿恰好位于蒸馏瓶支管接口下沿同一水平线上，见图4-9。

再选一个适合冷凝管的塞子，钻一个孔，孔径的大小以能紧密套进蒸馏烧瓶的支管为度。然后，把此塞子轻轻地套在蒸馏烧瓶的支管上。用铁夹夹住并固定在铁架台上，一般是夹在管以上的瓶颈处。

选一个适合接管口的塞子钻孔，孔道恰好套进冷凝管下端，在另一个铁架台上，用一个铁夹夹住冷凝管的重心部位（约中上部），调整固定器的位置（即使铁夹的位置上下移动），使冷凝管和蒸馏瓶的支管尽可能在同一直线上，然后松开冷凝管上的铁夹，使冷凝管在此直线上移动与蒸馏烧瓶相连，蒸馏烧瓶的支管伸入冷凝管上端的胶塞外 2～3cm，再装上接液管和容器（如三角烧瓶）。

五、注意事项

① 各个塞子孔道尽量做到紧密套进有关部件。各个铁夹不要夹得太紧或太松，以免弄

坏仪器。注意整套装置要做到从侧面或背面看上去，各个仪器中心线在一条直线上。

② 按自下而上、从左到右的顺序，按图 4-8 安装好仪器，通过漏斗向蒸馏烧瓶加入待蒸馏的液体（图 4-10），加入量为烧瓶容量的 1/3 ～ 2/3，避免沸腾时液滴溅跳冲出支管，放入 2 ～ 3 粒沸石，检查装置的正确性和气密性，一切正常后，用水浴加热。

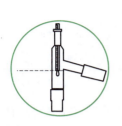 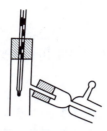 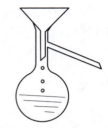

图 4-9　蒸馏装置中温度计的位置　　　　　图 4-10　向蒸馏瓶中加入液体的操作

③ 加热前一定要通入冷凝水，把上口流出的水引入水槽中。最初宜用小火加热，以免蒸馏烧瓶因局部受热而破裂。注意观察蒸馏烧瓶中的现象和温度计的变化，当瓶内液体开始沸腾，蒸气到达温度计时，温度计读数急剧上升，可适当调节火焰，使馏出液以每秒 1 ～ 2 滴为宜。在蒸馏中应使温度计水银球上常有冷凝的液滴，待温度稳定后，更换蒸馏瓶，并记录温度，此时的温度就是馏出液的沸点。

④ 如果维持原来的温度，不再有液体蒸出，或温度超过沸程范围，停止加热。即使杂质很少也不能蒸干，否则容易发生意外。蒸馏完毕后，先停火，后停止通水，拆卸仪器，其顺序与安装顺序相反，即按次序取下接收器、接液管、冷凝管和蒸馏烧瓶。

🖋 思考题

1. 为什么蒸馏系统不能密闭？应如何正确安装？

2. 在装置中，若把温度计水银球插至液面上或在蒸馏烧瓶支管口，是否正确？这样会发生什么问题？

3. 将要蒸馏的液体放入蒸馏烧瓶中，为什么要使用漏斗？如果直接把液体倒入蒸馏瓶中，会出现什么问题？

4. 蒸馏时，放入沸石为什么会防止暴沸？如果加热后才发现没有放入沸石，应如何处理才安全？

5. 如果加热过猛，测定出来的沸点会不会偏高？为什么？

6. 当加热后有馏出液的时候，才发现冷凝管内未通水，请问是否可以马上通水？如果不行应怎么办？

7. 向冷凝管内通水是由下至上，反过来效果怎样？把橡胶管套进冷凝管侧管时，怎样才能防止折断其侧管？

8. 用微量法测定沸点，把最后一个气泡刚欲缩回至内管瞬间的温度作为该化合物的沸点，为什么？

实验 10　减压蒸馏

一、实验目的

① 阐述减压蒸馏的原理。

② 与常压蒸馏对比并列举减压蒸馏的主要仪器设备，正确安装减压蒸馏仪器。

③ 了解减压蒸馏在药学专业实验和工作中的应用和意义。

二、实验原理

液体的沸点是指它的蒸气压等于外界大气压时的温度。液体沸腾的温度是随外界压力的降低而降低的，因此如果用真空泵连接盛有液体的容器，使液体表面的压力降低，即可降低液体的沸点。这种在较低压力下进行蒸馏的操作称为减压蒸馏。

某些沸点较高的有机化合物在加热未达到沸点时往往发生分解或氧化现象，所以，不能用常压蒸馏。使用减压蒸馏可以避免这种现象的发生。因为当蒸馏系统内的压力降低后，其沸点降低。当压力降低到 1.3 ～ 2.0kPa（10 ～ 15mmHg）时，许多有机化合物的沸点可以比其常压下的沸点降低 80 ～ 100℃。因此，减压蒸馏对于分离或提纯沸点较高或性质比较不稳定的液态有机化合物，具有特别重要的意义。减压蒸馏是分离提纯液态有机化合物的常用方法。

在进行减压蒸馏前，应先从文献中查阅该化合物在所选择的压力下的相应沸点，如果文献中缺乏此数据，可用下述经验规律大致推算。当蒸馏在 1333 ～ 1999Pa（10 ～ 15mm Hg）下进行时，压力每相差 133.3Pa（1mm Hg），沸点相差约 1℃，也可用图 4-11 压力 - 温度关系图来查找，即从某一压力下的沸点便可近似推算出另一压力下的沸点。例如，水杨酸乙酯

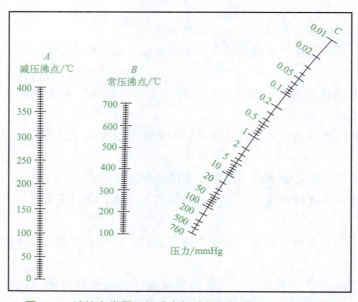

图 4-11　液体在常压下的沸点与减压下的沸点的近似关系图

常压下的沸点为 234℃，减压至 1999Pa（15mm Hg）时沸点为多少℃？可在图中 B 线上找到 234℃的点，再在 C 线上找到 1999Pa（15mm Hg）时的点，然后通过两点连一直线，该直线与 A 线的交点为 113℃，即水杨酸乙酯在 1999Pa（15mm Hg）时的沸点，约为 113℃。

三、仪器与试剂

仪器：克氏蒸馏瓶、直形冷凝管、抽气管、抽滤瓶、弯接管、安全瓶、温度计、抗暴沸毛细管、橡胶管、水浴锅、玻璃管、酒精灯、螺旋夹等。

试剂：乙醇、蒸馏水等。

四、实验步骤

（一）减压蒸馏的装置

减压蒸馏系统可分为蒸馏、抽气（减压）以及它们之间的保护和测压装置三部分，如图 4-12 所示。

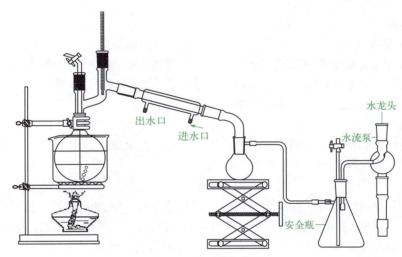

图 4-12 减压蒸馏装置

1. 蒸馏部分

在减压蒸馏时常有暴沸和泡沫产生，为了使液体不冲到冷凝管中，故多用减压蒸馏瓶，又称为克氏（Claisen）蒸馏瓶，磨口仪器中由克氏蒸馏头配圆底烧瓶组成。克氏蒸馏瓶有两个颈，一颈中插入温度计，另一颈中插入一根毛细管，其长度恰好使其下端距离瓶底 1～2mm，毛细管上端有一带螺旋夹的橡胶管，用以调节进入的空气，有极少量空气进入液体呈微小气泡冒出，作为液体沸腾时的气化中心，使蒸馏平稳地进行。接收器用蒸馏瓶或抽滤瓶。

2. 抽气部分

实验室通常用水泵或油泵进行减压。

水泵：在普通情况下，都采用水泵，其效能与其构造、水压及水温有关。水泵所能达到的最低压力为室温下的水蒸气压。例如，水温为 6～8℃，则水蒸气压为 9～10kPa；

在夏天，若水温为 30℃，则水蒸气压为 42kPa 左右。水泵是应用液流与气流的空吸作用，把系统中的空气吸走而使压力降低。使用水泵时要注意泵内的清洁，如有不洁物可用手指堵塞下口，逐步打开水龙头，把不洁物冲走，或拆下，用洗液洗净，否则会影响真空度。

油泵：它的减压效能比水泵高得多，效能的大小取决于油泵的机械结构以及油的好坏，油泵的结构比较精密，对工作条件要求比较严格。

3. 保护及测压装置部分

当用油泵减压时，为了防止易挥发的有机溶剂、酸性物质和水汽进入油泵，必须在馏出液接收器与油泵之间依次安装冷却阱和吸收塔，以免污染油泵用油，腐蚀机件，致使真空度降低。本实验采用水泵抽气，可以省略保护及测压装置。

在水泵前还应接上一个安全瓶，瓶上的两通活塞供调节系统压力及放气用。减压蒸馏的整个系统必须保持密封不透气，所以选用橡皮塞的大小及钻孔都要十分合适，所有橡胶管最好选用真空橡胶管。磨口玻璃塞都应仔细地涂好真空脂。

（二）减压蒸馏操作

1. 检查装置

依图 4-12 将仪器安装完毕后，先检查系统能否达到所要求的压力。检查方法是：首先关闭安全瓶上的活塞及旋紧双颈蒸馏烧瓶上的毛细管的螺旋夹，然后用泵抽气，观察能否达到所要求的压力。如果仪器装置紧密不漏气，系统内真空情况保持良好，可以慢慢旋开安全瓶上的活塞，放入空气，直到内外压力相等为止。

2. 减压

加入需要蒸馏的液体，不得超过容积的 1/2，关好安全瓶上的活塞，开动抽气泵，调节毛细管导入空气量，以能冒出一连串的小气泡为宜。

3. 蒸馏

当达到所需要的低压时，且压力稳定后，便开始加热，热浴的温度一般较液体沸腾点高出 15～25℃。液体沸腾时，应调节热源，经常注意测压计上所示的压力，如果不符，则应进行调节，蒸馏速度以每秒 0.5～1 滴为宜。待达到所需沸点时，移开热源，更换接收器，继续蒸馏。

减压蒸馏完毕后，为使装置系统恢复到大气压，要按下列程序操作：

① 注意水银压力计的活塞应是关闭的。

② 停止加热并移去热浴，待稍冷后再做下一步操作。

③ 稍微旋开毛细管上的螺旋夹。

④ 稍微旋开安全瓶上的活塞使与大气相通。完全旋开毛细管上的螺旋夹。

⑤ 停止水泵或油泵的工作。

⑥ 很慢地旋开压力计的活塞，让空气慢慢进入压力计，恢复常压。注意切勿让空气放入太快而冲破气压计玻管顶部，致使水银飞溅。

（三）微型方法

仪器装置：微型减压蒸馏实验装置由圆底烧瓶、微型蒸馏头、温度计、真空冷指及减压蒸馏毛细管组成，如图 4-13 所示。也可用电磁搅拌取代减压蒸馏毛细管以达到防止暴沸的目的。若仅需减压蒸去溶剂而不需测定沸点,进行减压蒸馏时,用微型蒸馏头配以真空冷指即可。减压蒸馏时,在真空冷指的抽气指处应接有安全瓶,安全瓶分别与测压计、真空泵连接并带有活塞以调节体系真空度及通大气。

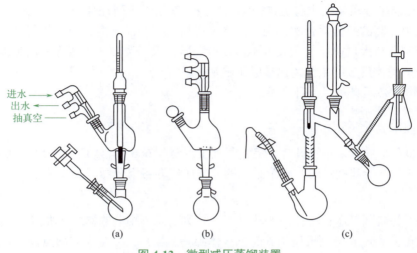

进水 →
出水 ←
抽真空 →

(a)   (b)   (c)

图 4-13　微型减压蒸馏装置

五、注意事项

① 不能用明火直接加热,应根据实际情况选用合适的热浴。

② 为了防止水银压力计 U 形管被水或其他物质进入,在蒸馏过程中,待系统的压力稳定后,可经常关闭压力计的旋塞,使其与减压系统隔绝,当需要观察压力时临时开启旋塞,记下压力计读数,再关住旋塞。

思考题

1. 在什么情况下需要用减压蒸馏?
2. 减压蒸馏装置应注意什么问题?
3. 在进行减压蒸馏时,为什么必须用热浴加热,而不能用明火直接加热?
4. 减压蒸馏装置由哪几部分组成的?安装时应注意什么?
5. 为什么减压蒸馏必须先抽气才能加热?

实验 11　水蒸气蒸馏

一、实验目的

① 阐述水蒸气蒸馏的原理。

② 列举水蒸气蒸馏的主要仪器设备，正确安装水蒸气蒸馏装置。

③ 了解水蒸气蒸馏在药学专业实验和工作中的应用和意义。

二、实验原理

水蒸气蒸馏是分离和纯化有机物的常用方法，常用于下列几种情况：

① 某些沸点高的有机化合物，在常压蒸馏虽可与副产品分离，但易将其破坏。

② 混合物含有大量树脂状杂质或不挥发性杂质，采用蒸馏、萃取等方法难以分离。

③ 从较多固体反应物中分离出被吸附的液体。

被提纯物质必须具备以下几个条件：

A. 不溶或难溶于水。

B. 共沸腾下与水不发生化学反应。

C. 在 100℃左右时，必须具有一定的蒸气压，至少 666.5 ~ 1333Pa（5 ~ 10mm Hg）。

当有机物与水一起共热时，整个系统的蒸气压应为各组分蒸气压之和：

$$p_{总} = p_{(H_2O)} + p_A$$

式中，$p_{总}$ 为总蒸气压；$p_{(H_2O)}$ 为水蒸气压；p_A 为与水不相溶的物质或难溶物质的蒸气压。

当总蒸气压（$p_{总}$）与大气压相等时，液体沸腾。显然，混合物的沸点低于任何一个组分的沸点，即有机物可在比其沸点低得多的温度，而且在低于 100℃的温度下随蒸气一起蒸馏出来，这样的操作称作水蒸气蒸馏。例如，在制备苯胺时（苯胺的沸点为 184.4℃），将水蒸气通入含有苯胺的反应混合物中，当温度达到 98.4℃时，苯胺的蒸气压为 5652.5Pa，水的蒸气压为 95427.5Pa，两者总和接近大气压，于是，混合物沸腾，苯胺就随水蒸气一起被蒸馏出来。

水蒸气蒸馏法的优点在于所需要的有机物可在较低的温度下从混合物中蒸馏出来，可以避免在常压下蒸馏时所造成的损失，提高分离的效率。同时操作和装置方面也较减压蒸馏简便一些，所以水蒸气蒸馏也可以应用于分离和提纯有机物。

伴随水蒸气蒸馏出的有机物和水，两者质量比 $[m_A/m_{(H_2O)}]$ 等于两者的分压 p_A 和 $p_{(H_2O)}$ 分别和两者的摩尔质量（M_A 和 M_{18}）乘积之比。因此，在馏出液中有机物同水的质量比可按下式计算：

$$\frac{m_A}{m_{(H_2O)}} = \frac{M_A \times p_A}{18 \times p_{(H_2O)}}$$

例如，$p_{(H_2O)}$=95427.5Pa，$p_{(C_6H_5NH_2)}$=5652.5Pa，$M_{(H_2O)}$=18，$M_{(C_6H_5NH_2)}$=93。

代入上式：

$$\frac{m_{(C_6H_5NH_2)}}{m_{(H_2O)}} = \frac{5652.5 \times 93}{95427.5 \times 18} \approx 0.31$$

所以馏出液中苯胺的质量分数为：

$$\frac{0.31}{1 + 0.31} \times 100\% \approx 23.7\%$$

三、仪器与试剂

仪器：500mL 三角烧瓶、250mL 长颈圆底烧瓶、直形冷凝管、弯接管、橡皮塞、成一定角度的玻璃导管、石棉网、40～50cm长玻璃管等。

试剂：苯胺、蒸馏水等。

四、实验步骤

（一）水蒸气蒸馏装置

实验室常用的水蒸气蒸馏装置，包括水蒸气发生器、蒸馏部分、冷凝部分和接收器四个部分（图4-14）。

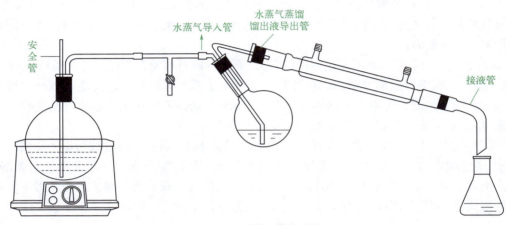

图4-14 水蒸气蒸馏装置

水蒸气发生器一般是金属制成的，瓶口配有双孔软木塞，一孔插一根40～50cm长的毛细管作安全管，下端接近底部，其作用是使发生器内蒸气压力得到缓冲，以防止压力过高而炸裂。另一孔插入内径约8mm的水蒸气导出管，导出管与一个T形管相连，T形管的支管套上一短橡胶管，用螺旋夹夹住，T形管的另一端与蒸馏部分的导入管相连，这段水蒸气导入管应尽可能短，以减少水蒸气的冷凝。T形管用以除去水蒸气中冷凝下来的水，当操作发生不正常的情况时，可使水蒸气发生器与大气相通。

长颈圆底烧瓶作蒸馏器，被蒸馏的液体体积不能超过其容积的1/3，应向水蒸气发生器方向倾斜45°角，可防止水蒸气通入时的冲溅而把蒸馏器内的液体从混合水蒸气导出管冲出。蒸馏器内插一根水蒸气导入管，下端弯曲向倾斜后的圆底烧瓶的底部中央，距离底部0.5cm左右，使通入的水蒸气与被蒸馏物混合均匀。

接收器采用三角烧瓶，并与大气相通。

（二）水蒸气蒸馏操作

将被蒸馏物置于250mL长颈圆底烧瓶中，加少量水，体积不超过容积的1/3。500mL三角烧瓶中置1/2体积的水，作水蒸气发生器。按图4-14所示安装，通冷凝水。待检查整个装置不漏气（怎样检查？），加热水蒸气发生器产生蒸气，蒸馏器用小火加热，待大量水蒸气与被蒸馏物混合共沸时，即开始蒸馏，去掉蒸馏器下方的火源，蒸馏速度为2～3滴/s。

在蒸馏过程中，必须经常检查安全管中的水位是否正常，有无倒吸现象，蒸馏部分混合物飞溅是否厉害。一旦发生不正常的情况，应立即旋开螺旋夹，移去热源，找原因、排故障，待故障排除后方可继续蒸馏。

当馏出液无明显油珠时，便可停止蒸馏。此时必须先旋开螺旋夹，再移开热源，以免发生倒吸现象。再去掉水蒸气发生器的火源。

本次实验的被蒸馏物是苯胺，其沸点是 $182 \sim 184℃$，与水混合用水蒸气蒸馏时，$98.5℃$即被馏出。

五、注意事项

① 实验前要检查装置气密性，确保所有接口（如蒸馏瓶、冷凝管、接收器）连接紧密，防止蒸气泄漏。长颈蒸馏瓶的水蒸气导管应插入液面以下，短颈蒸馏瓶的导管需靠近液面但不可接触（避免暴沸）。

② 水蒸气发生器中水量不超过容积的 2/3，需加入沸石或磁力搅拌子防止暴沸。

③ 操作过程中应先通冷凝水，再加热水蒸气发生器，缓慢升温，避免蒸气产生过快导致冲料。蒸馏结束时，先断开蒸汽导管，再停止加热，防止液体倒吸入水蒸气发生器。

④ 可在接收瓶与冷凝管间加装缓冲瓶（如安全瓶）。

⑤ 若馏出液出现乳化（油水难分层），可加入少量 NaCl 破乳，或过滤后重新分层。

⑥ 通过观察水蒸气发生器安全管内水面的高低，判断整个水蒸气蒸馏系统是否畅通。若水面上升过高，则说明有某一部分阻塞，此时应立即旋开螺旋夹，移去热源，拆下装置进行检查和处理。否则就有可能发生液体冲出、飞溅的现象。

思考题

1. 进行水蒸气蒸馏时，水蒸气导入管的末端为什么要伸到容器底部附近？

2. 在水蒸气蒸馏过程中，经常要检查什么事项？若安全管中水位上升很高时，说明什么问题，如何才能解决呢？

实验 12　萃取

一、实验目的

① 阐述萃取的基本原理（分配定律、相似相溶原理）。

② 学会使用分液漏斗进行液 - 液萃取操作，并分离混合物中的目标成分（如从水溶液中萃取有机化合物）。

③ 学会使用索氏提取器进行固 - 液萃取操作，并分离混合物中的目标成分。

二、实验原理

萃取是有机化学实验中用来提取或纯化有机化合物的常用操作之一。应用萃取可以从固体或液体混合物中提取出所需要的物质，也可以用来洗去混合物中的少量杂质。

萃取是利用物质在两种不互溶（或微溶）溶剂中溶解度或分配比的不同来达到分离、提取或纯化目的的一种操作。这可用与水不互溶（或微溶）的有机溶剂从水中萃取有机化合物来说明。将含有机化合物的水溶液用有机溶剂萃取时，有机化合物就在两液相间进行分配。在一定温度下，此有机化合物在有机相中和在水相中的浓度之比为一常数，此即所谓"分配定律"。假如一物质在两液相 A 和 B 中的浓度分别为 c_A 和 c_B，则在一定温度下，$c_A / c_B = K$，K 是一常数，称为"分配系数"，它可以近似地看作此物质在两溶剂中溶解度之比。

有机物在有机溶剂中的溶解度，一般比在水中的溶解度大，所以可以将它们从水溶液中萃取出来。但是除非分配系数极大，否则用一次萃取是不可能将全部物质移入新的有机相中。在萃取时，若在水溶液中先加入一定量的电解质（如氯化钠），利用所谓"盐析效应"，以降低有机化合物和萃取溶剂在水溶液中的溶解度，常可提高萃取效果。

当用一定量的溶剂从水溶液中萃取有机化合物时，一次萃取还是多次萃取好呢？可用以下实例进行推导说明。设在 VmL 的水中溶解 W_0g 的物质，每次用 SmL 与水不互溶的有机溶剂重复萃取。假如 W_1g 为萃取一次后留在水溶液中剩余物的质量，则在水中的浓度和在有机相中的浓度就分别为 W_1/V 和 $(W_0-W_1)/S$，两者之比等于 K，亦即

$$\frac{W_1 / V}{(W_0 - W_1) / S} = K \quad \text{或} \quad W_1 = \frac{KV}{KV + S} \times W_0$$

令 W_2g 为萃取两次后在水中的剩余量，则有

$$\frac{W_2 / V}{(W_1 - W_2) / S} = K \quad \text{或} \quad W_2 = \frac{KV}{KV + S} \times W_1 = W_0 \left(\frac{KV}{KV + S} \right)^2$$

显然，在萃取几次后的剩余量 W_n 应为

$$W_n = W_0 \left(\frac{KV}{KV + S} \right)^n$$

当用一定量的溶剂萃取时，总是希望在水中的剩余量越少越好。因为上式中 $KV/(KV+S)$ 恒小于 1，所以 n 越大，W_n 就越小，即把溶剂分成几份作多次萃取，比用全部量的溶剂作一次萃取好。但必须注意，上面的式子只适用于几乎和水不互溶的溶剂，例如苯、四氯化碳或氯仿等。对于与水有少量互溶的溶剂，如乙醚等，上面的式子只是近似的，但也可以定性地判断预期的结果。

萃取溶剂的选择是根据被提取物的性质而定的。一般而言，难溶于水的物质用石油醚等萃取，较易溶的物质用乙醚或甲苯萃取，易溶于水的物质用醋酸乙酯或其他类似溶剂萃取。例如，用乙醚提取水中的草酸效果差，若改用醋酸乙酯来萃取，效果就好。选择溶剂不仅要考虑溶剂对被萃取物质的溶解度要大，对杂质的溶解度要小，还要考虑溶剂的沸点不宜过高。如选择不当，回收溶剂不易，还会使产品在回收溶剂时有所破坏。此外，被用来提取的溶剂，化学稳定性好、价格便宜、毒性小、相对密度适当、操作方便也是应考虑的条件。事实上，完全理想的溶剂很难找到，只要合乎主要要求，即使有其他一些不足，亦可采用。

三、仪器与试剂

仪器：分液漏斗、10mL 移液管、50mL 量筒、铁架台、铁圈、50mL 三角烧瓶、碱式滴定管等。

药品：乙醚、石油醚、戊烷、己烷、四氯化碳、氯仿、二氯甲烷、二氯乙烷、甲苯、醋酸乙酯、醇、混合溶液（冰醋酸：水 =1：19）、酚酞指示剂、0.2mol/L 标准氢氧化钠等。

四、实验步骤

（一）一次萃取法

用移液管准确量取 10mL 冰醋酸与水的混合液（冰醋酸与水以 1：19 的体积比相混合），放入分液漏斗中，用 30mL 乙醚萃取。注意近旁不能有火，否则易引起火灾。加入乙醚后，先用右手食指的末节将漏斗上端玻璃塞顶住，再用大拇指及食指和中指握住漏斗，这样漏斗转动时可用左手的食指和中指握在活塞的柄上，使振摇过程中玻璃塞和活塞均被夹紧。上下轻轻振摇分液漏斗，每隔几秒钟将漏斗倒置（活塞朝上），小心打开活塞，以平衡内外压力，重复操作 2～3 次，然后再用力振摇相当的时间，使乙醚与醋酸水溶液两不相溶的液体充分接触，提高萃取率，振摇时间太短则会影响萃取率。将分液漏斗置于铁圈上，当溶液分成两层后，小心旋开活塞，放出下层水溶液于 50mL 三角烧瓶内，加入 3～4 滴酚酞指示剂，用 0.2mol/L 标准氢氧化钠滴定，记录用去氢氧化钠溶液的体积。

分液漏斗萃取流程如图 4-15 所示。

计算：
① 留在水中的醋酸量及质量分数。
② 留在乙醚中的醋酸量及质量分数。

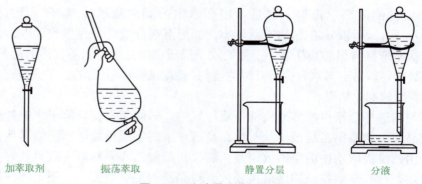

加萃取剂　　　　　振荡萃取　　　　　静置分层　　　　　分液

图 4-15　分液漏斗萃取流程

（二）多次萃取法

准确量取 10mL 冰醋酸与水的混合液于分液漏斗中，用 10mL 乙醚如上法萃取，分去乙醚溶液，将水溶液再用 10mL 乙醚萃取，分出乙醚溶液后，将第二次剩余的水溶液再用

10mL 乙醚萃取。如此前后共计 3 次。最后将用乙醚第三次萃取后的水溶液放入 50mL 的三角烧瓶内，用 0.2mol/L 标准氢氧化钠滴定，记录用去氢氧化钠溶液的体积。

计算：

① 留在水中的醋酸量及质量分数。

② 留在乙醚中的醋酸量及质量分数。

根据上述两种不同步骤所得的数据，比较萃取醋酸的效率。

五、注意事项

① 常用的分液漏斗有球形、锥形和梨形 3 种，在有机化学实验中，分液漏斗主要应用于：

A. 分离两种分层而不起作用的液体。

B. 从溶液中萃取某种成分。

C. 用水、碱或酸洗涤某种产品。

D. 用来滴加某种试剂（即代替滴液漏斗）。

② 在使用分液漏斗前必须检查：分液漏斗的玻璃塞和活塞有没有被绑住；玻璃塞和活塞是否紧密。如有漏水现象，应及时按下述方法处理：脱下活塞，用纸或干布擦净活塞及活塞孔道的内壁，取少量凡士林，先在活塞近把手的一端抹上一层凡士林，注意不要抹在活塞的孔中，再在活塞两边也抹上一圈凡士林，然后插上活塞，逆时针旋转至透明时，即可使用。

③ 分液漏斗用后，应用水冲洗干净，玻璃塞用薄纸包裹后塞回去。

④ 使用分液漏斗时应注意：

A. 不能把活塞上附有凡士林的分液漏斗放在烘箱内烘干。

B. 不能用手拿住分液漏斗的下端。

C. 不能用手拿住分液漏斗进行分离液体。

D. 上口玻璃塞打开后才能开启活塞。

E. 上层的液体不要从分液漏斗下口放出。

⑤ 使用分液漏斗来萃取或洗涤液体，一般可按此操作进行，效率较高。但如果由于大力振摇以致乳化，静置又难分层时，则应改变操作方法，可用右手按住漏斗口端玻璃塞，左手挡住下端活塞，平放漏斗，作前后振摇数次，然后斜置漏斗使下端朝上，旋开活塞放出气体。

⑥ 不能将醚层放入三角烧瓶内，亦不能将水层留于分液漏斗内。在水层放出后，须等待片刻，观察是否还有水层出现，如有，应将此水层再放入三角烧瓶内。总之，放出下层液体时，注意不要使它流得太快，待下层液体流出后，关上活塞，等待片刻，再观察有无水层分出，若尚有，应将水层放出，而上层液体，则应从分液漏斗口倾入另一容器中。

⑦ 对于在两液相中分配系数 K 较大的物质，一般使用分液漏斗萃取 3 ～ 4 次便足够了，而对于 K 值接近 1 的物质，必须经多次萃取，最好是使用连续萃取的方法。液体连续萃取所用的仪器随所使用溶剂的密度不同而有所差异。

思考题

1. 影响萃取效率的因素有哪些？怎样才能选择好溶剂？

2. 使用分液漏斗的目的何在？使用分液漏斗时要注意哪些事项？

3. 两种不相溶解的液体同在分液漏斗中，请问相对密度大的在哪一层？下一层的液体从哪里放出来？放出液体时为了不要流得太快，应该怎样操作？留在分液漏斗中的上层液体，应从哪里倾入另一容器中？

🌱 **拓展阅读：**　　　　　　　**固液萃取的简单介绍**

　　以上介绍的是从溶液中提取物质的方法。下面简单介绍从固体中提取物质的方法。在实验室中常使用 Soxhlet 提取器（索氏提取器）（Soxhlet 提取器装置图见实验"从茶叶中提取咖啡因"）。Soxhlet 提取器的原理是基于溶剂的回流与虹吸循环机制，通过重复浸泡、溶解和回流过程，实现高效、连续的固体物质萃取。

　　在进行萃取之前，先将滤纸卷成圆柱状，其直径稍小于提取筒的内径，一端用线扎紧，或用滤纸筒装入研细的被提取的固体，轻轻压实，上盖以滤纸，放入提取筒中。然后开始加热，使溶剂回流，待提取筒中的溶剂液面超过虹吸管上端后，提取液自动流入加热瓶中。溶剂受热回流，循环不止，直至物质大部分被提出为止。一般需要数小时才能完成，提取液经浓缩或减压浓缩后，将所得固体进行重结晶，得纯品。

Ⅱ　有机化学综合与设计性实验

实验 13　肉桂皮中肉桂油的提取及主要成分鉴定

一、实验目的

　　① 阐述肉桂皮中肉桂油提取及主要成分鉴定的原理。

　　② 列举主要仪器设备，描述水蒸气蒸馏仪器的安装和操作方法。

　　③ 通过了解天然精油的概念，进一步理解相似相溶原理。

　　④ 分析利用水蒸气蒸馏法提取天然植物资源中的挥发性有机化合物。

二、实验原理

　　许多植物具有独特的令人愉快的气味，植物的这种香气是由植物所含的香精油所致，工业上重要的香精油已有 200 多种，其中像杏仁油、茴香油、丁子香油、蒜油、玫瑰油、茉莉油、薄荷油、肉桂油等是一些熟悉的例子。

　　香精油存在于许多植物的根、茎、叶、籽和花中，大部分是易挥发性物质，因此可以用水蒸馏的方法加以分离，其他的分离方法还有萃取法和榨取法。

　　肉桂树皮中香精油的主要成分是肉桂醛（反 -3- 苯基丙烯醛）。肉桂醛的沸点为 252℃，为略带浅黄色油状液体，难溶于水，易溶于 C_6H_6、CH_3COCH_3、CH_3CH_2OH、CH_2Cl_2、$CHCl_3$、

CCl₄等有机溶剂。肉桂醛易被氧化，长期放置，经空气中的氧慢慢氧化成肉桂酸。

由于肉桂醛难溶于水，是芳香族化合物，能随水蒸气蒸发，因此本实验将用水蒸气蒸馏的方法提取出肉桂油。利用肉桂醛具有加成和氧化的性质进行肉桂醛官能团的定性鉴定。

三、仪器与试剂

仪器：水蒸气蒸馏装置等。

试剂：肉桂皮、溴的四氯化碳溶液、托伦试剂等。

四、实验步骤

（一）从肉桂皮中提取肉桂油

安装好水蒸气蒸馏装置（图4-16）。

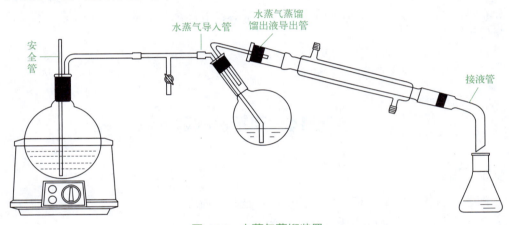

图4-16　水蒸气蒸馏装置

将肉桂皮粉5.00g置于250mL蒸馏器中，加入50mL热水，体积不超过容积的1/3。500mL三角烧瓶中置1/2体积的水，作水蒸气发生器。按图4-16所示安装仪器，进行水蒸气蒸馏，获得肉桂油粗品。

（二）肉桂油的分析

由于肉桂油不溶于水且密度比水小，会浮在接收器内液体的上层。使用分液漏斗将肉桂油与水层分离，收集上层的肉桂油。

为了提高肉桂油的纯度，将收集到的肉桂油用无水硫酸钠等干燥剂进行干燥，除去残留的水分。

（三）肉桂油的测定

测定折射率（20℃），指标：1.602～1.614，用阿贝折射仪测定。

（四）肉桂油提取液主要成分的鉴定

1. 醛基的检测

取样品1mL于试管中，加入托伦试剂，观察现象。

2. 双键的检测

取样品 1mL 于试管中，加入溴的四氯化碳溶液，观察现象。

五、注意事项

① 长颈圆底烧瓶作蒸馏器，被蒸馏的液体体积不能超过其容积的 1/3，应向水蒸气发生器方向倾斜 45°角。

② 肉桂原料的粉碎程度要适中，过细可能导致蒸馏过程中堵塞管道，过粗则会影响提取效率。

③ 使用分液漏斗分离肉桂油和水时，要注意操作规范，避免肉桂油损失。

思考题

1. 实验装置中安全管起什么作用？

2. 在水蒸气蒸馏过程中，经常要检查哪些事项？若安全管中水位上升很高，说明什么问题？如何才能解决呢？

实验 14　甲基橙的制备

一、实验目的

① 阐述重氮化反应的原理，描述盐析和重结晶的原理和操作。

② 正确进行重氮化反应和偶合反应的操作。

③ 了解偶氮类染料和色素的基本结构和用途。

二、实验原理

甲基橙是一种指示剂，它是由对氨基苯磺酸重氮盐与 N, N- 二甲苯胺的醋酸盐，在弱酸性介质中偶合得到的。首先得到的是嫩红色的酸式甲基橙，称为酸性黄，在碱性溶液中酸性黄转变为橙黄色的钠盐，即甲基橙。反应方程式如下：

$$H_2N-\!\!\!-\!\!\!\bigcirc\!\!\!-\!\!\!-SO_3H + NaOH \longrightarrow H_2N-\!\!\!-\!\!\!\bigcirc\!\!\!-\!\!\!-SO_3Na + H_2O$$

$$H_2N-\!\!\!\bigcirc\!\!\!-SO_3Na \xrightarrow[\text{HCl}]{NaNO_2} \left[HO_3S-\!\!\!\bigcirc\!\!\!-\overset{+}{N}\!\!=\!\!N\right]Cl^{-} \xrightarrow[\text{HAc}]{C_6H_5N(CH_3)_2}$$

$$\left[HO_3S-\!\!\!\bigcirc\!\!\!-N\!\!=\!\!N-\!\!\!\bigcirc\!\!\!-NH(CH_3)_2\right]^{+}Ac^{-} \xrightarrow{NaOH}$$

酸性黄

$$NaO_3S-\!\!\!\bigcirc\!\!\!-N\!\!=\!\!N-\!\!\!\bigcirc\!\!\!-N(CH_3)_2 + NaAc + H_2O$$

甲基橙

三、仪器与试剂

仪器：烧杯（50mL、100mL）、水浴锅、磁力搅拌器等。

试剂：对氨基苯磺酸晶体、5% 的氢氧化钠溶液、亚硝酸钠、浓盐酸、N, N- 二甲基苯胺、冰醋酸、10% 的氢氧化钠溶液、乙醇等。

四、实验步骤

（一）对氨基苯磺酸重氮盐的制备

在 50mL 烧杯中，放入 2g 对氨基苯磺酸晶体，加 10mL 5% 的氢氧化钠溶液，在 30℃ 热水浴中温热使之溶解。冷至室温后，加 0.8g 亚硝酸钠，溶解后搅拌（图 4-17），将该混合物分批滴入装有 13mL 冰冷的水和 2.5mL 浓盐酸的烧杯中，使温度保持在 5℃ 以下，很快就有对氨基苯磺酸重氮盐的细粒状白色沉淀生成，用淀粉 KI 试纸检验，若试纸显蓝色，应加入少量尿素。为了保证反应完全，继续在冰浴中放置 15min。

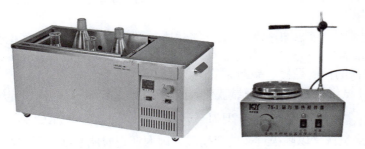

图 4-17 实验用水浴装置、搅拌装置

（二）偶合

在一支试管中加入 1.3mL 的 N, N- 二甲基苯胺和 1mL 冰醋酸，振荡使之混合。在搅拌下将此溶液慢慢加到对氨基苯磺酸重氮盐溶液中，加完后，继续搅拌 10min，此时有红色的酸性黄沉淀，然后在冷却下搅拌，慢慢加入 15mL 的 10% 氢氧化钠水溶液。将反应物加热至沸腾，使粗的甲基橙溶解后，稍冷，置于冰浴中冷却，待甲基橙全部重新结晶析出后，抽滤。用饱和食盐水冲洗烧杯两次，每次用 10mL，并用这些冲洗液洗涤产品。再用少量乙醇洗涤产品。将产品于烘箱中干燥后，称重。

产品没有明确的熔点，因此不必测定其熔点。

溶解少许产品于水中，加几滴稀盐酸，然后用稀氢氧化钠溶液中和，观察溶液的颜色有何变化。

五、注意事项

① 对氨基苯磺酸是一种有机两性化合物，其酸性比碱性强，能形成酸性的内盐，它也能与碱作用生成盐，但难与酸作用成盐，所以不溶于酸。但是重氮化反应又要在酸性溶液中完成。因此，进行重氮化反应时，首先将对氨基苯磺酸与碱作用，变成水溶性较大的对氨基苯磺酸钠。

$$2 \underset{SO_3^-}{\overset{\overset{+}{N}H_3}{\bigcirc}} + NaOH \longrightarrow 2 \underset{SO_3^-Na^+}{\overset{NH_2}{\bigcirc}} + H_2O$$

② 在重氮化反应中，溶液酸化时生成亚硝酸：

$$NaNO_2 + HCl \longrightarrow HNO_2 + NaCl$$

同时，对氨基苯磺酸钠亦变为对氨基苯磺酸从溶液中以细粒状沉淀析出，并立即与亚硝酸作用，发生重氮化反应，生成粉末状的重氮盐：

$$\underset{SO_3Na^+}{\overset{NH_2}{\bigcirc}} + HCl \longrightarrow \underset{SO_3^-}{\overset{\overset{+}{N}H_3}{\bigcirc}} \xrightarrow{HNO_2} \underset{SO_3^-}{\overset{\overset{+}{N}\equiv N}{\bigcirc}}$$

为了使对氨基苯磺酸完全重氮化，反应过程必须利用磁力搅拌器不断搅拌。

③ 重氮化反应过程中，控制温度很重要，反应温度若高于 5℃，则生成的重氮盐易水解成酚类，降低产率。

④ 粗产品呈碱性，温度稍高时易使产物变质，颜色变深，湿的甲基橙受日光照射亦会使颜色变深，通常需在 65 ～ 75℃烘干。

⑤ 用乙醇洗涤的目的是使产品迅速干燥。

⑥ 用淀粉 KI 试纸检验，若试纸显蓝色表明亚硝酸过量。析出的碘遇淀粉显蓝色。

$$2HNO_2 + 2KI + 2HCl \longrightarrow I_2 + 2NO + 2H_2O + 2KCl$$

这时应加入少量尿素以除去过多的亚硝酸，因为亚硝酸能起到氧化和亚硝基化反应，亚硝酸的用量过多会引起一系列副反应。

$$H_2N\overset{\overset{\displaystyle}{\underset{\displaystyle\underset{O}{\|}}{C}}}{—}NH_2 + 2HNO_2 \longrightarrow CO_2\uparrow + 2N_2\uparrow + 3H_2O$$

🖊 思考题

1. 在本实验中，重氮盐的制备为什么要控制在 0 ～ 5℃中进行？偶合反应为什么在弱酸性介质中进行？

2. 在制备重氮盐时加入氯化亚铜将出现什么结果？

3. N, N - 二甲基苯胺和重氮盐偶合为什么总是在氨基的对位发生？

实验 15　乙酰水杨酸的制备

一、实验目的

① 阐述抽滤、重结晶的操作。

② 解释水杨酸的乙酰化反应原理，掌握乙酰水杨酸的制备操作，合成乙酰水杨酸，计算产率。

③ 通过"乙酰水杨酸的制备"分析影响产率的因素。

二、实验原理

乙酰水杨酸的商品化学名称是阿司匹林（aspirin），是常用的解热镇痛药。阿司匹林常用的制备方法是在浓硫酸的催化下，将水杨酸与过量的乙酐（过量约1倍）直接作用，使水杨酸分子中酚羟基上的氢原子被乙酰基取代而生成乙酰水杨酸，即阿司匹林。乙酐在反应中既作为酰化剂又作为反应溶剂。阿司匹林熔点为137℃。反应式如下：

水杨酸能缔合形成分子内氢键：

浓硫酸的作用是破坏水杨酸分子中的氢键，使乙酰化反应易于进行。

乙酰化反应完成后，加水使乙酐分解为水溶性的乙酸，即可得到粗制的乙酰水杨酸。

乙酰水杨酸粗品必须经过纯化处理。本实验采用乙醇–水混合溶剂重结晶的方法，除去乙酰水杨酸粗品中所含的杂质（未反应的水杨酸）。

三、仪器与试剂

仪器：锥形瓶（100mL、15mL）、烧杯（100mL、50mL、250mL）、温度计（100℃）、量筒（10mL、50mL）、抽滤装置、表面皿、吸耳球、天平、酒精灯、玻璃棒、滤纸等。

试剂：水杨酸、醋酸酐、浓硫酸、95%乙醇、饱和$NaHCO_3$溶液、$10g/L$ $FeCl_3$溶液等。

四、实验步骤

（一）制备

称取水杨酸3g（0.022mol），放入100mL干燥的锥形瓶中，然后把6mL醋酸酐慢慢分成数次加入，并将瓶壁上所粘的水杨酸冲到瓶底，再加入浓硫酸8滴。

在70～80℃的热水浴中振摇锥形瓶使固体物质溶解后，继续加热10min取出，冷至室温，然后加水30mL，搅拌后将锥形瓶放在冰水浴中静置冷却，以加速结晶的析出。待结晶完全析出后，减压过滤，用少量蒸馏水洗涤结晶2～3次，抽干，即得乙酰水杨酸粗品。

将抽干的乙酰水杨酸粗品移入一个干净的小烧杯中，加95%乙醇6～7mL。水浴加热使其溶解（必要时趁热过滤）。然后加水 40mL，若析出沉淀，则加热使沉淀溶解。将溶液静置冷却，冰浴结晶。待结晶完全后减压过滤，用少量蒸馏水洗涤结晶 2 ~ 3 次，抽干。检查纯度。将提纯后的乙酰水杨酸静置于水浴上尽量烘干（图 4-18）。称重并计算产率。

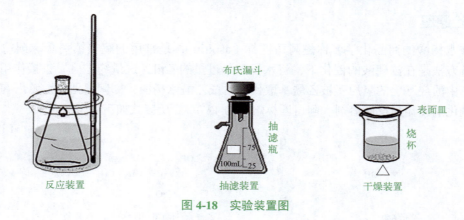

图 4-18　实验装置图

（二）纯度检查

取少量样品溶于 10 滴 95% 乙醇中，加 10g/L 三氯化铁溶液 1 ~ 2 滴。观察颜色变化。如溶液变紫红色，说明样品不纯；若无颜色变化，说明样品纯度较高。

五、注意事项

① 滴加浓硫酸时，要加一滴摇匀，再加下一滴，加完使水杨酸完全溶解。若出现固体，不用重做，可能已有少量产物生成。

② 干燥的方法有多种，可置于空气中风干，或红外灯下烤干，或置于表面皿中于沸水浴上烘干。本实验将乙酰水杨酸粗结晶于水浴上尽量烘干，然后重结晶。

③ 加入饱和碳酸氢钠溶液的清液，若有副产物，为白色黏稠状物质。

④ 自然冷却后再用冰水冷却并摩擦搅拌至有大量固体析出。若有油状物出现，要加热溶解后再重新冷却。

⑤ 反应温度不宜超过 90℃，否则，将有副产物一缩二水杨酸生成。

六、数据处理

该实验中乙酸酐过量，故以水杨酸为标准计算理论产量。

$$3g \text{ 水杨酸相当于 } 0.022mol \text{ 水杨酸}$$

$$理论产量 = 0.022 \times 180.2 = 4.0(g)$$

$$产率 = \frac{实际产量}{理论产量} \times 100\%$$

思考题

1. 实验中所用仪器为什么必须是干燥的？
2. 乙酰水杨酸合成的原理是什么？
3. 什么叫酰化反应？常用的酰化试剂有哪些？

实验 16   乙酸乙酯的制备

一、实验目的

① 阐述酯化反应的原理以及分析用羧酸合成酯的方法。
② 正确使用蒸馏装置、分液漏斗，掌握干燥剂的使用操作。

二、实验原理

醇和有机酸在 H^+ 存在的条件下发生反应生成酯，称为酯化反应。乙醇和乙酸在浓 H_2SO_4 催化作用下发生下列反应：

$$CH_3COOH + C_2H_5OH \underset{110\sim120℃}{\overset{H_2SO_4}{\rightleftharpoons}} CH_3COOC_2H_5 + H_2O$$

反应可逆，常采用加入过量的酸或醇，提高产率。

三、仪器与试剂

仪器：125mL 三颈瓶、滴液漏斗、分液漏斗、直形冷凝管、锥形瓶、pH 试纸、阿贝折射仪等。

试剂：95% 乙醇、冰醋酸、浓硫酸、饱和食盐水、饱和碳酸钠溶液、饱和氯化钙溶液、无水硫酸镁等。

四、实验步骤

（一）制备

在 125mL 三颈瓶中，放入 12mL 95% 乙醇，在振摇下分批加入 12mL 浓硫酸使混合均匀，并加入几粒沸石。旁边两口分别插入 60mL 滴液漏斗及温度计，漏斗末端及温度计水银球浸入液面以下，距瓶底 0.1 ～ 1cm。中间一口装蒸馏弯管与直形冷凝管连接，冷凝管末端连接一接液管，伸入锥形瓶中。

将 12mL 的 95% 乙醇及 12mL 冰醋酸（约 12.5g，0.21mol）的混合液，由 60mL 滴液漏斗滴入蒸馏瓶内约 3～4mL。然后将三颈瓶在石棉网上用小火加热，使瓶中反应液温度升到 110～120℃。这时在蒸馏管口应有液体流出，再打开滴液漏斗慢慢滴入剩余混合液。控制反应温度在 110～120℃。滴加完毕后，继续加热数分钟，直到温度升高到 130℃，不再有液体流出为止。

馏出液中含有乙酸乙酯、少量乙醇、乙醚、水和冰醋酸。在此馏出液中慢慢加入饱和碳酸钠溶液 10mL，加时摇动，直至无二氧化碳气体逸出，用 pH 试纸检验，酯层呈中性。将混合液移入分液漏斗，充分振摇（注意活塞放气）后静置。分去下层溶液。酯层用 10mL 饱和食盐水洗涤后，再用饱和的氯化钙水溶液洗涤两次，每次 10mL。弃去下层液，酯层自漏斗上口倒入干燥的 50mL 锥形瓶中，用无水硫酸镁（或无水硫酸钠）干燥。乙酸乙酯制备装置如图 4-19 所示。

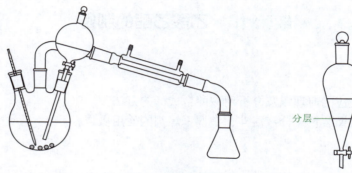

图 4-19 乙酸乙酯制备装置

分层

（二）蒸馏

将干燥的粗乙酸乙酯滤入干燥的 30mL 蒸馏瓶中，加入几粒沸石后在水浴上蒸馏。收集 73～78℃ 的馏分，产量为 10.5～12.5g。纯的乙酸乙酯的沸点为 77.06℃，折射率 $n_D^{20}=1.3723$。

（三）微型方法

微型方法制备粗乙酸乙酯蒸馏装置如图 4-20 所示。

① 酯化。在 25mL 圆底烧瓶中加入 3mL（2.36g，51.4mmol）无水乙醇和 1.9mL（1.99g，33.2mmol）冰醋酸，再缓慢加入 0.8mL 浓硫酸，摇匀，加入沸石，装上冷凝管，用电热套（或油浴）加热回流 20min。冷却，将装置改为蒸馏装置，加热蒸馏至馏出液为反应液总体积的 1/2。

② 提纯。向馏出液中缓缓滴加饱和碳酸钠溶液，边加边摇动烧瓶，直至无二氧化碳气体产生（约需 1.5～2mL）。将混合液移入分液漏斗，分去下层水溶液，酯层依次用 2mL 饱和氯化钠溶液和 2mL 饱和氯化钙溶液和蒸馏水各洗涤一次。酯层移入

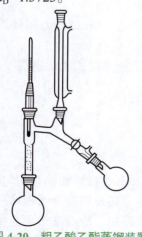

图 4-20 粗乙酸乙酯蒸馏装置

已干燥的锥形瓶中，用无水硫酸镁干燥。滤去无水硫酸镁，蒸馏，收集 74～78℃馏分，称重并计算产率（约 35%～45%）。

③ 产品检验（见常规方法）。

五、注意事项

① 本实验所采用的酯化方法，仅适用于合成一些沸点较低的酯类。优点是能连续进行，用较小体积的反应瓶制得较大量的产物。

② 如用蒸馏瓶也可以，其装置为在瓶口配一个双孔木塞，分别插入温度计和玻璃管。玻璃管末端拉成直径为 2～3mm 并呈钩状，玻璃管上端用一小段橡胶管与 60mL 滴液漏斗紧密相连，漏斗末端与玻璃管接触。

③ 温度不宜过高，否则会增加副产物乙醚的含量。滴加速度太快会使醋酸来不及反应而蒸馏出去。

④ 馏出液含乙酸乙酯、水及未反应的少量乙酸、乙醇和副产物乙醚，用碳酸钠溶液除去未反应的乙酸。

⑤ 饱和氯化钙溶液可除去馏出液中未反应的乙醇，以免蒸馏时乙醇、乙酸乙酯及水形成三元共沸物，降低产率。酯层经碳酸钠溶液洗涤后直接用氯化钙溶液洗涤，可能产生絮状碳酸钙沉淀，使分离困难。因而在用氯化钙溶液洗涤前先用饱和食盐水洗涤，不仅免除絮状碳酸钙沉淀的生成，还可减少乙酸乙酯溶于水的损失（每 17 份水中溶解 1 份乙酸乙酯）。

乙酸乙酯及水或乙醇可形成二元共沸物及三元共沸物，粗乙酸乙酯必须除去乙醇和少量水分后才能进行蒸馏，以免降低产率。

思考题

1. 酯化反应有什么特点？本实验如何创造条件促使酯化反应尽量向生成物方向进行？

2. 在酯化反应中，用催化剂硫酸的量，一般只需醇重量的 3% 就够了，这里为什么用了 15mL？

3. 如采用醋酸过量是否可以？为什么？

4. 蒸出的粗乙酸乙酯中主要有哪些杂质？如何除去？

5. 酯化反应后，馏出液的组成如何？为什么依次要用饱和碳酸钠溶液、饱和氯化钠溶液和饱和氯化钙溶液洗涤？可否不用饱和氯化钠溶液或用水代替饱和氯化钠溶液？

6. 为何要先经干燥剂无水硫酸镁干燥后，才能进行乙酸乙酯的蒸馏？

实验 17　肉桂酸的制备

一、实验目的

① 了解柏琴（Perkin）反应制备芳基取代的 α, β- 不饱和酸的方法。

② 掌握水蒸气蒸馏的原理。

③ 熟悉肉桂酸制备的原理和方法及水蒸气蒸馏的操作。

二、实验原理

Perkin 反应是由芳香醛与脂肪族酸酐在碱性条件下进行的缩合反应。碱催化剂通常为相应羧酸的钠或钾盐，也可使用三乙胺或碳酸钾。若酸酐中具有两个 α- 氢原子，反应生成的主要产物为 α,β- 不饱和酸。本实验以苯甲醛与乙酸酐为原料，在无水乙酸钾的催化下合成 β-苯基丙烯酸（即肉桂酸）：

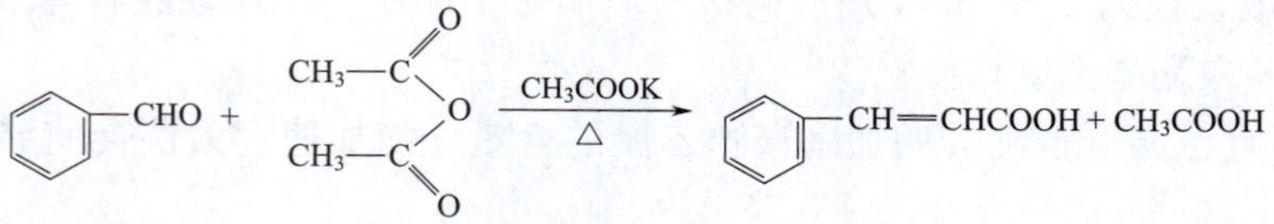

此反应是碱催化缩合反应，其中羧酸的钠或钾盐作为碱起催化作用。在某些情况下，三乙胺或 K_2CO_3 也可作为催化剂使用。脂肪醛通常不发生 Perkin 反应。

可能的机理如下：

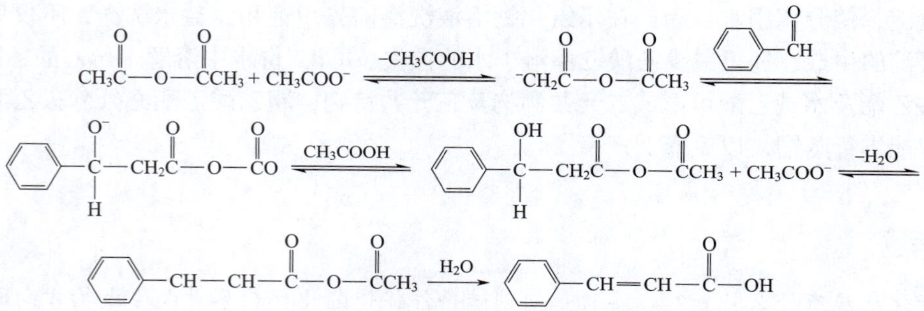

三、仪器与试剂

仪器：圆底烧瓶（50mL、250mL）、Y 形管、温度计（200℃）、冷凝管、石棉网、水蒸气蒸馏装置一套、抽滤装置一套、pH 试纸等。

试剂：苯甲醛、无水乙酸钾、乙酐、饱和碳酸钠溶液、浓盐酸、活性炭等。

四、实验步骤

在干燥的 50mL 圆底烧瓶中，加入 3g 研细的、新熔融过的无水乙酸钾粉末、3mL 新蒸馏过的苯甲醛和 5.5mL 乙酐，振荡使三者混合。烧瓶口装一个 Y 形管，正口装一支 200℃的温度计，其水银球插入反应混合物液面下，但不要碰到瓶底，侧口装空气冷凝管。用加热套加热回流使反应液温度升至 150℃左右，保持 0.5h，然后升温至 160～170℃，保持 1h。装置如图 4-21 所示。

将反应混合物趁热（100℃左右）倒入盛有 25mL 水的 250mL 圆底烧瓶内。原圆底烧瓶用 20mL 水分两次洗涤，过滤液合并至 250mL 圆底烧瓶内。一边充分摇动烧瓶，一边慢慢加入饱和碳酸钠溶液直至反应混合物用 pH 试纸检验呈弱碱性，然后进行水蒸气蒸馏至馏出物中无油珠为止。此步是为了蒸出未作用的苯甲醛（倒入指定的回收瓶中）。

在残留液中加入少许活性炭，加热煮沸 10min，趁热抽滤。滤液用浓盐酸小心酸化，使呈明显酸性，放入冷水浴中冷却。待肉桂酸完全析出后，抽滤，产物用少量水洗涤，挤压去水分。产品可在热水中重结晶。

纯肉桂酸有顺、反两种异构体，通常以反式形式存在，为无色结晶，熔点为 135.6℃。

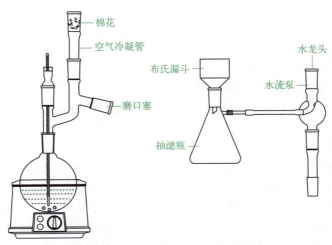

图 4-21　肉桂酸合成实验装置图

五、注意事项

① 所用仪器必须干燥，避免水分影响 Perkin 反应。

② 无水乙酸钾的熔融处理方法：将含结晶水的乙酸钾放在蒸发皿中加热，乙酸钾先溶在结晶水中（约 58℃），继续加热，并不断搅拌，水分失去后又复凝固（约 120℃）。加大火焰，继续加热直至乙酸钾再次熔融。停止加热，放置稍冷，趁温热用研钵研碎，装入瓶中，密封（防止水分侵入），备用。

③ 水蒸气蒸馏时应控制速度适中，避免操作过快造成液体飞溅。

④ 浓盐酸酸化操作应小心，避免强酸外溅。

六、数据处理

① 产物性状记录：粗产品及重结晶产品的颜色、晶型等。

② 熔点测定：测定所获肉桂酸的熔点，与文献值（135.6℃）对比以判断纯度。

③ 产率计算：产率＝实际产量（g）/ 理论产量（g）×100%

理论产量以苯甲醛为限量试剂计算。

思考题

1. 用什么方法可检验水蒸气蒸馏是否完全？

2. 具有何种结构的醛能进行 Perkin 反应？

3. 用酸酸化时，能否用浓硫酸？

4. 用水蒸气蒸馏可除去什么？为什么能用水蒸气蒸馏法提纯产品？

实验 18　从茶叶中提取咖啡因

一、实验目的

① 描述升华法提取有机物的操作技术。
② 阐述索氏提取器的基本原理和操作方法。
③ 对比分析提取天然有机物的方法，正确使用索氏提取器。

二、实验原理

茶叶中有多种生物碱，儿茶素和咖啡因是两类重要的天然有效成分，其中咖啡因是茶叶中主要的生物碱，也称咖啡碱，在茶叶中约占 1%～5%，具有兴奋中枢神经系统、兴奋心脏、松弛平滑肌和利尿等作用。儿茶素是强效抗氧化成分，对癌症、高血压、冠心病等有明显的预防作用。儿茶素是茶多酚的主体物质，茶多酚是茶叶中酚类及其衍生物的总称，其主要组成是黄烷醇类、羟基 -4- 黄烷醇类、花色苷类、黄酮醇类和黄酮类。而其中黄烷醇类又以儿茶素类物质为主，占茶多酚总量的 70% 左右。茶叶中常见的儿茶素有六种：l- 表没食子儿茶素（EGC）、dl- 表没食子儿茶素（dl-GC）、l- 表儿茶素（l-EC）、dl- 儿茶素（dl-C）、l- 表儿茶素没食子酸酯（l-ECG）和 l- 表没食子儿茶素没食子酸酯（l-EGCG）。此外茶叶中还含有少量丹宁酸、色素、纤维素、蛋白质等。咖啡因是弱碱性化合物，易溶于氯仿（12.5%）、水（2%）及乙醇等。在苯中的溶解度为 1%（热苯为 5%），丹宁酸易溶于水和乙醇，不溶于苯。

咖啡因系杂环化合物嘌呤衍生物，它的化学名称是 1, 3, 7- 三甲基 -2, 6- 二氧嘌呤，其结构式如下：

咖啡因($C_8H_{10}N_4O_2$)
1, 3, 7- 三甲基 -2, 6- 二氧嘌呤

含结晶水的咖啡因系无色针状结晶，味苦，能溶于水、乙醇、氯仿等，微溶于石油醚。在 100℃时，即失去结晶水并开始升华，120℃时升华相当显著，至 178℃时升华很快，无水咖啡因熔点为 234.5℃。在植物中常与有机酸、丹宁等结合以盐的形式存在。

本实验利用咖啡因易溶于乙醇、易升华等特点，以 95% 乙醇作溶剂，通过索氏提取器连续提取，然后浓缩、焙炒得到粗咖啡因。粗咖啡因还含有其他一些生物碱和杂环化合物，可通过升华得到纯咖啡因。

三、仪器与试剂

仪器：索氏提取器、平底烧瓶（150mL）、直形冷凝管、温度计（100℃、300℃）、锥形瓶（150mL）、表面皿、蒸发皿、漏斗、水浴锅、烧杯、玻璃棒、滤纸、脱脂棉等。

试剂：茶叶末、95% 乙醇、滤纸筒、生石灰等。

四、实验步骤

茶叶提取咖啡因实验装置见图 4-22。

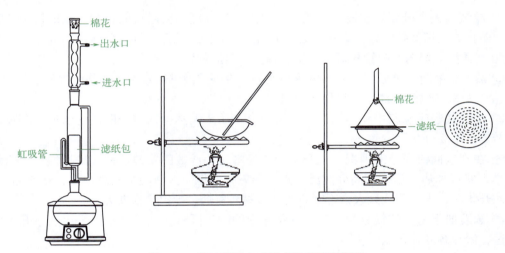

图 4-22　茶叶提取咖啡因实验装置示意图

（一）提取

称取茶叶 10g，用滤纸包好，再将滤纸筒小心地插入索氏提取器的滤纸筒内，在平底烧瓶中加入 100mL 95% 乙醇，安装好冷凝管，加几粒沸石，用水浴加热。连续提取 2 ～ 3h，至提取液颜色很淡时停止。

（二）蒸馏浓缩

改成蒸馏装置，重新加入几粒沸石，进行蒸馏，回收抽取液中的大部分乙醇，至烧瓶中溶液剩余 5 ～ 10mL 时，停止蒸馏。

（三）中和

把蒸馏瓶中的浓缩液倒入蒸发皿中（蒸馏瓶壁附着的提取物可用少量回收的热乙醇洗涤，一并倒入蒸发皿中），拌入 3 ～ 4g 生石灰粉，在蒸气浴上蒸干。最后把蒸发皿移至酒精灯上焙炒片刻，搅拌直至固体变成小颗粒粉末，再蒸一会儿，务使水分全部除去。

（四）升华

待蒸发皿冷却后，擦去沾在边上的粉末，以免升华时污染产物。取一只合适的玻璃漏斗，罩在隔以刺有许多小孔的滤纸的表面皿上，用砂浴小心加热升华。当纸上出现白色毛状结晶时，暂停加热，自然冷至 100℃ 左右，揭开漏斗和滤纸，仔细把附在纸上的、器皿上的咖啡因用小刀刮下，残渣经拌和后用较大的火再加热片刻，使升华完全。合并两次升华收集的咖啡因，测定熔点。若产品不纯，可用少量热水重结晶提纯（或放入微量升华管中再次升华）。

（五）纯度检测

合并两次升华得到的咖啡因，称其质量并测定其熔点。

五、注意事项

① 滤纸包大小既要紧贴器壁又能方便取出，其高度不得超过虹吸管，滤纸包茶叶时要严紧，防止漏出堵塞虹吸管，纸套上面折成凹形，以保证回流液均匀浸润被提取物。

② 索氏提取器的虹吸管易折断，安装和拆卸时应特别小心。

③ 蒸馏浓缩时，烧瓶中乙醇不可蒸得太干，否则残液过于黏稠，转移时损失较大。

④ 若提取液颜色很淡，即可停止提取。

⑤ 生石灰起吸水和中和作用，以除去部分杂质。天然生物碱一般以盐的形式存在，中和后游离出来易升华。

⑥ 在萃取回流充分的情况下，升华操作是本实验成败的关键。在升华过程中，始终都须用小火间接加热。温度太高会使滤纸炭化变黑，并把一些有色物质烘出来，使产品不纯。第二次升华时，火也不能太大，否则会使被烘物质冒烟，导致产物损失。

⑦ 蒸发皿上覆盖滤纸是为了防止升华凝固的咖啡因落入蒸发皿中，纸上的小孔可使蒸气通过，漏斗颈塞棉花以防止蒸气逸出。

思考题

1. 茶叶中咖啡因的提取用索氏提取器有什么优点？它与直接用溶剂回流提取相比较，有哪些优点？

2. 哪些物质可以用升华法提取？进行升华操作时应注意什么？

3. 在此实验中，加入生石灰的作用是什么？

4. 用纯的咖啡因计算它在茶叶中的含量，与咖啡因在茶叶中的实际含量有何区别？为什么？

5. 试说出索氏提取器的使用原理。

实验 19　绿色植物中色素的提取

一、实验目的

① 列举从植物中提取色素的方法。

② 阐述紫外 - 可见吸收光谱法测定的方法。

③ 描述柱色谱分离技术，正确使用柱色谱分离色素成分。

二、实验原理

绿色植物的茎、叶中含有胡萝卜素、叶黄素和叶绿素等色素。植物色素中的胡萝卜素（$C_{40}H_{56}$）有三种异构体，即 α-、β- 和 γ- 胡萝卜素，其中 β- 体含量较多，也最重要。β- 体具有维生素 A 的生理活性，其结构是由两分子的维生素 A 在链端失去两分子水结合而成的，在生物体内 β- 体受酶催化氧化即形成维生素 A。目前 β- 体已用于工业生产，可作为维生素 A 使用，同时也可作为食品工业的色素。叶黄素（$C_{40}H_{56}O_2$）最早从蛋黄中析离，叶绿素有两个异构体，叶绿素 a（$C_{55}H_{72}O_5N_4Mg$）和叶绿素 b（$C_{55}H_{70}O_6MgN_4$），它们都是吡咯衍生物与金属镁的配合物，是植物光合作用所必需的催化剂。

β-胡萝卜素

维生素A

三、仪器与试剂

仪器：研钵，容量瓶，分液漏斗等。

试剂：绿色植物叶，95% 乙醇，石油醚（60～90℃），丙酮，正丁醇，无水碳酸钠等。

四、实验步骤

（一）植物色素的提取

取 5g 新鲜的绿色植物叶子于研钵中捣烂，用 30mL（2∶1）的石油醚 - 乙醇分几次浸取。把浸取液过滤，滤液转移到分液漏斗中，加等体积的水洗一次，洗涤时要轻轻振荡，以防止乳化，弃去下层的水 - 乙醇层，石油醚层再用等体积的水洗 2 次，以除去乙醇和其他水溶性物质，有机相用无水硫酸钠干燥后转移到另一锥形瓶中保存。取一半作柱色谱分离，其余留作薄层分析。

（二）植物色素的分离

1. 柱色谱分离

25mL 酸式滴定管用 20g 中性氧化铝装柱。先用 9∶1 的石油醚 - 丙酮洗脱，当第一个橙黄色色带流出时，换新接收瓶接收胡萝卜素，约用洗脱剂 50mL。换用 8∶1 的石油醚 - 丙酮洗脱，当第二个棕黄色色带流出时，换另一个新的接收瓶接收叶黄素，约用洗脱剂 200mL。再换用 3∶1∶1 的正丁醇 - 乙醇 - 水洗脱，分别接收叶绿素 a（蓝绿色）和叶绿素 b（黄绿色），约用洗脱剂 30mL。

2. β- 胡萝卜素含量测定

将经过柱色谱分离后的 β- 胡萝卜素溶液，以 1∶9 的丙酮 - 石油醚溶剂为参比，在紫外可见分光光度计上测定其吸收光谱及最大吸光度。

（1）绘制 β- 胡萝卜素标准曲线　用逐级稀释的方法准确配制 25μg/mL 的 β- 胡萝卜素石油醚标准溶液。分别量取 β- 胡萝卜素标准溶液 0.40mL、0.80mL、1.60mL、2.00mL 于 5 个

10mL 容量瓶中，用石油醚定容至标线。

用 1cm 吸收池，以石油醚为参比，测定其中一个标准溶液的紫外 - 可见吸收光谱，并分别测定 5 个 β- 胡萝卜素标准溶液的最大吸光度（测定波长范围为 350 ～ 550nm）。

（2）数据处理 确定样品溶液在 λ_{max} 处的吸光度，计算 β- 胡萝卜素的含量。

$$w_{\beta-胡萝卜素} = \frac{50 \times \rho_B}{m} \times 10^{-6}$$

式中 ρ_B——标准曲线上查得 β- 胡萝卜素的质量浓度，$\mu g/mL$；

m——胡萝卜素样品的质量，g。

3. 叶黄素或叶绿素含量的测定

采用与测定胡萝卜素含量相似的方法，确定绿色植物中叶黄素或叶绿素的含量。

✐ **思考题**

1. 通过本次实验，谈谈提取植物色素的意义。

2. 植物色素的分离技术对实际工作有什么优点？

实验 20　蔬菜中总黄酮的含量测定

一、实验目的

① 阐述从植物中提取有效成分的原理。

② 应用紫外 - 可见吸收光谱法测定总黄酮的含量，比较不同提取方法的优缺点，设计从植物中提取总黄酮的方法。

二、实验原理

绿色植物的茎、叶中含有黄酮类化合物、胡萝卜素、叶黄素和叶绿素等色素。黄酮类化合物泛指两个具有酚羟基的苯环（A- 环与 B- 环）通过三个碳原子相互连接而成的一系列化合物，其基本母核为 2- 苯基色原酮。

多数黄酮类化合物有两个吸收谱带，300 ～ 400nm 之间由 B 环的桂皮酰系统的电子跃迁引起，240 ～ 285nm 之间由 A 环的苯甲酰系统的电子跃迁引起。黄酮类化合物分子常可与铝盐、铅盐、锆盐、镁盐等试剂生成有色络合物。

黄酮的功效是多方面的，它是一种很强的抗氧化剂，可有效清除体内的氧自由基，如花青素、花色素可以抑制油脂性过氧化物的全阶段溢出。其母核内形成交叉共轭体系，并通过电子转移、重排，使共轭链延长，因而显现出颜色。黄酮苷一般易溶于水、乙醇、甲醇等极性强的溶剂，但难溶于或不溶于苯、氯仿等有机溶剂。糖链越长则水溶度越大。黄酮类化合物因分子中多具有酚羟基，故显酸性。酸性强弱因酚羟基数目、位置而异。

三、仪器与试剂

学生自行设计。

四、实验步骤

① 从蔬菜中提取总黄酮。
② 确定提取黄酮的实验方法，进行含量测定。

五、注意事项

① 蔬菜样品应当充分干燥，不要留有多余的水分。
② 萃取过程中注意超声时间和强度。
③ 萃取时要分几次萃取，以达到萃取完全的目的。
④ 测定含量时注意显色时间，配制标准溶液时保证显色时间。

六、数据处理

自行查找参考文献。

思考题

1. 通过本次实验，谈谈提取蔬菜中总黄酮的意义。
2. 蔬菜中总黄酮的分离提取技术有几种？有什么样的特点？

参考方法（一）

1. 仪器与试剂

仪器：索氏提取器，球形冷凝管，平底烧瓶，直形冷凝管，温度计（100℃、300℃），紫外-可见分光光度计，容量瓶等。

试剂：新鲜蔬菜，滤纸筒，石油醚，乙醇，芦丁标准品，亚硝酸钠，硝酸铝，氢氧化钠，三氯化铝等。

2. 实验步骤

（1）提取　称取新鲜的苦苣叶（芹菜叶、芹菜茎、生菜、韭菜、蒲公英、苦瓜、洋葱）10g，并用剪刀将其剪碎，向平底烧瓶中加入沸石，并加入100mL石油醚，将已剪碎的10g苦苣叶装入滤纸筒，装入索氏提取器，上面连接球形冷凝管，用加热套对平底烧瓶加热1～2h，然后将平底烧瓶内的液体倒入石油醚回收瓶，加入几粒新沸石，加入100mL 70%乙醇，连续回流2～3h，直至索氏提取器内的液体无色为止，然后用常压蒸馏法将平底烧瓶内的液体浓缩至20mL左右，之后用等体积的石油醚萃取三次，最后用30%乙醇将提取液稀释至50mL。实验用提取装置及蒸馏装置见图4-23。

（2）配制标准溶液，绘制标准曲线　准确移取芦丁标准溶液0.00、1.60、3.20、4.80、9.60mL于50mL容量瓶中，分别加30%乙醇约至12.5mL，加5%的亚硝酸钠溶液0.8mL，放置 5min，加 5% 的硝酸铝溶液 0.8mL，摇匀，放置 6min，后加 4% 氢氧化钠溶液 5mL，30% 乙醇定容至刻度，摇匀，放置 15min，在 510nm 处测吸光度，以吸光度（Abs）为纵坐标，质量浓度（c，mg/mL）为横坐标，得回归方程：$Abs=K*(c)+B$。

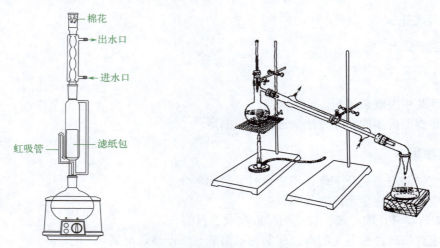

图 4-23　实验用提取装置以及蒸馏装置

（3）样品的测定

① 定性分析。三氯化铝反应：取提取液样品点在滤纸上，滴加 1% 三氯化铝乙醇溶液，吹干。在可见光下呈灰黄色，在紫外光下呈黄色荧光斑点。

② 显色测含量。准确移取 0.5mL 提取液（根据提取液的颜色深浅可改变用量，深则少取）于 50mL 容量瓶中，加 30% 乙醇约至 12.5mL，加 5% 亚硝酸钠 0.8mL，放置 5min，加 5% 硝酸铝溶液 0.8mL，摇匀，放置 6min，后加 4% 的氢氧化钠溶液 5mL，30% 的乙醇定容至标线，混合放置 15min，用紫外 - 可见分光光度计在 510nm 处测其吸光度。根据回归方程计算样品中总黄酮的含量。

③ 数据处理。确定样品溶液在 λ_{max} 处的吸光度，计算总黄酮的含量。

$$w_{总黄酮} = \frac{50 \times \rho_B}{m} \times 10^{-6}$$

式中　ρ_B——标准曲线上查得总黄酮的质量浓度，mg/mL；

　　　m——蔬菜的质量，g。

参考方法（二）

1. 仪器与试剂

仪器：数控超声清洗器，紫外 - 可见分光光度计，水浴锅，中药粉碎机，离心机，电热恒温干燥箱，蒸发皿，电子天平，100 目筛，容量瓶等。

试剂：乙醚，乙醇，芦丁标准品，氢氧化钠等。

2. 实验步骤

（1）提取　将新鲜蔬菜用蒸馏水冲洗，放入干燥箱中 60℃干燥至恒重，用中药粉碎机粉碎成粉末，过 100 目筛，将蔬菜粉末放于蒸发皿中，置于干燥器中备用。称取干燥样品

2.0g，45℃乙醚脱脂脱色至澄清透明，自然风干后备用。

按 1∶20 的比例向蔬菜粉末中加入 70% 乙醇，在温度 60℃、超声频率 60 Hz 下超声提取 90min，离心 10min（3000 r/min），上清液即为总黄酮提取液。

（2）配制标准溶液，绘制标准曲线　精确称取 10mg 已烘至恒重的芦丁标准品，以 70% 乙醇溶液溶解并定容至 50mL，摇匀即得浓度为 0.2mg/mL 标样储备液。

取芦丁标样储备液 5.00mL 于 25mL 容量瓶中，用质量分数 70% 乙醇溶液定容，用紫外-可见分光光度计在 190～400nm 范围内进行吸光度扫描，最大特征吸收峰为 360nm。

分别移取 0.0、0.5、1.0、1.5、2.0、2.5mL 芦丁标样储备液于 6 个 10mL 容量瓶中，加入质量分数 70% 的乙醇溶液定容，在 360nm 处测定吸光度。以吸光度（Abs）为纵坐标，质量浓度（c，mg/mL）为横坐标，得线性回归方程：Abs=Kc+B。

（3）样品的测定

① 定性及定量测定。吸取总黄酮提取液于 50mL 容量瓶，加入 70% 乙醇定容，取 1mL 样液稀释至 10mL，测定在 360nm 处的吸光度，由回归方程计算出样液浓度，进而计算出蔬菜中总黄酮的含量。

② 数据处理。确定样品溶液在 λ_{max} 处的吸光度，计算总黄酮的含量。

$$w_{(总黄酮)} = \frac{10\rho_B}{m} \times 10^{-3}$$

参考方法（三）

1. 仪器与试剂

仪器：同方法（二）。

试剂：100 目筛，乙醚，乙醇，芦丁标准品，乙酸镁甲醇溶液，氢氧化钠。

2. 实验步骤

（1）提取　取新鲜蔬菜，烘干后粉碎。称取粉末约 6g，加 80mL 95% 乙醇，超声波提取 0.5h 或不同时间，抽滤。滤渣再加 80mL 95% 乙醇，再次超声波提取 0.5h，抽滤，合并两次滤液，减压回收乙醇至滤液仅剩 5～7mL 为止，放置于 100mL 容量瓶中，用 60% 乙醇稀释至刻度，得样品液。

（2）配制标准溶液，绘制标准曲线　分别精密吸取芦丁对照液（0.13mg/mL）0.00mL、0.50mL、1.00mL、2.00mL、3.00mL、4.00mL、5.00mL 于 10mL 容量瓶中，分别加入 5% 亚硝酸钠溶液 0.30mL，摇匀，静置 6min，再加 10% 硝酸铝溶液 0.30mL，摇匀，静置 6min，再加 4% 氢氧化钠溶液 4.00mL，用 60% 乙醇稀释至刻度，摇匀，静置 12min，以试剂作空白参比液，于 510nm 处测定吸光度。确定回归方程［同方法（二）］。

（3）样品的测定

① 定性。乙酸镁反应：取样品溶液点在滤纸上，滴加 1% 乙酸镁甲醇溶液，吹干，紫外光下呈黄色斑点。

② 定量测定。精密吸取样品液 0.50mL，置于 10mL 容量瓶中，按标准曲线的制备方法，测定吸光度，根据回归方程计算样品中总黄酮的含量（mg/mL）。

由回归方程计算出样液浓度，进而计算出蔬菜中总黄酮的含量。

③ 数据处理

确定样品溶液在 λ_{max} 处的吸光度，计算总黄酮的含量［同方法（二）］。

实验 21　蓝莓中原花青素提取及含量测定

一、实验目的

① 阐述提取花青素的原理。

② 设计从植物中提取花青素的方法，培养学生严谨态度、科研创新意识和团队合作能力。

③ 应用紫外 - 可见吸收光谱法测定花青素的含量，分析花青素与绚烂多彩的植物关系。

二、实验原理

原花青素（proanthocyanidin）是一类广泛存在于植物中的多酚类化合物，由不同数量的儿茶素或表儿茶素单体通过碳碳键连接而成，属于黄酮类化合物的一个重要亚类。蓝莓（*Vaccinium* spp.）作为浆果类植物的代表，其果实和叶片中含有丰富的原花青素，尤其是低聚原花青素（OPCs），具有显著的生物活性和保健功能。国际粮农组织已将蓝莓列为人类五大健康食品之一，其营养价值仅次于苹果和柑橘，被誉为"世界第三代水果"。

在 500nm 处通过分光光度计测定花青素在水解中生成的花青素离子的吸光度，其与原花青素的含量成正比，即可求得花青素的含量。

三、仪器与试剂

仪器：学生可自行设计提交相关仪器清单。

试剂：蓝莓，其他相关试剂。学生可自行设计提交清单。

四、实验步骤

① 蓝莓中花青素的提取。

② 花青素的提纯分离。

③ 花青素含量测定。

五、指导建议

① 设计实验的最优方案。

② 对含量测定结果进行初步分析。

六、花青素在医药学领域的应用价值

蓝莓中的原花青素具有复杂的化学结构，主要以 B 型连接为主，聚合度从二聚体到十聚体不等。从化学性质来看，原花青素分子中含有多个酚羟基，使其具有良好的水溶性和醇溶性，同时在酸性条件下较为稳定。这些结构特点也决定了其提取工艺的选择范围。研究表明，蓝莓中的原花青素含量因品种、产地、成熟度和部位不同而有显著差异，通常野生蓝莓的原花青素含量高于栽培品种，叶片中的含量有时甚至高于果实。

从生理功能角度看，蓝莓原花青素具有多重健康益处。其强大的抗氧化能力可以清除体内自由基，抗衰老效果显著，能够改善微循环，保护视力，缓解眼疲劳，具有抗炎、调节血脂、保护心血管的作用，近年来研究还发现其对某些癌症有预防效果。这些生理活性使得蓝

莓原花青素在功能性食品、保健品和医药领域具有广阔的应用前景。

随着人们对健康饮食的重视，蓝莓及其制品的市场需求不断扩大。对蓝莓中原花青素进行高效提取和精确含量测定，不仅能为产品质量控制提供科学依据，也能促进蓝莓资源的综合开发利用，延长产业链，提高附加值。因此，研究蓝莓原花青素的提取工艺及含量测定方法具有重要的理论和实践意义。

✎ 思考题

1. 原花青素在蓝莓中的分布和生物学功能是什么？提取原花青素的实际应用价值有多大？
2. 提取原花青素时，常用的提取溶剂及其作用原理是什么？
3. 原花青素含量测定的常用方法有什么优缺点？在本实验中采用了哪种方法？
4. 提取过程中可能影响原花青素提取率的因素有哪些？如何通过实验优化这些因素？

参考方法

1. 提取

（1）溶剂提取法　溶剂提取法作为传统的原花青素提取技术，因其操作简便、设备要求低、成本适中而广泛应用于实验室和工业生产中。该方法通过选择合适的溶剂体系，利用相似相溶原理将原花青素从蓝莓组织细胞中溶解出来。原花青素可溶于水和绝大多数有机溶剂，常用的提取原花青素的溶剂有水、甲醇、乙醇、乙酸乙酯等。在蓝莓原花青素的溶剂提取工艺中，溶剂类型与浓度、料液比、提取温度、提取时间和pH值是影响提取效率的五大关键因素，需要通过单因素实验和正交实验进行系统优化。

用托盘天平称取蓝莓10.0g，放入研钵中，轻轻碾碎后装入滤纸筒中，将滤纸筒包好后放入索氏提取器内，在平底烧瓶内加75%乙醇120mL，加入几粒沸石，把研出的蓝莓汁倒入平底烧瓶中，上面连接球形冷凝管，用加热套对平底烧瓶加热3h（120V电压）后，将提取液倒入支管烧瓶中，水浴加热，常压蒸馏至剩余20mL，分别用20mL乙酸乙酯对其萃取三次，保留下层溶液，用75%乙醇将萃取后的提取液定容于50mL容量瓶中。

（2）超声波辅助提取法　超声波提取蓝莓原花青素的关键参数包括超声功率、频率、处理时间和温度。与传统溶剂提取法相比，超声波辅助提取法不仅能提高提取效率，还能保持原花青素的生物活性。扫描电镜观察发现，经超声波处理后的蓝莓残渣表面出现明显孔隙和褶皱，细胞结构破坏程度显著高于常规提取。这种微观结构的变化证实了超声波对细胞壁的破坏作用，解释了其提高提取效率的机制。从抗氧化活性来看，超声波提取的蓝莓原花青素在DPPH自由基清除率方面与常规溶剂提取无显著差异，均在97%以上，表明超声波处理不会明显破坏原花青素的活性结构。

超声波辅助提取法参考方法：

① 蓝莓的预处理：将蓝莓洗净，烘干，粉碎，过40目筛，石油醚脱脂，干燥备用。

② 提取工艺流程：蓝莓粉末→加入提取剂→超声波提取→抽滤→浓缩→冷冻干燥。

（3）微波辅助提取法　微波辅助提取法是利用微波电磁场使极性分子（如水、乙醇）高速旋转摩擦生热，从内部加热样品，破坏细胞结构，促进目标成分释放的提取方法。微波提取具有加热速度快、选择性好、节能高效等特点，特别适合植物活性成分的提取。研究表明，微波辅助提取法是几种辅助提取方法中蓝莓原花青素获得率最高的一种，显著高于超声波辅助提取法和常规溶剂提取法。微波辅助提取法参考方法：

① 蓝莓的预处理：将蓝莓洗净，烘干，粉碎，过 40 目筛，石油醚脱脂，干燥备用。

② 提取工艺流程：蓝莓粉末→加入提取剂→微波提取→抽滤→浓缩→冷冻干燥。

2. 定性分析

取 1～2 滴提取液，滴入试管中，用 75% 乙醇稀释至无色，用紫外 - 可见分光光度计扫描。

3. 含量测定

准确移取定容后的提取液 0.5mL，加 3mL 4% 香草醛甲醇溶液，加 1.5mL 浓盐酸避光反应 15min，以 0.5mL 蒸馏水、3mL 4% 香草醛甲醇溶液和 1.5mL 浓盐酸为空白对照，避光反应 15min，在 500 nm 处测定其吸光度值，求算浓度与质量分数。

实验 22　有机化合物性质设计实验

一、实验目的

① 培养学生运用有机化学、分析化学等多学科知识综合分析和解决问题的能力。

② 提升学生文献查阅、实验设计、推理判断及表达能力。

③ 增强对化学结构与性质之间关系的理解。

二、仪器与试剂

仪器：试管、量筒、烧杯、滴管、漏斗、干燥器、红外光谱仪（FT-IR）、紫外 - 可见分光光度计（UV-Vis）等。

试剂：乙醇、甘油、异丙醇、冰醋酸、酚酞指示剂、10% 硫酸铜溶液、10% 氢氧化钠溶液、10% 碳酸钠溶液、5% 高锰酸钾溶液、10% 碳酸氢钠溶液、1% 三氯化铁溶液、20% 硫酸、10% 盐酸、乙醛、丙酮、碳酸氢钠、0.5mol/L 碘溶液、甲酸、醋酸、草酸、苯甲酸、水杨酸、1% 三氯化铁、茚三酮、葡萄糖、麦芽糖、蔗糖、果糖、2% 淀粉溶液、清蛋白、丙氨酸、硫酸铵、托伦试剂、斐林试剂等。

三、实验内容

根据所给的试剂，结合相关的理论内容，设计并验证以下有机物的性质。

（一）醇的性质

① 多羟基检测：丙三醇（甘油）。

② 醇的氧化：乙醇、异丙醇。

（二）水杨酸的性质（酸性和酚性）

提示：水杨酸同时含有羧基和酚羟基，尝试设计方法分别验证其"酸性"和"酚性"，并思考其共轭结构带来的特殊反应。

① 酸性。

② 验证烯醇式。

（三）醛、酮的化学性质

提示：碘仿反应，托伦试剂（银镜反应）、斐林试剂（砖红色 Cu_2O）。
① 醛、酮 α-H 的活泼性：乙醛、丙酮。
② 氧化反应：乙醛、丙酮。

（四）羧酸的化学性质

提示：从氧化、气体释放等角度比较。

1. 酸性
甲酸、乙酸、草酸、苯甲酸。

2. 氧化作用
甲酸、乙酸、草酸。

（五）糖类的化学性质

1. 还原
葡萄糖、麦芽糖、蔗糖、淀粉。

2. 水解
蔗糖、淀粉。

（六）氨基酸的性质

丙氨酸的鉴别

（七）蛋白质的性质

① 沉淀反应。
② 盐析。
③ 颜色反应。

（八）挑战设计

鉴别四种未知无标签液体。假设实验室有四种无标签的无色液体，它们分别是：①甲酸、乙酸、乙醛、丙酮。②乙醇、丙酮、苯甲醛、乙酸乙酯。

四、任务要求

① 利用所提供的试剂，自行设计鉴别流程。
② 每一步实验应有明确的操作、预期现象、推理判断。
③ 至少使用三种反应原理完成鉴别，如气体释放、显色、沉淀、氧化等。
④ 提交完整的实验设计表格和判别推理过程。

五、指导建议

① 强调设计性实验思维流程：提出假设→实验验证→数据解读→结论反推。
② 设计"混合样品"组分分析，提高实验复杂度。

第五章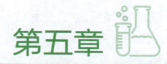

分析化学实验

Ⅰ 滴定分析实验

实验1 混合碱的测定

一、实验目的

① 描述滴定终点的判断及移液管的正确使用方法。

② 阐述双指示剂法测定混合碱的原理和方法。

③ 掌握酸碱滴定确定混合碱含量的分析方法。

二、实验原理

盐酸是常用的酸碱滴定标准溶液，但不能用直接法制备，必须配成近似浓度的溶液，然后用 Na_2CO_3 作基准物标定出 HCl 的浓度。有关反应式如下：

$$Na_2CO_3 + 2HCl \Longrightarrow 2NaCl + CO_2\uparrow + H_2O$$

混合碱一般指 Na_2CO_3 与 NaOH 或 $NaHCO_3$ 与 Na_2CO_3 的混合物，测定各组分含量，可用 HCl 作标准溶液进行分步滴定。根据 pH 变化，用不同指示剂指示第一、第二化学计量点。加入酚酞指示液时溶液呈红色，用 HCl 标准溶液滴定至无色，则 NaOH 完全反应，而 Na_2CO_3 生成 $NaHCO_3$。

$$NaOH + HCl \Longrightarrow NaCl + H_2O \qquad (pH=8.0 \sim 10.0)$$

$$Na_2CO_3 + HCl \Longrightarrow NaCl + NaHCO_3 \qquad V_1(HCl)$$

继续滴加 $\qquad NaHCO_3 + HCl \Longrightarrow NaCl + CO_2\uparrow + H_2O \qquad V_2(HCl)$

$\qquad V_1 > V_2$ 时，试样为 Na_2CO_3 和 NaOH

$\qquad V_1 < V_2$ 时，试样为 Na_2CO_3 和 $NaHCO_3$

三、仪器与试剂

仪器：电子天平，500mL 试剂瓶，聚乙烯塑料瓶，玻璃棒，50mL 烧杯，25mL 酸式滴定管，20mL 移液管，250mL 锥形瓶，10mL、50mL 量筒，电热干燥箱，瓶签等。

试剂：浓 HCl（A.R. 或 C.P.）、无水 Na_2CO_3（G.R.）、混合碱试样、1% 酚酞指示液、0.1% 甲基橙指示液等。

0.10mol/L HCl 溶液的配制：洁净的小量筒量取浓 HCl 约 4.3mL，转入一洁净的有玻璃塞的试剂瓶中，加蒸馏水至 500mL，密塞后充分摇匀，并贴上瓶签。

Na_2CO_3 固体的干燥：在电热干燥箱中，于 270～300℃ 干燥恒重 4h。

四、实验步骤

（一）0.10mol/L HCl 溶液的标定

准确称取干燥恒重的无水 Na_2CO_3 约 0.1～0.12g，置于 250mL 锥形瓶中，加蒸馏水 50mL 溶解后，加入 2 滴甲基橙指示液，用 HCl 溶液滴定至溶液由黄色变为橙色即为终点。

（二）混合碱的测定

准确量取混合碱试样溶液 20mL，置于 250mL 锥形瓶中，加酚酞指示液 1～2 滴，用 0.10mol/L HCl 标准溶液滴定至溶液由红色刚变为无色为止，记下所用去 HCl 标准溶液的体积（V_1），然后再加入甲基橙指示液 2 滴，继续滴定至溶液由黄色变为橙色，记下第二次用去 HCl 标准溶液的体积（V_2）。

五、注意事项

① 取用浓盐酸，做好防护。
② 根据酚酞和甲基橙的颜色变化，准确判断终点。
③ 接近终点时需缓慢滴加，避免局部酸浓度过高导致 CO_2 逸出，滴定过程中需缓慢摇动溶液，否则会影响结果的准确性。

六、数据处理

根据无水 Na_2CO_3 的质量和消耗 HCl 溶液的体积，按下式计算 HCl 溶液的准确浓度。

$$c_{HCl} = 2 \times \frac{1000 \times m_{Na_2CO_3}}{V_{HCl} \times M_{Na_2CO_3}}$$

重复测定 3 次，结果取平均值，要求相对平均偏差不大于 0.2%。

混合碱测定时，若 $V_1 > V_2 > 0$，试样为 Na_2CO_3 与 NaOH 的混合液，则 Na_2CO_3 及 NaOH 的质量浓度（g/L）分别按下式计算：

$$\rho_{Na_2CO_3} = \frac{1}{2} \times \frac{2c_{HCl} \times V_2 \times M_{Na_2CO_3}}{V_s}$$

$$\rho_{NaOH} = \frac{c_{HCl} \times (V_1 - V_2) \times M_{NaOH}}{V_s}$$

若 $V_2 > V_1 > 0$，试样为 Na_2CO_3 与 $NaHCO_3$ 的混合液，则 Na_2CO_3 和 $NaHCO_3$ 的质量浓度（g/L）分加按下式计算：

$$\rho_{Na_2CO_3} = \frac{1}{2} \times \frac{2c_{HCl} \times V_1 \times M_{Na_2CO_3}}{V_s}$$

$$\rho_{NaHCO_3} = \frac{c_{HCl} \times (V_2 - V_1) \times M_{NaHCO_3}}{V_s}$$

重复测定 3 次，结果取平均值，要求相对平均偏差不大于 0.2%。

思考题

1. 为什么 HCl 和 NaOH 标准溶液都不能用直接法进行配制？

2. 无水 Na_2CO_3 若保存不当，吸有少量水分，对标定 HCl 浓度有何影响？

3. 配制 HCl 和 NaOH 溶液所需蒸馏水，是否要准确量度其体积？为什么？

4. 用双指示剂法测定混合碱的原理是什么？

5. 采用双指示剂法测定混合碱时，结果可能有下列五种情况，试判断混合碱的成分是什么？为什么？

(1) $V_1 > V_2 > 0$ (2) $V_2 > V_1 > 0$ (3) $V_1 = V_2$ (4) $V_1 = 0$ $V_2 \neq 0$

(5) $V_1 \neq 0$ $V_2 = 0$

6. 测定混合碱时，到达第一化学计量点前，由于滴定速度太快，致使滴入 HCl 局部过浓，使 $NaHCO_3$ 迅速转变为 H_2CO_3 而分解为 CO_2 损失，此时采用酚酞作指示剂，记录 V_1，对测定有何影响？

实验 2　水中钙镁含量的测定

一、实验目的

① 掌握 EDTA 标准溶液的配制和标定方法，学会正确采样。

② 阐述配位滴定法测定水中钙镁含量的原理。

③ 判断配位滴定终点，具备利用配位滴定法测定物质含量的能力。

二、实验原理

近似配制 0.010mol/L EDTA溶液，在 pH 为 9 ～ 10 的 NH_3-NH_4Cl 缓冲溶液中，以铬黑 T 为指示剂，用 ZnO 作基准物进行标定，溶液由酒红色变为纯蓝色即为终点，根据 ZnO 的质量和消耗 EDTA 溶液的体积即可求出 EDTA 溶液的准确浓度。有关反应式如下：

$$ZnO + 2HCl \longrightarrow ZnCl_2 + H_2O$$

$$Zn^{2+} + HIn^{2-} \longrightarrow ZnIn^- + H^+$$

$$H_2Y^{2-} + Zn^{2+} \longrightarrow ZnY^{2-} + 2H^+$$

$$H_2Y^{2-} + ZnIn^- \longrightarrow ZnY^{2-} + HIn^{2-} + H^+$$

水中同时含有钙、镁，若分别测定含量会有干扰反应，因此必须采取一定方法以消除干扰。对于钙含量的测定，由于水中有干扰离子 Mg^{2+}，可采用沉淀掩蔽法将其掩蔽，即加入氢氧化钠溶液，使溶液 pH 为 12～13，则 Mg^{2+} 完全生成 $Mg(OH)_2$ 沉淀，然后加入钙指示剂，用 EDTA 标准溶液滴定 Ca^{2+} 至溶液由酒红色变为蓝色为终点。另取等体积水样，将 pH 值调至 9.5～10，加入铬黑 T，用 EDTA 标准溶液滴定至终点，此时测定的是钙、镁总量。根据 EDTA 的浓度和消耗的体积，可分别计算出钙、镁的含量。

三、仪器与试剂

仪器：同实验 1。

试剂：$Na_2H_2Y \cdot 2H_2O$（A.R.）、ZnO（G.R.）、6mol/L HCl 溶液、10% NaOH 溶液、0.025% 甲基红指示液、2mol/L $NH_3 \cdot H_2O$ 溶液、NH_3-NH_4Cl 缓冲溶液（pH=10）、钙指示剂（1 : 100 与 NaOH 混合研磨）、固体铬黑 T 指示剂等。

四、实验步骤

（一）0.050mol/L EDTA 溶液的配制

称取 $Na_2H_2Y \cdot 2H_2O$ 约 9.5g，置于小烧杯中，用少量蒸馏水溶解后，转入聚乙烯塑料瓶中，加蒸馏水稀释至 500mL，摇匀。

（二）0.050mol/L EDTA 溶液的标定

准确称取已在 800℃ 灼烧至恒重的 ZnO 基准物 0.08～0.1g，置 250mL 锥形瓶中，加 HCl 溶液适量使溶解，加蒸馏水 25mL，加 0.025% 甲基红指示液 1 滴，滴加 2mol/L $NH_3 \cdot H_2O$ 溶液至溶液呈微黄色。再加蒸馏水 25mL、NH_3-NH_4Cl 缓冲溶液 10mL 及少量固体铬黑 T 指示剂，用 EDTA 溶液滴定至溶液由酒红色变为纯蓝色即为终点。

（三）Ca^{2+} 的测定

准确吸取水样 100mL，置于 250mL 锥形瓶中，滴加 10%NaOH 溶液，使 $Mg(OH)_2$ 沉淀完全析出，再滴加 10% 的 NaOH 溶液 1 滴，如不再出现 $Mg(OH)_2$ 沉淀，即可加入少量钙指示剂。用 EDTA 滴定，并不断振摇，滴至溶液由酒红色变蓝色即为终点。记录消耗 EDTA 体积为 V_1。

（四）Ca^{2+}、Mg^{2+} 总量测定

准确吸取水样 100mL 置于 250mL 锥形瓶中，加稀盐酸数滴，煮沸，放冷，用氨水中和

后，加入 NH_3-NH_4Cl 缓冲溶液 10mL、固体铬黑 T 指示剂少量，用 EDTA 标准液滴定至溶液由酒红色变为蓝色即为终点。记录消耗 EDTA 体积为 V_2。

五、注意事项

① 加入 HCl 的量一定要适量。

② 加入 $NH_3 \cdot H_2O$ 至溶液呈微黄色即可，若加入太多则会出现沉淀。

③ 铬黑 T 指示剂的用量要适中，否则溶液颜色太深，影响终点颜色的观察。

④ 加氢氧化钠溶液掩蔽 Mg^{2+} 时，应注意用量，要使 Mg^{2+} 完全转化成 $Mg(OH)_2$ 沉淀。

⑤ 所有数据要求重复测定 3 次，结果取平均值，要求其相对平均偏差不大于 0.2%。

六、数据处理

EDTA 的浓度用下列公式计算：

$$c_{EDTA} = \frac{m_{ZnO}}{M_{ZnO} \cdot V_{EDTA}} \times 1000$$

用下式计算 Ca^{2+}、Mg^{2+} 含量：

$$\rho_{Ca^{2+}} = \frac{c_{EDTA} V_1 M_{Ca^{2+}} \times 1000}{V_s}$$

$$\rho_{Mg^{2+}} = \frac{c_{EDTA} (V_2 - V_1) M_{Mg^{2+}} \times 1000}{V_s}$$

思考题

1. 为什么在滴定时要加 NH_3-NH_4Cl 缓冲溶液？

2. 如果用 HAc-NaAc 缓冲液，能否用铬黑 T 指示剂？为什么？

3. 为什么 ZnO 溶解后要加甲基红指示剂以 $NH_3 \cdot H_2O$ 调节至微黄色？

4. 什么叫掩蔽作用？常用的掩蔽方法有几种？

5. 本实验用钙指示剂，溶液的 pH 值应控制在什么范围？

实验 3　过氧化氢的测定

一、实验目的

① 理解高锰酸钾法滴定过程的注意事项。

② 实践过氧化氢含量测定方法。

③ 掌握应用高锰酸钾法测定物质含量的能力。

二、实验原理

高锰酸钾是强氧化剂，在稀硫酸溶液中，室温条件下能与过氧化氢发生氧化还原反应，将过氧化氢定量氧化为氧气。其反应为：

$$2MnO_4^- + 5H_2O_2 + 6H^+ \rule[0.5ex]{2em}{0.4pt} 2Mn^{2+} + 5O_2 + 8H_2O$$

开始时反应速度很慢，滴入第一滴溶液不容易褪色，待 Mn^{2+} 生成后，由于 Mn^{2+} 的催化作用，加快了反应速度，能顺利滴定到呈现稳定的微红色即为终点。滴定剂本身的紫红色稍过量即显示终点。

三、仪器与试剂

试剂：$KMnO_4$（A.R.）、$Na_2C_2O_4$（G.R.）、2mol/L H_2SO_4 溶液、过氧化氢等。

仪器：电子天平、粗电子天平、温度计、水浴锅、25mL 酸式滴定管、100mL 容量瓶、250mL 锥形瓶、25mL 移液管、20mL 量筒、500mL 烧杯、10mL 量筒、100mL 量筒、玻璃砂芯漏斗、表面皿等。

四、实验步骤

（一）0.020mol/L $KMnO_4$ 标准溶液的配制

称取 $KMnO_4$ 约 1.6g 置于大烧杯中，加少量蒸馏水溶解后，再加蒸馏水稀释至 500mL，盖上表面皿加热煮沸 15min，冷却后转入棕色试剂瓶中，密塞，摇匀，在暗处放置两天以上，然后用玻璃砂芯漏斗过滤，滤液储存于另一洁净的棕色试剂瓶中，放暗处密闭保存。

（二）0.020mol/L $KMnO_4$ 标准溶液的标定

准确称取已在 105℃ 干燥至恒重的 $Na_2C_2O_4$ 约 0.20g，置于 250mL 锥形瓶中，加蒸馏水 10mL 使溶解，再加 2mol/L H_2SO_4 溶液 20mL，并加热至 75～85℃，趁热用 $KMnO_4$ 溶液滴定至溶液呈粉红色，且 30s 内不褪色即为终点。平行测定 3 次，要求其相对平均偏差不大于 0.2%。

（三）H_2O_2 试样的配制

准确吸取 3%H_2O_2 试样 5mL 于 100mL 容量瓶中，用蒸馏水稀释至标线，摇匀。

（四）H_2O_2 含量的测定

准确吸取稀释试样溶液 25mL 置于 250mL 锥形瓶中，加 2mol/L H_2SO_4 溶液 20mL，用 0.020mol/L $KMnO_4$ 标准溶液滴定至溶液呈淡红色并保持 30s 不褪色即为终点。平行测定 3 次，要求其相对平均偏差不大于 0.2%。

五、注意事项

① 加热时应用水浴加热，温度计应插在水浴锅内。

② 滴定开始时，应加入一滴 $KMnO_4$ 标准溶液，待褪色后方可加入第二滴。当有大量锰

离子产生时，可以加快滴定速度。

③ 滴定管中 $KMnO_4$ 的读数，应读取液面的最上沿。

④ 由于 H_2O_2 在加热时会发生分解，因此本实验不能加热。

⑤ 开始时滴定速度一定要慢，待产生大量的 Mn^{2+} 时，方可加快滴定速度。

⑥ 所有数据要求平行测定 3 次，测定结果的相对平均偏差应不大于 0.20%，以其平均值为最后结果。

六、数据分析

$KMnO_4$ 标准溶液的浓度按照下式计算：

$$c_{KMnO_4} = \frac{m_{Na_2C_2O_4} \times 1000 \times \frac{2}{5}}{M_{Na_2C_2O_4} V_{KMnO_4}}$$

H_2O_2 的含量用下式计算：

$$w_{H_2O_2} = \frac{c_{KMnO_4} V_{KMnO_4} M_{H_2O_2} \times 10^{-3} \times \frac{5}{2}}{V_s \times \frac{25}{100}} \times 100\%$$

思考题

1. 以草酸钠为基准物质标定高锰酸钾溶液时应注意哪些反应条件？为什么？
2. 用高锰酸钾法测定 H_2O_2 含量时，能否用 HNO_3 或 HCl 来控制溶液的酸度？为什么？
3. 除高锰酸钾法外，还可用什么方法测定过氧化氢的含量？如何进行？有何优点？

实验 4   食醋中总酸度的测定

一、实验目的

① 描述液体试样的取样方法和移液管及容量瓶的正确使用。
② 阐述食醋中总酸度的测定方法。

二、实验原理

邻苯二甲酸氢钾（$KHC_8H_4O_4$，M=204.2g/mol）易制得纯品，不含结晶水，空气中不吸水，容易保存，摩尔质量大，是标定 NaOH 较为理想的基准物质。与 NaOH 的化学计量比为 1 : 1。反应方程式为：

化学计量点的产物为二元弱碱，pH 约为 9.1，可选择酚酞作为指示剂。滴定终点时溶液颜色由无色变为微红色，并保持 30s 不褪色。

食醋中主要成分为 HAc，HAc 是有机弱酸，其 K_a 值为 1.8×10^{-5}，因而可用强碱溶液直接滴定。一般用 NaOH 标准溶液直接滴定，测定其总酸度来表示醋酸的含量。其反应方程式如下：

$$HAc + NaOH \Longrightarrow NaAc + H_2O$$

以酚酞为指示剂，终点时溶液颜色由无色变为淡红色。

三、仪器与试剂

仪器：25mL 碱式滴定管、100mL 容量瓶、100mL 量筒、250mL 锥形瓶、玻璃棒、50mL 烧杯、10mL 移液管、20mL 移液管、聚乙烯塑料瓶、瓶签等。

试剂：NaOH（A.R.）、邻苯二甲酸氢钾（G.R.）、食醋试样、1% 酚酞指示液等。

四、实验步骤

（一）0.10mol/L NaOH 标准溶液的配制

用直接称量法在台秤上称取 1g NaOH 并置于小烧杯中，加入无 CO_2 的蒸馏水溶解，转移至 250mL 聚乙烯塑料瓶中，用蒸馏水稀释至 250mL，摇匀，贴好标签，备用。

（二）0.10mol/L NaOH 标准溶液的标定

在分析天平上，用减量法准确称取 0.4～0.5g 邻苯二甲酸氢钾，并置于 250mL 锥形瓶中，加入约 30mL 蒸馏水使之完全溶解，滴加 2～3 滴酚酞指示液，用待标定的 NaOH 溶液滴定至溶液呈微红色，并保持 30s 不褪色即到达滴定终点，记录消耗 NaOH 溶液的体积。平行标定 3 次。

（三）食醋中总酸度的测定

准确量取食醋试样 10mL 置 100mL 容量瓶中，加蒸馏水稀释至标线，摇匀，然后准确吸取 20mL 食醋试样置于 250mL 锥形瓶中，加蒸馏水 60mL 和酚酞指示液 1～2 滴，用 0.10mol/L NaOH 标准溶液滴定呈淡红色，并在 30s 内不褪色即为终点，记录消耗 NaOH 溶液的体积为 V_{NaOH}。同时做空白实验，记录消耗 NaOH 溶液的体积为 V_0，平行测定 3 次。

五、注意事项

① 邻苯二甲酸氢钾在使用前，于 100～250℃下干燥 1～2h 后，置于干燥器中保存备用。

② 食醋取用后应立即将瓶盖盖好，防止挥发。

③ 稀释食醋时，所用蒸馏水最好煮沸以除去溶解在水中的 CO_2。

④ 所有数据要求平行测定 3 次，测定结果的相对平均偏差应不大于 0.20%，其平均值为最后结果。

六、数据分析

NaOH 标准溶液的浓度按下式计算

$$c_{NaOH} = \frac{m_{邻苯二甲酸氢钾}\times1000}{M_{邻苯二甲酸氢钾}V_{NaOH}}$$

样品的总酸度以醋酸表示，按下式计算其质量浓度（g/L）：

$$\rho_{HAc} = \frac{c_{NaOH}(V_{NaOH} - V_0)M_{HAc}}{V_s \times \dfrac{20.00}{100.00}}$$

📝 **思考题**

1. 测定食醋为什么用酚酞指示液，而不用甲基橙？
2. 食醋样品为什么稀释 10 倍之后，再用 NaOH 标准溶液滴定？
3. 当以酚酞为指示剂，用 NaOH 标准溶液滴定食醋试样时，为什么以溶液呈现淡红色且在 30s 内不消失为准？若长时间放置淡红色为什么会褪去？
4. 配制标准碱溶液时，用托盘天平称取固体 NaOH 是否会影响浓度的准确度？

实验 5　　生理盐水中氯化钠含量的测定

一、实验目的

① 描述法扬司法的滴定条件。
② 阐述法扬司法测定卤化物的原理。
③ 掌握 $AgNO_3$ 标准溶液的配制与标定、沉淀滴定法确定生理盐水中 NaCl 含量的分析方法。

二、实验原理

本实验用法扬司法标定 $AgNO_3$ 溶液及测定生理盐水中氯化钠的含量，所用吸附指示剂是荧光黄。荧光黄是一种有机弱酸，它的离解式如下：

$$HFIn \Longrightarrow H^+ + FIn^- \text{（黄绿色）}$$

荧光黄阴离子呈黄绿色。在化学计量点以前，溶液中存在着过量的 Cl^-，这时 AgCl 沉淀胶粒吸附 Cl^- 而带负电荷，FIn^- 受到排斥而不被吸附，溶液呈黄绿色。当滴定到达计量点后，滴加稍过量的 $AgNO_3$ 溶液，使溶液中出现过量 Ag^+，则 AgCl 沉淀胶粒便吸附 Ag^+ 而带正电荷，它强烈吸附 FIn^-，致使荧光黄阴离子的结构发生变形，溶液的颜色由黄绿色变为微红色，到达指示滴定终点。

终点时 　　　　　$AgCl \cdot Ag^+ + FIn^- \longrightarrow AgCl \cdot Ag^+ \cdot FIn^-$
　　　　　　　　　　　黄绿色　　　　　　微红色

三、仪器和试剂

仪器：电子天平，粗电子天平，25mL 酸式滴定管，20mL 移液管，10mL 移液管，250mL 锥形瓶，10mL、50mL 量筒，500mL 棕色试剂瓶，50mL 烧杯，玻璃棒等。

试剂：NaCl（G.R.）、$AgNO_3$（A.R.）、0.1% 荧光黄指示液、2% 糊精溶液、$CaCO_3$（A.R.）、

生理盐水试样等。

四、实验步骤

（一）0.10mol/L AgNO₃溶液的配制

称取 AgNO₃ 8.5g 置于小烧杯中，加少量蒸馏水溶解后，转入棕色试剂瓶中，加蒸馏水稀释至 500mL，摇匀，置于暗处保存。

（二）AgNO₃溶液的标定

准确称取已在 110℃干燥至恒重的 NaCl 0.11～0.13g，置于 250mL 锥形瓶中，加 500mL 蒸馏水溶解后，加糊精溶液 5mL、CaCO₃ 固体 0.1g 及荧光黄指示液 8 滴，用 AgNO₃ 溶液滴定至混浊由黄绿色变为微红色即为终点。平行测定 3 次。

（三）生理盐水中氯化钠含量的测定

准确移取 10mL 生理盐水于 250mL 锥形瓶中，加入 40mL 蒸馏水溶解后，加 2% 糊精溶液 10.0mL、CaCO₃ 固体 0.1g 及荧光黄指示液 8 滴，用 AgNO₃ 溶液滴定至混浊液由黄绿色变为微红色即为滴定终点。平行测定 3 次。

五、注意事项

① AgNO₃ 遇光易析出 Ag，故应保存在棕色瓶中。

② 滴定应避免阳光照射，吸附了指示剂的 AgCl 对光极敏感，易使红色很快变成灰色或黑色。

③ 含银废液不要倒入水池中，应倒入回收瓶中回收。

④ 滴定结束后，认真清洗仪器。

⑤ 数据要求平行测定 3 次，测定结果的相对平均偏差应不大于 0.20%，以其平均值为最后结果。

六、数据处理

求 AgNO₃ 标准溶液的浓度，按照下式计算：

$$c_{AgNO_3} = \frac{m_{NaCl}}{V_{AgNO_3} M_{NaCl} \times 10^{-3}}$$

求生理盐水中氯化钠的含量，按照下式计算：

$$\rho_{NaCl} = \frac{c_{AgNO_3} V_{AgNO_3} M_{NaCl}}{V_s}$$

思考题

1. 为什么用法扬司法测定卤化物时要尽量保持 AgX 为胶体状态？应如何保持？

2. 标定 AgNO₃ 溶液时，溶液中为什么要加 CaCO₃？

3. 用荧光黄作指示剂时，本实验的滴定酸度范围应为多少？为什么？

实验 6　食物中水含量的测定

一、实验目的

① 列举食品中水分含量的测定方法。

② 阐述直接干燥法测定食品中水分含量的原理、方法和注意事项。

③ 说明该方法的适用范围和检测意义。

二、实验原理

食品中的水分在大气压为 101.3kPa，温度为 101 ～ 105℃下蒸发逸出，包括吸湿水、部分结晶水和该条件下能挥发的物质，通过称量干燥前后样品的质量差，计算食品中水分的含量。

三、仪器和试剂

仪器：电子分析天平、电热干燥箱、干燥器、扁形称量瓶、研钵、剪刀、壁纸刀、镊子、小玻璃棒、蒸发皿、酒精灯、石棉网、三脚架等。

试剂：硅胶、海砂、大米、牛奶、豆制品（干豆腐）、火腿肠、水果（苹果）、蔬菜（菠菜）等。

四、实验步骤

（一）固体试样

准确称取磨细或切碎混匀的样品，放入经干燥恒重的称量瓶中，加盖，精密称量后，放置于 101 ～ 105℃干燥箱中，瓶盖斜支于瓶边，重复干燥至恒重。

（二）半固体或液体试样

在蒸发皿内加入 10.0g 海砂及一根小玻璃棒，置干燥箱中，重复干燥至恒重，然后准确称取 5 ～ 10g 试样，置于该蒸发皿中，用小玻璃棒搅匀放在沸水浴上蒸干，擦去蒸发皿底部的水滴，再放置于 101 ～ 105℃干燥箱中，干燥至恒重。

五、注意事项

① 恒重是指前后两次干燥称重，其质量差不超过 2mg。两次恒重值在最后计算中，取最后一次的称量值。

② 浓稠态样品在干燥过程中易结块，影响水分的测定结果，可掺入经处理过的海砂，防止样品表面结痂，使样品分散，提高水分蒸发效率。

③ 在处理样品时，速度要快，以避免水分损失或吸潮。

④ 对含水量较多的样品，应控制水分蒸发的速度，可先低温烘烤去除大部分水分，可以避免爆溅，损失样品。

六、数据处理

试样中水分含量按照下式计算：

$$X = \frac{m_1 - m_2}{m_1 - m_3} \times 100\%$$

式中　X——试样中水分的含量，g/100g；

　　m_1——称量瓶（加海砂、小玻璃棒）和试样的质量，g；

　　m_2——称量瓶（加海砂、小玻璃棒）和试样干燥后的质量，g；

　　m_3——称量瓶（加海砂、小玻璃棒）的质量，g。

水分含量 ≥ 1g/100g 时，计算结果保留三位有效数字；水分含量 < 1g/100g 时，计算结果保留两位有效数字。

思考题

1. 测定食品中水分含量的意义是什么？
2. 直接干燥法测定水分的操作过程中，引起误差的原因有哪些？
3. 干燥器有什么作用？

Ⅱ　仪器分析实验

实验 7　分光光度法测定溶液中微量铁

一、实验目的

① 介绍可见分光光度计的构造。

② 分析分光光度法测定铁的条件，绘制标准曲线，并求出未知试样的铁含量。

③ 能熟练应用可见分光光度计测定物质含量。

二、实验原理

本实验是用邻二氮菲作为显色剂，以分光光度法测定溶液中的微量铁。在一定条件下，邻二氮菲与 Fe（Ⅱ）离子反应，生成稳定的橙红色配合物：

$$Fe^{2+} + 3 \left(\text{邻二氮菲} \right) \longrightarrow \left[\left(\text{邻二氮菲} \right)_3 Fe \right]^{2+}$$

该反应具有较高的灵敏度和良好的选择性，配合物的摩尔吸光系数 $\varepsilon = 1.1 \times 10^4$，溶液中共存的其他金属离子对该反应的干扰很小。

在有还原剂存在和一定的酸度条件下，溶液的颜色比较稳定。

三、仪器与试剂

仪器：721 型分光光度计、容量瓶、吸量管等。

试剂：10% 盐酸羟胺溶液、0.15% 邻二氮菲溶液、1mol/L NaAc 溶液、0.2mg/mL 铁标准溶液（用硫酸亚铁铵配制）、铁试样溶液等。

四、实验步骤

（一）绘制吸收曲线，选择测量波长

取两个 50mL 容量瓶，其中一个加入 0.2mg/mL 铁标准溶液 0.5mL、10% 盐酸羟胺溶液 1.0mL，摇匀后加入 0.15% 邻二氮菲溶液 2mL 及 1mol/L NaAc 溶液 5mL，用水稀释至刻度。用另一个容量瓶按上面的操作配制试剂参比溶液。在 721 型分光光度计上，选用 1cm 吸收池，在 450 ~ 540nm 之间，每隔 5nm 测一次吸光度。以波长为横坐标，吸光度为纵坐标，绘制吸收曲线。选择吸收曲线的峰值波长为测量波长。

（二）721 型分光光度计的操作方法

① 接通电源前，将各旋钮调节到起始位置，然后打开电源开关。

② 打开比色皿暗箱盖，选择需用的单色波长。

③ 放大器灵敏度有五档，从"1"至"5"逐步增加。其选择原则是一般置于"1"档，灵敏度不够时再逐档升高。改变灵敏度后，需重新校正仪器的"0"和"100%"。

④ 预热 20min 后，将参比溶液和测量溶液分别置于比色皿架内。放入比色皿暗箱内，一般按由外往里、由低向高浓度排列，然后将比色皿架放入比色皿暗箱内。

⑤ 打开比色皿暗箱盖，调节"0"电位器使电表指针指在"0"，然后将比色皿暗箱盖合上，比色皿架处于参比溶液校正位置，旋转"100%"电位器，使电表指针指在"100%"。连续调整"0"和"100%"几次。

⑥ 在比色皿暗箱盖合上的情况下，拉比色皿架拉杆，使测量溶液进入光路。从电表上读取吸光度。

⑦ 用毕，关闭开关，取出比色皿，倒掉溶液，用乙醇多次淋洗，晾干，保存。

（三）显色剂用量的确定

取 8 个 50mL 容量瓶，每个瓶中都加入 0.50mL 0.20mg/mL 铁标准溶液和 1mL 10% 盐酸羟胺溶液。然后，在 8 个容量瓶中分别加入 0.00、0.20、0.50、1.00、1.50、2.00、2.50、3.50mL 0.15% 邻二氮菲溶液，再分别加入 5mL 1mol/L 的 NaAc 溶液，用蒸馏水稀释至刻度。以不含显色剂的溶液作为参比溶液，在选定波长下进行测量。以显色剂浓度为横坐标，以吸光度为纵坐标绘图，确定显色剂用量。

（四）绘制标准曲线

取 7 个 50mL 容量瓶，分别加入 0.00、0.10、0.20、0.30、0.40、0.50、0.60mL 0.20mg/mL 铁标准溶液，每个容量瓶中加入 1mL 10% 盐酸羟胺溶液，2mL 0.15% 邻二氮菲溶液和 5mL 1mol/L NaAc 溶液，用水稀释至刻度。在选定波长下，测量各个溶液的吸光度，绘制吸光度 - 浓度曲线。

（五）未知试样溶液的测定

取 3 个 50mL 容量瓶，分别移取 2.00mL 未知试样溶液，按照前述方法配制溶液，测量

吸光度。

五、注意事项

① 比色皿的正确使用。
② 注意试剂的加入顺序，并准确移取试剂。
③ 全部试样在同一台仪器上检测完成，以减少测量误差，保证结果的准确性。

六、数据处理

根据样品的吸光度值，从标准曲线上求得试样溶液的浓度，并求出原始试样浓度的平均值，计算出相对标准偏差（RSD）。

思考题

1. 本实验中，加盐酸羟胺和醋酸钠的作用是什么？
2. 以本实验为例，说明溶液颜色与吸收曲线的峰值波长间的关系。

附　721 型分光光度计使用说明

721 型分光光度计能在近紫外、可见光谱区域对样品物质作定性和定量分析。该仪器可广泛应用于医药卫生、临床检验、生物化学、石油化工、环境保护、质量控制等部门，是理化实验室常用的分析仪器之一。

一、仪器的工作原理

分光光度计的基本原理是溶液中的物质在光的照射激发下，产生对光的吸收效应，物质对光的吸收是具有选择性的。各种不同的物质都具有其各自的吸收光谱，因此当某单色光通过溶液时，其能量就会被吸收而减弱，光能量减弱的程度和物质的浓度有一定的比例关系，即符合比色原理——比尔定律。

$$T=I/I_0$$

$$\lg I_0/I= Kcl$$

$$A=Kcl$$

式中，T 为透射比；I_0 为入射光强度；I 为透射光强度；A 为吸光度；K 为吸收系数；l 为溶液的光径长度；c 为溶液的浓度。

当入射光、吸收系数和溶液的光径长度不变时，透射光强度是随着溶液的浓度变化而变化的。

二、仪器的光学原理

钨卤素灯发出的连续辐射光经滤色片选择后，由反射镜聚光后投向单色器狭缝，此狭缝正好位于聚光镜及单色器内准直镜的焦平面上，因此进入单色器的复合光通过平面反射镜反射到达准直镜，经准直镜调整为平行光射向光栅，光栅将入射的复合光通过衍射作用形成按照一定顺序均匀排列的连续的单色光谱，此单色光谱重新回到准直镜上，由于仪器出射狭缝设置在准直镜的焦平面上，这样，从光栅色散出来的光谱经准直镜后利用聚光原理成像在出射狭缝上，出射狭缝选出指定带宽的单色光通过聚光镜落在试样室被测样品中心，样品吸收后透射的光经聚光镜射向光电池接收。

　　721型分光光度计采用光栅自准式色散系统和单光束结构光路，其光学原理见图5-1，721型分光光度计外形示意图见图5-2。

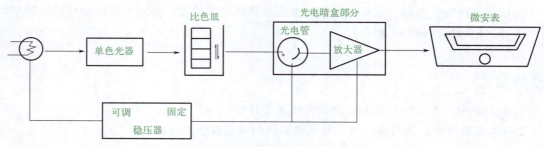

图5-1　721型分光光度计光学原理示意图

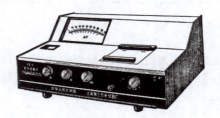

图5-2　721型分光光度计仪器外形示意图

三、仪器的基本操作

　　721型分光光度计有透射比T、吸光度A、斜率测量F、样品浓度c等测量方式，可根据需要选择合适的测量方式。在开机前，需先确认仪器样品室内是否有物品挡在光路上，或样品架定位是否放好。无论选哪种测量方式，都必须遵循以下基本操作步骤。

　　①连接仪器电源，确保仪器供电电源有良好的接地性能。

　　②接通电源，使仪器最好预热20min。

　　③用波长选择旋钮设置所需的分析波长。

　　④将参比样品溶液和被测样品溶液分别倒入比色皿中，打开样品室盖，将盛有溶液的比色皿分别插入比色皿槽中，再盖上样品室盖。一般情况下，参比溶液放在第一个槽位中。

　　⑤将参比溶液推入光路中，盖上样品室盖，按"0ABS/100%T"键，此时显示器显示的BLA在T或A状态下分别显示"100.0%T"或"0.000A"。

　　⑥调仪器0%，将0%T校具（黑体）置于光路中，盖上样品室盖，按"功能"键，将测试模式调在T状态下，按"0%T"键，此时显示器应显示"000.0T"后取出黑体（注意调0%T必须在测试模式T状态下才有效）。

⑦ 将被测样品推入光路中，这时便可从显示器上得到被测样品的透射比 T 或吸光度 A。

四、仪器的工作环境

① 仪器应安放在干燥的房间内，使用温度为 5 ~ 35℃，相对湿度不超过 85%。

② 使用时放置在坚固平稳的工作台上，且避免强烈的振动或持续的振动。

③ 室内照明不宜太强，避免直射日光照射。

④ 电扇不宜直接向仪器吹风，以免影响仪器的正常使用。

⑤ 尽量远离高强度的磁场、电场及产生高频波的电气设备。

⑥ 供给仪器的电源电压为 AC 220V±22V，频率为 50Hz±1Hz，并必须装有良好的接地线。推荐使用交流稳压电源，以加强仪器的抗干扰性能。使用功率为 1000W 以上的交流稳压器或交流恒压稳压器。

⑦ 避免在有硫化氢、亚硫酸等腐蚀性气体的场所使用。

五、比色皿的使用注意事项

① 仪器所附的比色皿，其透射比已经过配对测试，未经配对测试的比色皿将影响样品的测试精度。

② 比色皿光面部分不能有指印，因此不可用手触摸比色皿的光面。

③ 被测样品中不能有气泡、悬浮物，否则将影响样品的测试精度。

④ 比色皿光面不能有溶液，当滴上溶液时，不能用粗布或粗糙的纸擦拭比色皿，要用擦镜纸轻轻揩干水分。

⑤ 盛装溶液应占比色皿体积的 2/3 ~ 3/4。

⑥ 比色皿不能长时间用强酸、强碱浸泡，在使用完毕后，应尽快用蒸馏水洗净晾干。

实验 8　分光光度法测定芦丁含量

一、实验目的

① 描述吸收曲线和标准曲线的绘制。

② 阐述分光光度法测定芦丁的条件选择。

③ 熟练应用分光光度法进行物质含量的测定。

二、实验原理

由于芦丁的化学结构式中有 ，它可以和 Al^{3+} 配合成稳定的黄色配合物，该配合物在碱性溶液中呈红色，最大吸收波长在 510nm 处，故可用分光光度法测定其含量。

三、仪器与试剂

仪器：721 型分光光度计、容量瓶（100mL、50mL、10mL）、水浴锅等。

试剂：乙醇、亚硝酸钠、氢氧化钠、芦丁、硝酸铝等。

四、实验步骤

（一）配制标准溶液

精密称取于 120℃干燥至恒重的芦丁标准品 20mg，置 100mL 容量瓶中（0.02%g/mL），加 60% 乙醇适量，置水浴上加热使溶解，放冷。用 60% 乙醇稀释至刻度，摇匀。然后精密量取 25mL，置 50mL 容量瓶中，用蒸馏水稀释至刻度，摇匀。

（二）配制样品溶液

方法同标准溶液。

（三）测定

精密吸取标准溶液、样品溶液、30% 乙醇溶液各 5mL 分别置于 10mL 容量瓶中，依次各精密加 $NaNO_2$ 溶液（5%）0.3mL，摇匀，放置 6min，再各加硝酸铝溶液（10%）0.3mL，摇匀，放置 6min，加 4% NaOH 溶液 4mL，用蒸馏水稀释至刻度，摇匀，放置 15min，置 1cm 比色皿中，以试剂溶液为空白，在 510nm 处测吸光度。

五、注意事项

① 注意试剂的加入顺序，保证充分的反应时间。

② 为保证仪器干燥，应定期烘干仪器底部的干燥剂。

③ 仪器长期不用或搬动后，应进行波长精度、稳定性、吸光度精度检查，以保证仪器的测量精度。

六、数据处理

按下式计算芦丁含量：

$$c_{样}\% = \frac{A_{样} \times c_{样}}{A_{标}} \times 100\%$$

平行测定 3 次，结果取平均值，并求出相对标准偏差。

思考题

1. 检查分光光度计的波长精度、稳定性、灵敏度和重现性有何实际意义？
2. 在比色分析中，为什么必须用空白溶液调节仪器的百分透光率为 100%？
3. 相同厚度的各比色杯透光性有无差别？为什么？

实验 9　紫外分光光度法测定水中亚硝酸盐含量

一、实验目的

① 描述吸收曲线和标准曲线的绘制。
② 阐述紫外分光光度法测定水中亚硝酸盐的条件选择。
③ 熟练应用紫外分光光度法进行物质含量的测定。

二、实验原理

亚硝酸盐是水生态环境监测的一项重要指标。亚硝酸盐含量的检测对于保证水环境的质量及安全有着非常重要的意义。水中亚硝酸盐含量的测定一般采用分光光度法，其基本原理是朗伯 - 比尔定律，即

$$A = -\lg T = \lg \frac{I_0}{I} = Kcl$$

当入射光波长及吸收池厚度一定时，在一定的浓度范围内，有色溶液的吸光度 A 与其浓度 c 成正比。用分光光度法测定物质的含量时一般采用标准曲线法，即配制一系列浓度由小到大的标准溶液，在相同条件下测量它们的吸光度。再以溶液的浓度 c 为横坐标，吸光度 A 为纵坐标，绘制标准曲线。待测试样的测试条件必须与标准溶液完全一致，根据测定的未知试样的吸光度，可以从标准曲线中查出待测物的含量。

在 219nm 波长处，硝酸根离子与亚硝酸根离子的摩尔吸光系数相等。水样中某些有机物在该波长处也有吸收，故干扰测定。为此，取两份水样，其中一份加入氨基磺酸破坏水样中的亚硝酸根离子，作为空白对照液，在 219nm 处测另一水样的吸光度。从而计算出水中亚硝酸根离子的含量。

三、仪器与试剂

仪器：紫外 - 可见分光光度计、石英比色皿（1cm）、容量瓶（25mL）等。
试剂：水样、超纯水、10g/L 氨基磺酸溶液（临用前配制）等。
亚硝酸钠储备溶液（NO_2^- 浓度为 0.4mg/mL）的制备：
称取约 4g 亚硝酸钠于 125mL 烧杯中，放入以浓硫酸作干燥剂的玻璃干燥器内干燥 24h。准确称取 0.6000g 干燥后的亚硝酸钠于 100mL 烧杯中，加 50mL 水溶解，转移至 1L 容量瓶中定容。
亚硝酸钠标准溶液（NO_2^- 浓度为 0.1mg/mL）的制备：准确吸取 25mL 亚硝酸钠储备溶液于 100mL 容量瓶中，用水稀释至刻度后，摇匀。

四、实验步骤

（一）吸收曲线的绘制

① 准确吸取 3mL 亚硝酸钠标准溶液于 25mL 容量瓶中，用超纯水稀释至刻度，摇匀。
② 以超纯水作参比，在 200 ～ 300nm 范围内，用 1cm 比色皿扫描吸收曲线。

（二）标准曲线的绘制

① 准确吸取 0.5、1、1.5、2、2.5、3mL 亚硝酸钠标准溶液于 6 支 25mL 容量瓶中，用水稀释至刻度，摇匀。

② 以水作参比，在 219nm 处用 1cm 比色皿测定各自的吸光度，并以吸光度为纵坐标，亚硝酸根离子含量（mg）为横坐标绘制标准曲线。

（三）水样的测定

① 准确吸取两份各 10mL 经慢速滤纸过滤的水样，立即分别置于 25mL 容量瓶中，一份水样加入 1mL 10g/L 氨基磺酸溶液，用水稀释至刻度，摇匀（得甲液）。

② 另一份用水稀释至刻度，摇匀（得乙液）。

③ 以甲液作参比，在 219nm 处用 1cm 石英比色皿测定乙液的吸光度。

五、注意事项

① 配置亚硝酸钠标准储备液和标准工作液的水是超纯水时，应经煮沸并密封冷却，以防空气溶入。

② 水样测定时，未加 10g/L 氨基磺酸的乙液应尽量避免与空气长时间接触，操作速度应快。

③ 适用范围。本方法适用于原水、锅炉水和循环冷却水中亚硝酸根离子（NO_2^-）的测定，其测定范围是 NO_2^- 含量为 0 ~ 25mg/L。

六、数据处理

以标准溶液中亚硝酸盐的浓度为横坐标，吸光度为纵坐标绘制标准曲线，从中查得水样中亚硝酸盐的浓度（mg/mL）。

思考题

1. 在紫外分光光度法测定水中亚硝酸盐含量过程中，如何消除硝酸根的影响？
2. 水样混浊时，对测定结果有何影响？如何消除该影响？

实验 10　荧光分析法测定维生素 B_2

一、实验目的

① 阐述荧光分析法的原理、荧光分光光度计的构造。

② 实践荧光分光光度计的操作方法。

③ 利用标准曲线法测定维生素 B_2 的含量，具备利用荧光分光光度计对物质进行定量分析的能力。

二、基本原理

维生素 B$_2$（即核黄素）在 430 ～ 440nm 蓝色光照射下发射绿色荧光，荧光峰值波长为 535nm。在 pH 为 6 ～ 7 的溶液中荧光最强，在 pH 为 11 时荧光消失。对于维生素 B$_2$ 稀溶液，荧光强度 I_f 与其浓度有以下关系：

$$I_f=2.303\varphi_f I_0 \varepsilon bc \quad 当实验条件一定时\ I_f=Kc$$

利用标准曲线法即可测定维生素 B$_2$ 的含量。

三、仪器与试剂

仪器：RF-6000 型荧光分光光度计（附比色皿一对）、电子天平、容量瓶、移液管等。

试剂：维生素 B$_2$ 标准品、含维生素 B$_2$ 试样、冰醋酸等。

维生素 B$_2$ 标准溶液（10.0μg/mL）配制：称取维生素 B$_2$ 10.0mg，先溶于少量的 1% 醋酸中，然后在 1L 容量瓶中，用 1% 醋酸稀释至刻度，摇匀。溶液应保存于棕色瓶中，置于阴凉处。

四、实验步骤

（一）配制标准系列溶液

取 5 个 50mL 容量瓶，分别加入 1.00、2.00、3.00、4.00 及 5.00mL 维生素 B$_2$ 标准溶液，用水稀释至刻度，摇匀。

（二）激发波长（λ_{ex}）和发射波长（λ_{em}）的确定

固定发射波长（初步预估或文献值），扫描不同激发波长（如 200 ～ 600nm），记录荧光强度变化。激发光谱中峰值对应的波长即为 λ_{ex}，再固定已确定的激发波长，扫描发射波长范围（预估或参考文献值设定范围），发射光谱中峰值对应的波长即为 λ_{em}。

（三）标准曲线的绘制

用去离子水作空白调零，依次测量标准系列溶液的荧光强度。以荧光强度为纵坐标，标准溶液浓度为横坐标，绘制标准曲线。

（四）样品测定

将未知试液置于 50mL 容量瓶中，用水稀释至刻度，摇匀，测量其荧光强度，从标准曲线上查得试液浓度。

五、注意事项

① 荧光比色皿的正确使用。
② 控制溶液为酸性，且在避光条件下进行。

六、数据处理

根据样品的荧光强度值，从标准曲线上求得试样溶液的浓度，平行测定 3 次，并求出试样浓度的平均值，计算出相对标准偏差（RSD）。

📝 **思考题**

1. 为什么在荧光分光光度计中，激发光的入射与荧光的检测不在一条直线上，而是呈一定角度？

2. 解释荧光分析法较吸收光度法灵敏度高的原因。

附　RF-6000型荧光分光光度计的操作方法

一、定性测定（光谱扫描）

① 打开 LabSolutionsRF，点击"荧光测定"界面的光谱扫描。

② 点击"连接仪器"，点击"设置"，在测定里面设置适合的激发波长和发射波长，在仪器里面设置适合的光谱带宽（5nm 适宜），点击"确定"。

③ 创建文件名。

④ 点击"确定"开始测定。

二、定量测定

① 打开 LabSolutionsRF，点击"荧光测定"界面的定量测定。

② 点击"设置"，设置光谱带宽，设置激发波长和发射波长，点击"添加""下一步"，选择"WL1"，然后一直下一步到完成。点击关闭。

③ 点击"添加行"，添加标准品数量的行，每一行都输入名字、配置浓度，点击"连接仪器"。

④ 先放入空白样，点击"自动调零"，调零成功（右上角 EX，EM 下的数字跳动）后放入第一个标准品，设置文件名，然后把第一行选黑，点击"测定"，测定成功后取出，依次放入后续标准品分别测量，测量成功后，点击曲线图下的"标准曲线统计"选择需要的方式。在下面选择添加行测样品，和标准品操作一样。

⑤ 保存或者打印。

实验 11　原子吸收分光光度法测定汽水中的铜

一、实验目的

① 阐述原子吸收分光光度法的原理及仪器的构造。

② 实践原子吸收分光光度计的操作方法。

③ 利用标准曲线法测定汽水中的铜含量。

④ 具备利用原子吸收分光光度计检测元素含量的能力。

二、基本原理

铜离子在空气 - 乙炔火焰中，原子化以后，吸收铜空心阴极灯发射的 324.7nm 波长的光（共振线），其吸收值与铜离子浓度成正比，利用标准曲线法检测样品中的铜含量。

三、仪器与试剂

仪器：AA-6800 型原子吸收分光光度计、铜空心阴极灯、空气压缩机、容量瓶、计算机及数据处理系统等。

试剂：高纯乙炔、硝酸（6mol/L，0.5%）等。

铜标准液：精密称取 1.0000g 金属铜（纯度为 99.99%），分次加入 6mol/L 硝酸使其溶解，总量不超过 37mL，再移入 1000mL 容量瓶中，用水稀释至刻度，此液铜浓度为 1000mg/L。

铜标准应用液：精密吸取铜标准液 10.00mL，于 100mL 容量瓶中，加 0.5% 硝酸稀释至刻度，此液含铜为 10mg/L。

四、实验步骤

（一）样品处理

取汽水 2mL，用 0.5% 硝酸稀释至 100mL，摇匀。同法作试剂空白。

（二）铜标准系列的制备

取铜标准应用液（10mg/L）0.00、1.00、2.00、3.00、4.00、5.00mL，于 6 个 100mL 容量瓶中，用 0.5% 硝酸稀释至刻度，使标准系列的浓度分别为 0.00、0.10、0.20、0.30、0.40、0.50mg/L。

（三）样品测定

按仪器说明书调整仪器，并将各参数调整到最佳测试状态，分别将空白液、样品液、各浓度的标准液导入仪器，进行吸光度测定。并根据标准系列各浓度与吸光度绘制标准曲线。在曲线上查得样品消化液的铜浓度。计算样品中铜含量。

五、注意事项

① 测定 0.1μg 的铜时，1.0mg 的钠、钙、镁、钡、锌、镉、铅、铁、锰、铬无干扰。

② 铜 324.7nm 吸收线有干扰，会使铜读数增高。

③ 防止仪器记忆效应，各样品液导入一起测定后，用蒸馏水清洗提升导管，特别是高浓度测定之后。注意安排导入测定次序。

④ 关闭仪器时应先关乙炔气源，后关无油空气压缩机。保证空气供给，在测定过程中不得中断，防止回火，引起意外。

六、数据处理

平行测定 3 次，在标准曲线上查得样品消化液的铜浓度，结果取平均值（c）。

应用下式计算铜含量：

$$X=cV_{总}/V_{样}$$

式中，X 为汽水中铜含量，mg/L；c 为测得样品液铜浓度，mg/L；$V_{总}$ 为稀释后样品液总体积，mL；$V_{样}$ 为移取汽水样品体积，mL。

思考题

1. 关闭气源时，为什么要先关闭乙炔气源？
2. 为什么测定样品时，要做试剂空白？
3. 为什么空白液、样品液、各浓度的标准液要在同样的仪器条件下测定？

附 AA-6800 型原子吸收分光光度计操作方法

一、火焰法操作

① 装上火焰燃烧头。

② 先开乙炔气，主阀一圈半，二次压力 0.09MPa，不超过 0.10MPa。

③ 再开空气压缩机，输出压力 0.35MPa，不超过 0.4MPa。

④ 打开主机电源和电脑。

⑤ 电脑打开后，双击快捷方式进入软件工作界面，选择测量，输入登录 ID 名，系统默认（admin），根据向导提示设立好仪器参数。

⑥ 向导过程中有安全检测部分，必须认真一一检查后再确认，重点关注以下几个方面：

A. 乙炔主表不低于 0.5MPa。

B. 燃气出口压力 0.09MPa（不超过 0.10MPa），助燃 0.35MPa（不超过 0.4MPa）。

C. 每次开机时，检查气管、废液管是否漏气、漏水。

D. 检查废液罐是否有水（必须有水）。

E. 检查废液管，保证废液管在水面之上。

检查完毕，点"拟定"。

⑦ 连接主机和计算机，调节燃烧头高度，点灯。

⑧ 加保护盖，点火：同步按住【PURGE】和【IGNITE】两个按钮几秒，直至火点着，松手放开。

⑨ 点击"空白"测空白值。

⑩ 依次进原则样，数据稳定后，点击"开始（start）测量"，得到原则曲线。

⑪ 放 ⑪ 入待测样品，数据稳定后，点击"开始（start）测量"，得到所求值。

⑫ 存储和打印数据。

⑬ 结束后按【EXTINGUISH】熄火。

二、关机环节

① 火焰法检测完毕应用蒸馏水冲洗进样管，石墨炉法检测完毕空烧一次清除残留物。

② 关闭软件。

③ 在主机不关的状况下关乙炔钢瓶。

④ 火焰法关掉空压机，给空压机排水、放气，石墨炉法则关闭氩气、自动进样器电源、循环水及石墨炉主机电源。

⑤ 关主机。

三、操作注意事项

① 火焰法用的吸样管如需更换，要特别小心，注意对准，动作轻柔，切不可用蛮力。

② 原子吸收分光光度计是运用高温使样品原子化，在检测过程中应特别小心不要轻易触碰仪器，以免烫伤，也不可将易燃物品放在仪器上。

③ 废液管头不要浸在废液中。

④ 使用后为避免仪器损坏和引起事故，一定要关闭气体主阀并给空气压缩机排气。

实验 12　红外分光光度法测定人参皂苷 Rg1

一、实验目的

① 阐述红外分光光度法的原理。

② 描述红外分光光度计的构造，分析样品制备过程。

③ 实践红外分光光度计的操作方法。

④ 初步具备利用红外分光光度计对有机药物进行结构解析及定性分析的能力。

二、实验原理

人参（*Panax ginseng* C. A. Mey）为五加科人参属多年生草本植物，喜阴凉、湿润的气候，多生长于昼夜温差小的海拔 500 ～ 1100m 山地缓坡或斜坡地的针阔混交林或杂木林中。

人参有益智安神、大补元气、补脾益肺的功效，其主要有效成分是人参皂苷，其生理活性作用极为广泛。目前为止已分得的单体皂苷有 40 多种，其中主要为人参皂苷 Ra1、Ra2、Ra3、Rb1、Rb2、Rb3、Rc、Rd、Re、Rf、Rg1、Rg2、Rg3、Rh1 等，由于单体皂苷的药理作用不同，所以有必要从人参中提取单体皂苷，并进行深入研究。有研究报道，人参皂苷 Rg1 具有抗血栓、抗衰老、抗氧化、减轻神经功能损伤的作用。人参皂苷 Rgl 已作为复方制剂的主要成分之一在临床上用于治疗脑血管疾病。为了进一步研究其药理作用机制，首先需要找到其适合的分离制备方法。

人参皂苷Rg1

三、主要仪器与试剂

仪器：红外分光光度计、玛瑙研钵、红外线灯、油压机、真空泵、记录仪、烘箱等。

试剂：人参 Rg1 标准品、人参粉末、石油醚、正丁醇等。

四、实验步骤

（一）人参总皂苷的提取

称取人参粉末样品 50g，10 倍水浸泡 12h 后，放入超声波清洗器中提取（温度：40℃，功率：500W，频率：40kHz），提取 6 次（20min/ 次）后，减压抽滤，加入 15mL 水溶解，加入石油醚脱脂 5 次，每次 30mL，取水层，加水饱和正丁醇萃取 5 次，收集正丁醇液，减压蒸去溶剂，得人参总皂苷。

（二）人参皂苷 Rg1 的分离

1. 硅胶柱色谱分离人参皂苷 Rg1

装柱：取 200～300 目硅胶作分离胶，用漏斗装入玻璃色谱柱内铺放均匀，其上装入少量四氢呋喃溶解的人参总皂苷，最上层置脱脂棉，用乙醇 - 乙酸乙酯（1：3，V/V）洗脱液洗脱，用若干 200mL 锥形瓶收集洗脱液，每瓶 100mL，得到分离出的样品溶液，备用。

2. 人参皂苷 Rg1

色谱条件。色谱柱：Phenomenex C18（250mm×4.6mm，5μm）。流动相：乙腈 - 水（20：80，V/V）。流速：1.0mL/min。检测波长：205nm。柱温：30℃。进样量：10μL。

线性关系考察。精密称取人参皂苷 Rg1 对照品 3.5mg，加甲醇溶解并定容至 10mL，得 0.35μg/μL 的对照品溶液。取上述对照品溶液 10、20、30、40、50μL 分别进样，以峰面积积分值（y）为纵坐标，进样量（x）为横坐标，进行线性回归，得回归方程为 $y=57.346x+53.93$（$r=0.9997$）。结果表明，人参皂苷进样量在 3.5～17.5μg 范围内与峰面积积分值呈良好线性关系。

（三）红外样品片的制备

取干燥的 KBr（200 目）约 198mg，取已得到的人参皂苷 Rg1 约 1～2mg，置干净的玛瑙体中，于红外线灯下研磨混匀。

将上述粉末倒入片剂模子中（直径 13mm）铺匀。将装好的模具置于油压机上并连接真空系统，先抽气 3 ~ 5min，除去粉末中的湿气及空气，再边抽边加压至 12t，维持 3min，打开油压机，取出模具，压制的 KBr 片应为透明的片子。将其放在样品框上备测。

（四）红外测定

① 将总电源插头插于稳压器上，接通稳压器电源，调整电压到 220V。
② 打开仪器电源开关，预热 15min。
③ 将时间常数放在 "Auto" 位置，扫描时间放在 "6" 位置。
④ 调节扫描笔控制开关，使其指向 "100%"。
⑤ 调节狭缝控制器，使其指向 "N"（正常）位置。
⑥ 调节增益控制器，使扫描笔恰好偏歪透光率 10%。
⑦ 将标准聚苯乙烯片放在样品架上，按下扫描开关扫描。
⑧ 将扫描结果与标准聚苯乙烯图谱进行比较，检查仪器是否正常。
⑨ 将已压好的样品片及参比片取下，关闭仪器电源，并将各转钮恢复到原位置。

五、注意事项

① 样品纯度与基质干扰：人参皂苷常存在于复杂植物基质中，需通过提取、纯化（如大孔树脂、硅胶柱色谱）减少多糖、蛋白质等干扰。

② 溶剂与制样方法：避免使用水（强 O-H 吸收干扰），推荐 KBr 压片法，若用溶剂，选择干燥后的非极性溶剂（如氯仿）。

③ 特征峰识别：明确人参皂苷的特征吸收峰（如糖苷键 $\sim 1070cm^{-1}$、羟基 $\sim 3400cm^{-1}$），并与标准品光谱对比确认。

六、数据处理

根据谱图进行定性分析。

思考题

1. 人参皂苷提取物中若残留水分或乙醇，会对中红外光谱产生哪些干扰？如何优化制样方法以减少这些影响？

2. 人参皂苷在中红外区域的哪些特征吸收峰可用于定性鉴别？如何区分不同皂苷（如 Rb1 与 Rg1）的光谱差异？

附　傅里叶红外分光光度仪使用说明

傅里叶红外分光光度仪外观见图 5-3。

一、仪器的工作原理

红外分光光度计的工作原理基于物质对红外光的特征吸收。当红外光照射样品时，分子中特定化学键或官能团会选择性吸收与其振动 - 转动能级相匹配的红外光，导致相应波数

（cm⁻¹）的光强减弱。仪器通过测量透射（或反射）光强与入射光强的比值，获得样品的吸收光谱，其吸收峰位置和强度可反映分子结构信息。

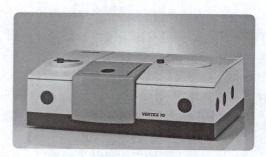

图 5-3　傅里叶红外分光光度仪

二、仪器的光学原理

傅里叶红外分光光度仪光学原理示意图见图 5-4。

傅里叶红外分光光度仪可进行定性分析、定量分析及化合物的结构分析，其核心部件是迈克尔干涉仪，其工作原理如图 5-4 所示。光源发出的红外光直接进入迈克尔干涉仪，它将这束辐射光分成两束，使 50% 的光透过到达移动镜，50% 的光反射到达固定镜，由于移动镜的移动，这两束光重新在分束器结合后产生光程差。这时相应变化的光程差干涉图被获得，经傅里叶变换后得到一张红外光谱图。

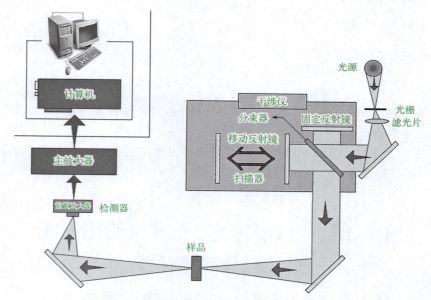

图 5-4　傅里叶红外分光光度仪光学原理示意图

三、仪器的基本操作

操作傅里叶红外分光光度仪的 OPUS6.0 红外应用软件是一个 Windows 软件。它的所有操作都与 Windows 操作相同。在此，我们只简单介绍一些常用的红外操作。

① 开主机，进行预热。

② 打开计算机，点击红外软件。

③ 进行背景扣除。

④ 扫描。

A. 用"测量"菜单中的"高级测量"命令进行扫描。

B. 在"高级设置"中设定纵坐标、横坐标、扫描次数。

C. 点击"样品单通道"进行扫描。

D. 谱图的处理：点击"标峰位"菜单，选择"相互交互式模式"，点击"保存"进行标峰位。

E. 点击"打印"，命令打印机打印。

F. 解析图谱。

四、仪器的工作环境

① 工作电压要保持 220V。

② 开机时室内的湿度小于 70%。

③ 测样品前要检测仪器自身的能量，能量不能大于 1000，否则会影响测试。

实验 13　毛细管电泳法测定饮料中苯甲酸钠的含量

一、实验目的

① 说明毛细管区带电泳的原理。

② 阐述毛细管电泳仪的构造。

③ 实践毛细管电泳仪的操作方法。

④ 利用标准曲线法测定饮料中苯甲酸钠的含量。

⑤ 初步具备利用毛细管电泳仪对物质进行分离、定性、定量分析的能力。

二、实验原理

毛细管电泳仪工作原理见图 5-5。

毛细管区带电泳是利用高压电场驱动样品在毛细管（通常为 25～100μm）中迁移，根据样品组分的电荷/半径比的差异实现分离，并且利用迁移时间和峰面积对组分进行定性、定量分析。

防腐剂是指用于防止食品在储存、流通过程中因微生物引起的腐败变质，延长食品保质期而添加的物质。大多数防腐剂是人工合成的，如果超过标准使用会对人体健康造成一定的危害，因此，我国食品安全国家标准严格规定了其在适用食品中的最大使用量。我国允许使用的防腐剂有苯甲酸（及其钠盐）、山梨酸（及其钾盐）、丙酸钙、丙酸钠等 30 余种。苯甲酸又称安息香酸，其钠盐无味或略带安息香气味，在空气中稳定，比苯甲酸更易溶于水。

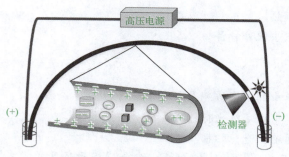

图 5-5　毛细管电泳仪工作原理

三、仪器和试剂

仪器：毛细管电泳仪，熔融石英毛细管，超声波清洗仪，0.45μm 滤膜，一次性注射器，1mL、10mL 移液管，10mL、25mL 容量瓶，洗耳球，电子分析天平，药匙等。

试剂：氢氧化钠（A.R.）、硼酸钠（A.R.）、苯甲酸钠（G.R.）、饮料、纯水等。

四、实验步骤

（一）苯甲酸钠标准溶液的配制

称量 0.2000g 的苯甲酸钠，用 20mmol/L pH9.0 的硼砂缓冲溶液溶解于 10mL 的容量瓶中。再从中移取 2.50mL 溶液至 50mL 容量瓶中，用缓冲溶液定容，作为母液。再从母液中分别移取 0.20mL、0.40mL、0.60mL、0.80mL、1.00mL 溶液至 5 个 25mL 容量瓶中，用缓冲溶液定容。

（二）样品制备

将雪碧倒入烧杯后放在超声波清洗仪中超声脱气，去除饮料中溶解的空气以及 CO_2 气体。脱气后的雪碧溶液，用 20mmol/L pH 9.0 的硼砂缓冲溶液稀释 10 倍。通过 0.45μm 滤膜过滤后，转移至进样瓶中备用。平行配制 3 个雪碧样品溶液。

（三）测定

打开计算机，启动毛细管电泳仪（以 Agilent 7100 毛细管电泳仪为例），双击计算机桌面"CE7100（联机）"图标，进入工作站界面。

冲洗毛细管。在工作站 CE 界面中，鼠标右键点击"入口"，设置入口瓶（瓶中为冲洗毛细管所用溶液），右键点击"出口"，设置出口瓶（废液瓶），右键点击"泵"，设置冲洗时间，进行冲洗。冲洗顺序依次为 0.1mol/L NaOH 溶液、纯水、缓冲溶液，分别冲洗 10min，平衡 5min。

按仪器中系统样品瓶表顺序放好样品瓶（1 号瓶为 NaOH 溶液，2～3 号瓶为纯水，4～7 号瓶为硼酸钠缓冲液，8 号瓶为废液，11～15 号瓶为苯甲酸钠的标准溶液，16～18 号瓶为雪碧样品）。在工作站 CE 界面鼠标点击右键，在菜单中点击"方法"，设置电泳参数，确定后点击"单次样品"，开始实验，获取实验数据。依次测定苯甲酸钠标准溶液和雪碧样品溶液。

实验结束后，用纯水冲洗毛细管 10min，然后空气冲洗 2min。关闭工作站，再依次关闭毛细管电泳仪及计算机。

五、注意事项

① 本实验为上机操作，应根据实验步骤和说明谨慎有序操作。

② 为避免颗粒物堵塞毛细管，所有溶液需用 0.45μm 滤膜过滤。

六、数据处理

绘制峰面积 - 浓度标准曲线，再根据测得的样品中苯甲酸钠的峰面积值，从曲线上查出样品浓度，并计算雪碧中苯甲酸钠的实际浓度及相对标准偏差。

✎ 思考题

1. 影响毛细管电泳分离效果的因素有哪些？

2. 毛细管电泳仪的组成部件有哪些？

3. 毛细管电泳的进样方式有哪些？

实验 14　电位滴定法连续测定混合液中氯和碘

一、实验目的

① 阐述电位滴定法的基本原理和实验操作。

② 描述 pH 酸度计的构造。

③ 实践 pH 酸度计的操作方法。

④ 熟练应用图解法进行数据处理。

⑤ 具备利用电位滴定法测定能生成难溶化合物离子浓度的能力。

二、实验原理

电位滴定能应用于各类滴定分析，特别适用于沉淀滴定。当滴定剂与数种离子生成沉淀的溶度积差别较大时，可以连续滴定而不需要预先分离。例如 AgI、$AgBr$、$AgCl$ 的溶度积常数在 25℃时分别为 $8.3×10^{-17}$、$5.3×10^{-13}$ 和 $1.8×10^{-10}$。当用 $AgNO_3$ 作滴定剂测定卤离子时，指示电极可以用银电极，也可以用相应的离子选择电极，如 Ag^+、Cl^-、Br^- 或 I^- 选择电极。参比电极可以用 217 型双盐桥饱和甘汞电极（双盐桥的作用是使甘汞电极与试液隔开，防止甘汞电极中的 KCl 渗出，影响 $AgNO_3$ 滴定卤离子）或玻璃电极。将电极插入含 Cl^- 和 I^- 的混合液中，用 $AgNO_3$ 标准溶液滴定，首先与 I^- 反应生成 AgI 沉淀，再与 Cl^- 反应，每种离子反应完成时，溶液的电位分别有一个明显的电位突跃。以加入滴定剂的体积（V）为横坐标，以测得的相应电位值（E）为纵坐标作 E-V 曲线，在滴定曲线上有两个电位突跃，可以分别确定两个化学计量点。根据各个终点所用滴定剂的体积可分别求得试液中氯和碘的含量。

三、仪器和试剂

仪器：pH 酸度计、银电极、217 型双盐桥饱和甘汞电极或玻璃电极、50mL 棕色酸式滴定管 1 支、100mL 烧杯 1 个、20mL 移液管 1 支、洗耳球等。

试剂：0.1000mol/L $AgNO_3$ 标准溶液、KNO_3 固体［$Ba(NO_3)_2$］、含 NaI 和 NaCl 的试液等。

四、实验步骤

将银电极和甘汞电极与 pH 酸度计连接好，选择"mV"档，预热仪器 10min。用吸量管取含 NaCl-NaI 总量为 1.5 ～ 2.0mmol/L 的试液 20mL 于 100mL 烧杯中，再加约 30mL 水，加入 3 滴 6mol/L 的 HNO_3 溶液和 2g KNO_3［0.5g $Ba(NO_3)_2$］。放入磁力搅拌子，将烧杯放在磁力搅拌器上，并插入银电极和甘汞电极，滴定管中装入 $AgNO_3$ 标准溶液并安装在烧杯上方的适当位置，便于滴定操作。

开启搅拌器，溶液应稳定而缓慢地旋转。测定并记录起始电位。用 0.1000mol/L $AgNO_3$ 标准溶液滴定，开始每次加入滴定剂 1.00mL，待电位稳定后，读取其值和相应滴定剂体积记录在表 5-1 中。随着滴定剂的加入，电位的改变值增大，应减小每次加入滴定剂的量。当接近滴定终点时，每次加入 0.10mL 滴定剂。第一终点过后，电位值的变化渐缓，应增大每次加入滴定剂的量。如前所述，继续滴定至超过第二终点数毫升滴定剂为止。平行测定 3 次。

五、注意事项

① 每次测量完毕，应将电极、烧杯和磁力搅拌子依次用浓氨水、去离子水冲洗，才能保证重复滴定的数据重复。

② 卤化银沉淀不得倒入下水道，应回收。

六、数据处理

（一）数据记录

填写表 5-1：

表 5-1　实验数据记录

V_{AgNO_3} / mL	E / mV	ΔE / mV	ΔV / mL	$\Delta E/\Delta V$ / (mV/mL)	$\bar{V}$ / mL	$\Delta\left(\dfrac{\Delta E}{\Delta V}\right)$	$\overline{\Delta V}$/mL	$\dfrac{\Delta^2 E}{\Delta V^2}$

（二）滴定曲线绘制

用表中数据作 $E\text{-}V$、$\dfrac{\Delta E}{\Delta V} - \bar{V}$、$\dfrac{\Delta^2 E}{\Delta V^2} - V$ 滴定曲线。

（三）计算

由图查得 V_{ep}，计算试样中 Cl⁻ 和 I⁻ 的浓度，分别以 mol/L 和 mg/mL 表示，并求相对平均偏差。

思考题

1. 试液在滴定前为什么需要用硝酸酸化？为什么要加入硝酸钾或硝酸钡？
2. 如果试液中 Cl⁻ 和 I⁻ 的浓度相同，当氯化银开始沉淀时，I⁻ 还有百分之几没有沉淀？
3. 根据电位滴定的结果，能否计算氯化银和碘化银的溶度积常数？如何计算？

实验 15　高效液相色谱法测定饮料中咖啡因的含量

一、实验目的

① 说明高效液相色谱法的原理。
② 阐述高效液相色谱仪的构造。
③ 实践高效液相色谱仪的操作方法。
④ 应用高效液相色谱法的定性、定量分析方法。

二、实验原理

咖啡因又称咖啡碱，属于黄嘌呤衍生物，化学名为 1, 3, 7- 三甲基 -2, 6- 二氧嘌呤，是从茶叶或咖啡中提取的一种生物碱。它能兴奋大脑皮层，使人精神亢奋。咖啡因在咖啡中的含量为 1.2% ～ 1.8%，在茶叶中为 2.0% ～ 4.7%。可乐饮料、止痛药片等均含咖啡因。咖啡因的分子式为 $C_8H_{10}N_4O_2$，结构式如下：

在化学键合相色谱中，对于亲水性的固定相常采用疏水性流动相，即流动相的极性小于固定相的极性，这种情况称为正相化学键合相色谱法。反之，若流动相的极性大于固定相的极性，则称为反相化学键合相色谱法，该方法目前应用最为广泛。

本实验采用反相液相色谱法，以 C18 键合相色谱柱分离饮料中的咖啡因，用紫外检测器进行检测，以咖啡因标准系列溶液的色谱峰面积对其浓度作标准曲线，再根据试样中的咖啡因峰面积，由其标准曲线算出其浓度。

三、仪器与试剂

仪器：LC-20AT 高效液相色谱仪，SPD-20A 紫外检测器，ODS 色谱柱（4.6mm×150mm，5μm），20μL 微量注射器，超声波清洗仪，高效液相色谱流动相过滤装置，分析天平，10mL、100mL 容量瓶，2mL 移液管，50mL 烧杯，0.45μm 微孔滤膜，0.45μm 针式微孔滤膜，0.45μm 滤膜，塑料离心试管等。

试剂：甲醇（C.R.）、咖啡因标准品、可乐饮料等。

咖啡因标准储备液（1.0mg/mL）的配制：准确称取 0.1000g 咖啡因于 100mL 容量瓶中，加少量甲醇加热溶解，用甲醇定容至 100mL。

四、实验步骤

（一）实验条件

固定相：ODS 色谱柱（4.6mm×150mm，5μm）；流动相：甲醇:水（50:50，V/V），检测波长：254nm；流速：1mL/min；进样量：20μL。

（二）LC-20AT 高效液相色谱仪的操作方法

1. 开机

按 Power 键，按以下顺序依次开启 HPLC 系统各设备的电源：总电源→泵→柱温箱→检测器→计算机。

2. 脱气

将吸滤头分别放入流动相中，旋转排液阀至 180°，启动键板上的 Purge 键，排液 3min，冲洗操作停止后，关紧排液阀。

3. 打开色谱工作站

双击桌面 Labsolution，主项目对话框中单击"点击"图标，登录 Labsolution 色谱工作站，点击确定按钮，在 Labsolution 图标，进入仪器在线分析界面，单击主项目按钮，双击"仪器"图标，双击"系统配置"图标，添加选择检测器、泵、柱子等单元，确定检测系统或点击自动配置，单击确定按钮。

4. 建立分析方法

点击图标"数据采集"，点击图标"仪器参数"，编辑检测方法，并保存分析方法。点文件另存为。打开泵开关，启动系统等待平衡进样。

5. 进样与数据采集

系统平衡结束后，点击图标"单次运行"，设置样品名、数据文件的保存路径、进样体积等，确定，开始。进样针手动进样。

6. 谱图处理

在电脑任务栏处点击，点击图标"数据分析"，进入再解析界面。在再解析界面中，查看视图 - 峰表中的数据并记录。

7. 清洗系统和关机

（三）咖啡因标准溶液的配制

准确移取 0.4mL、0.6mL、0.8mL、1.0mL 和 1.2mL 咖啡因标准储备液，分别置于 10mL 容量瓶中。用甲醇定容，得质量浓度分别为 40μg/mL、60μg/mL、80μg/mL、100μg/mL 和 120μg/mL 的咖啡因标准溶液。将上述溶液超声波脱气 15min。

（四）样品的准备

取 30mL 可乐饮料置于 50mL 烧杯中，用超声波脱气 15min 驱除二氧化碳，利用 0.45μm 一次性滤膜过滤后备用。

（五）标准曲线的绘制

待仪器稳定后，按标准溶液浓度递增的顺序，由稀到浓依次等体积进样 20μL（每个标样重复进样 3 次），准确记录各自的峰面积和保留时间。

（六）样品的测定

同样取 20μL 待测饮料试液进行色谱分析（重复 3 次），准确记录各自的峰面积和保留时间。

五、注意事项

① 流动相、标准样及待测样品在进样前都要进行脱气处理与滤膜过滤。
② 为使结果具有良好的重现性，标准样和样品的进样量要严格保持一致。

六、数据处理

① 用标准溶液色谱图中的保留时间，确定试样溶液色谱图中相应咖啡因的色谱峰。
② 以峰面积为纵坐标，咖啡因的浓度为横坐标，绘制标准曲线。根据试样溶液的峰面积，从标准曲线上查出相应咖啡因浓度或计算出相应咖啡因浓度。

🖊 思考题

1. 能否用离子交换色谱法分析咖啡因？为什么？
2. 用标准曲线法进行定量分析的优缺点是什么？
3. 如本实验用峰高对浓度作图绘制标准曲线，定量的结果是否准确？为什么？

附　LC-20AT 高效液相色谱仪使用说明

高效液相色谱法具有高效快速、选择性好、灵敏度高等优点，在分析检测中，尤其在食品、保健品、药品、环境等安全体系的建设中发挥着重要作用。

一、LC-20AT 高效液相色谱仪工作原理

LC-20AT 高效液相色谱仪由 1 个 LC-20AT 溶剂输送泵、Rheodyne7725i 手动进样阀、SPD-20A 紫外 - 可见检测器、计算机等组成。流动相被溶剂输送泵打入系统，样品溶液经进样器进入流动相，被流动相载入色谱柱（固定相）内，由于样品溶液中的各组分在两相中具有不同的分配系数，在两相中作相对运动时，经过反复多次的吸附 - 解吸的分配过程，各组分在移动速度上产生较大的差别，被分离成单个组分依次从柱内流出，通过检测器时，样品浓度被转换成电信号传送到工作软件，数据以图谱形式表现出来。

二、仪器的工作环境

温度为 4 ～ 35℃，相对湿度为 40% ～ 80%，最好是恒温、恒湿，远离高电干扰、高振动设备。

三、仪器使用的注意事项

① 本仪器属精密仪器，环境应防尘、防震、防潮，色谱系统完成实验后，应进行必要的清洗，包括色谱柱。

② 本系统使用的流动相为有害挥发性物质，应具备通风条件。

③ 关注柱压，不得大于 300bar（1bar=750.062mmHg），否则必须找出原因，排除故障后才能再使用。

④ 严格采取措施防止静电的聚集，并作好仪器的接地工作。

实验 16　气相色谱法测定苯含量

一、实验目的

① 说明气相色谱法的原理，阐述气相色谱仪的构造。

② 实践气相色谱仪的操作方法。

③ 应用气相色谱法的定性、定量分析方法。

④ 培养学生良好的专业素养，培养创新精神。

二、基本原理

气相色谱法中，被分离组分被载气带入色谱柱，在气液两相之间进行反复多次分配，由于各组分分配系数不同，最后达到分离的目的。色谱柱的柱效以理论板数（n）表示，总分离效能指标以分离度（R）表示，可按下列公式求得：

$$n = 5.54 \times \left(\frac{t_R}{W_{h/2}} \right)^2 \quad R = \frac{2 \times (t_{R2} - t_{R1})}{W_1 + W_2}$$

根据色谱峰的保留时间（t_R）可以进行定性分析，测量色谱峰的峰面积（A）或峰高（h）可进行定量分析。

本实验用气相色谱法分离苯和甲苯。在苯标准液和试样液中加入等量甲苯作为内标，用已知浓度对照法，根据公式可求出试样液中苯的浓度：

$$\frac{(c_{苯})_{样}}{(c_{苯})_{标}}=\frac{(A_{苯}/A_{甲苯})_{样}}{(A_{苯}/A_{甲苯})_{标}}$$

三、仪器与试剂

仪器：102G 型气相色谱仪、微量注射器、吸量管、具塞试管等。

试剂：苯（分析纯）、甲苯（分析纯）、二硫化碳（分析纯）、苯的试样溶液（溶于 CS_2）等。

四、实验步骤

（一）实验条件

色谱柱：2m 螺旋不锈钢柱。　　　　　　　　　固定液：5% 聚乙二醇 6000。

载　体：6021 红色载体。　　　　　　　　　　检测器：火焰离子化检测器。

流　量：N_2 25mL/min；　　　H_2 25～50mL/min；　　　空气 300～500mL/min。

温度：柱温 60℃；检测器 120℃；气化室 175℃（如用热导检测器，载气用 N_2 气，20～30mL/min，桥流 120～130mA；载气如用 H_2，桥流可适当增大）。

（二）溶液配制

1. 苯标准溶液（0.100%）

精密吸取 114μL 苯（相对密度为 0.879），以 CS_2 稀释至 100mL。此溶液编号为①。

2. 甲苯的 0.15 CS_2 溶液

浓度不必准确，此溶液编号为②。

3. 加入内标的标准溶液

精密吸取溶液① 2.00mL，与溶液② 2.00mL 混匀。此溶液编号为③。

4. 加入内标的试样溶液

精密吸取苯的试样溶液 2.00mL，与溶液② 2.00mL 混匀。此溶液编号为④。

（三）操作步骤

① 色谱柱后端连接管接入氢火焰离子室的进口部位。

② 打开载气、氢气、空气钢瓶，调节输出压力约 0.4～0.6MPa。

③ 调节载气流量 20mL/min，氢气流量 30mL/min，空气流量 350mL/min。

④ 打开主机电源"启动"开关。

⑤ 打开温度控制开关，调节"柱温"为 115℃，气化温度为 160℃，检测室温度为 140℃。

⑥ 将"放大器""热导/氢焰"转换开关置于"氢焰"上，打开放大器电源开关。

⑦ 将"灵敏度选择"开关置于"1000"。

⑧ 适当选择衰减器。

⑨ 将引燃开关拨至"点火"处，约 10s 后，把开关扳下。

⑩ 调节基流补偿电位器，使记录仪指针在零位上。

⑪ 标准溶液、样品溶液各进样 0.05μL。

⑫ 记录保留时间，测量峰高、峰面积，计算醇含量。

（四）测定

分别将溶液①②③④进样 0.05μL，依次取得色谱图①②③④。

① 根据色谱图①和②，确定色谱图③和④中苯和甲苯的峰位。

② 测量色谱图③中苯和甲苯的 t_R、$W_{h/2}$ 和 W，按公式计算苯和甲苯的理论板数以及它们的分离度（R）。

③ 测量色谱图③和④中苯和甲苯的峰面积（或峰高），用已知浓度对照法计算苯的试样溶液中苯的浓度。

五、注意事项

① 进样器取样时注意要赶走气泡。

② 实验完毕要及时洗净进样器。

六、数据处理

本实验苯的含量测定选择内标法，苯的浓度通过下式计算：

$$(c_苯)_样 = (c_苯)_标 \times \frac{(A_苯 / A_{甲苯})_样}{(A_苯 / A_{甲苯})_标}$$

思考题

1. 本实验怎样确定苯和甲苯的峰位？还可以用哪些方法来定性？

2. 为什么在进样时要做到"三快"（快速插入、快速进样、快速拔出）？

3. 你计算的苯和甲苯的理论板数是否一致？由此可得出怎样的结论？

附　102G 型气相色谱仪使用说明

102G 型气相色谱仪用于石油、化工、医药、科研等部门，可以对有机、无机气体和沸点在 400℃以内的液体样品进行常量和微量分析。

一、102G 型气相色谱仪工作原理

气相色谱仪的工作原理是基于混合物中各组分在固定相和流动相之间的分配差异。样品通过进样器引入色谱柱。样品在色谱柱中被载气（如氢气、氮气等）推动。样品中的各组分在固定相（如色谱柱内的填充物）和流动相（载气）之间进行分配。由于各组分的分配系数不同，它们在色谱柱中的移动速度也不同，从而实现分离。分离后的组分依次通过检测器（如热导检测器、氢火焰离子化检测器等）。检测器将各组分的浓度变化转换为电信号。电信号被传输到数据处理机，生成色谱图。通过分析色谱图，可以确定样品中各组分的含量。

二、仪器的工作环境

① 环境温度：5 ～ 35℃。

② 相对湿度：低于 85%。

③ 周围环境：周围无强电磁场干扰，无腐蚀性气体，无强烈振动，空气无大的对流存在。

三、仪器使用的注意事项

① 确保氮气、氢气和空气的压力在正常范围内，必要时更换气体钢瓶或发生器中的试剂。

② 确保柱温和检测器温度达到预设值。

③ 定期清洁仪器表面、进样口和检测器，备份电脑上的数据。

实验 17　差分脉冲伏安法测定维生素 C 的含量

一、实验目的

① 阐述差分脉冲伏安法的基本原理。

② 描述电化学分析仪的构造。

③ 实践差分脉冲伏安法的操作技术。

④ 利用标准曲线法测定维生素 C 的含量。

⑤ 具备利用差分脉冲伏安法对物质进行定性、定量分析的能力。

二、实验原理

维生素 C 广泛存在于新鲜水果和蔬菜中，是人体必需的营养素，如若缺乏则会造成坏血病，又被叫作 L- 抗坏血酸。维生素 C 是烯醇式己糖酸内酯，是一种抗氧化剂，具有电化学活性，因此可以采用差分脉冲伏安法来测定维生素 C。

差分脉冲伏安法中施加于电解池上的直流电压不是恒定的，而是线性变化或阶梯式增加的，脉冲幅度恒定，因此，电解池上的电压信号被认为是恒定振幅的脉冲叠加在线性扫描或阶梯式扫描电压上，其脉冲信号见图 5-6，响应曲线如图 5-7 所示。

由于差分脉冲伏安法测量的是脉冲电压引起的法拉第电流的变化，因此，其响应信号呈峰形，峰电位与直流极谱法的半波电位一致，可作为定性分析的依据。峰电流在一定条件下与物质的浓度成正比，可作为定量分析的依据。此方法较为灵敏，可测定 10^{-8}mol/L 的物质。

三、仪器和试剂

仪器：电化学分析仪、磁力搅拌器、磁力搅拌子、玻碳电极、铂丝电极、银 - 氯化银电极、砂纸、抛光粉、鹿皮、超声波清洗仪、电子分析天平、称量纸、研钵、50mL 容量瓶、100mL 容量瓶、10mL 吸量管、洗耳球、坐标纸等。

试剂：抗坏血酸标准品、市售维生素 C 丸（50mg）、浓硫酸（A.R.）、浓硝酸（A.R.）等。

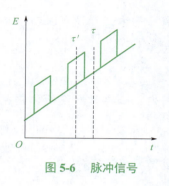

图 5-6　脉冲信号

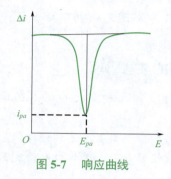

图 5-7　响应曲线

四、实验步骤

1. 工作电极的预处理

玻碳电极用砂纸打磨后用硝酸浸泡，再用抛光粉将电极表面抛光，最后用超声波清洗仪清洗 3min，晾干备用。

2. 工作电极的极化

将 30mL 0.5mol/L 硫酸溶液转入电解池中，插入电极（玻碳电极为指示电极，铂丝电极为辅助电极，银 - 氯化银电极为参比电极），采用循环伏安法扫描进行。实验参数：起始电位为 1.1V，开关电位分别为 −1.2V 和 1.1V，扫描速度为 200mV/s，灵敏度为 100μA，滤波为 10Hz，放大倍数为 1，等待时间为 2s，循环 20 次。

3. 样品制备

取 1 粒维生素 C 丸，放在研钵中，砸碎、研细，加入 10mL 0.5mol/L 的硫酸溶液溶解后，转入 50mL 容量瓶中，用蒸馏水定容至标线，摇匀。平行配制 3 个样品。

4. 维生素 C 标准溶液的配制

储备液：准确称取维生素 C 0.2g，加蒸馏水溶解后，转入 50mL 容量瓶中，用蒸馏水定容至标线，摇匀。

标准系列：准确移取 3、4、5、6、7、8mL 维生素 C 储备液，分别放置于 6 个 50mL 容量瓶中，每个容量瓶都加入 10mL 0.5mol/L 的硫酸溶液，然后用蒸馏水定容至标线，摇匀。

5. 测定

在电解池中放入测试溶液，插入极化后的工作电极，采用差分脉冲伏安法进行测定。实验参数：起始电位 0V，终止电位 0.6V，电位增量 0.02V，脉冲幅度 0.05V，脉冲宽度 0.05s，脉冲间隔 2s，等待时间 2s。依次测定各维生素 C 标准溶液和维生素 C 样品溶液，记录峰电位和峰电流。

五、注意事项

① 实验前工作电极表面要清理干净。

② 更换测试溶液时，电极要清洗。
③ 在扫描过程中保持溶液静止。

六、数据处理

对比样品溶液与标准溶液扫描图谱中的峰电位，对维生素 C 丸样品组分进行定性分析。

以维生素 C 标准溶液扫描图谱中的峰电流为纵坐标，浓度为横坐标，绘制标准曲线。将样品溶液扫描图谱中的峰电流代入曲线，查出浓度，并计算维生素 C 丸中维生素 C 的含量及相对标准偏差。

思考题

1. 差分脉冲伏安法为什么具有较高的灵敏度？
2. 差分脉冲伏安法中，峰电流为什么能作为定量的依据？

附 电化学工作站工作原理和使用说明

电化学工作站（以 LK2005 型电化学工作站为例，见图 5-8）通常可以开展三十多种不同方法的电化学与电分析化学实验，可实现恒电位技术、线性扫描技术、脉冲技术、方波技术、交流技术、恒电流技术、高分辨率扫描技术、交流阻抗等电化学研究和分析方法。

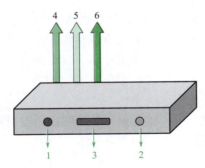

图 5-8　LK2005 型电化学工作站

1—开关键；2—复位键；3—显示屏；4—工作电极接口（绿色）；
5—参比电极接口（黄色）；6— 对电极接口（红色）

一、仪器工作原理

LK2005 型电化学工作站采用组合式结构，分为微机系统和电化学主机两部分。在计算机系统配置下，采用的系统工作站其窗口菜单有：设定电化学分析方法、选择实验参数、I/O 口管理、数据处理、图像显示、中文打印分析结果。

电化学主机是由单片机系统，起始电位和扫描电位发生器和恒电位/恒电流电路，mA级、μA 级和 nA 级 I/V 电流/电压转换电路，恒电流调零电路、电压放大和滤波电路，iR

降补偿和基线扣除电路，输入检测控制电路，高速数据采集电路，以及电源电路等几部分组成。

微机和主机之间采用串口通信，以控制单片机系统施加于电化学池的起始电位、终止电位、电势增量、扫描速度、脉冲幅度、方波周期等实验参数以及控制实验进程，实验数据通过 I/O 传递给工作站进行处理。

二、仪器基本操作

① 启动计算机。接通工作站电源，按下【开关】键，启动工作站。

② 双击"LK2005"图标，进入程序主菜单界面。

③ 按下工作站【复位】键，这时主菜单界面上显示"系统自检"。自检完成后，点击"通讯测试"，显示"连接成功"，系统进入正常工作状态。

④ 在菜单界面右侧"方法分类"栏中选定方法种类，之后在"实验方法"栏中选定具体方法，双击，进入该方法的菜单界面。

⑤ 点击"参数设定"，设定各参数后，点击"确定"，返回主菜单。

⑥ 确认电极连接正确无误后，点击"开始实验"，进行实时扫描。

⑦ 如有需要，点击"终止实验"，实验中止，否则等待。

⑧ 扫描完成后，点击"自动找峰"，立即给出曲线的峰高线，单击鼠标右键，弹出对话框，显示峰电位、峰电流、峰面积和半峰宽等内容。

⑨ 实验结束后，先关闭程序，按工作站【开关】键，停止工作站运行，最后关闭计算机。

三、注意事项

① 电极连接：黄色接口连接参比电极，红色接口连接对电极，绿色接口连接工作电极。

② 根据不同方法选择合适的配件，如磁力搅拌器。

③ 在进行电化学实验时，通常使用去离子水，优级纯试剂，以及采用硝酸浸泡24h、去离子水冲洗的容器，实验精度要求高。

④ 实验时，电极要完全浸没到溶液中。

⑤ 仪器正常工作或实验进行中，请勿按"复位"键，否则系统参数将丢失。

⑥ 长期不用时，应拔掉电源插头，切断电源。

第六章

物理化学实验

Ⅰ 基本物理量测量

实验1 气体常数的测定

一、实验目的

① 陈述化学反应测定气体常数（R）的方法。

② 加深对理想气体状态方程 $pV=nRT$ 的理解与应用。

③ 分析实验误差来源，提升数据处理与误差分析能力。

二、实验原理

气体状态方程式的表达式为：

$$pV = nRT = \frac{m}{M}RT \tag{6-1}$$

式中　p——气体的压力或分压，Pa；

　　　V——气体体积，m³；

　　　n——气体的物质的量，mol；

　　　m——气体的质量，g；

　　　M——气体的摩尔质量，g·mol⁻¹；

　　　T——气体的温度，K；

　　　R——摩尔气体常数 [文献值：8.314Pa·m³/(K·mol) 或 J/(K·mol)]。

可以看出，只要测定一定温度下给定气体的体积 V、压力 p 与气体的物质的量 n 或质量 m，即可求得 R 的数值。

本实验利用金属（如 Mg、A1 或 Zn）与稀酸置换出氢气的反应，求取 R 值。例如：

$$Mg(s)+2H^+(aq)\!=\!\!=\!\!Mg^{2+}(aq)+H_2(g) \tag{6-2}$$

$$\Delta_r H_{m298}^{\theta} = -466.85(\text{kJ} \cdot \text{mol}^{-1})$$

s 表示固态（分子），aq 表示水合的离子（或分子），g 表示气态（分子）。

将已精确称量的一定量镁与过量稀酸反应，用排水集气法收集氢气。氢气的物质的量可根据反应方程式（6-2）由金属镁的质量求得：

$$n_{H_2} = \frac{m_{H_2}}{M_{H_2}} = \frac{m_{Mg}}{M_{Mg}}$$

由量气管可测出在实验温度与大气压下，反应所产生的氢气体积。

由于量气管内所收集的氢气是被水蒸气所饱和的，根据分压定律，氢气的分压 p_{H_2} 应是混合气体的总压 p（以 100kPa 计）与水蒸气分压 p_{H_2O} 之差：

$$p_{H_2} = p - p_{H_2O} \tag{6-3}$$

将所测得的各项数据代入式（6-1）可得：

$$R = \frac{p_{H_2}V}{n_{H_2}T} = \frac{(p - p_{H_2O})V}{n_{H_2}T} \tag{6-4}$$

三、仪器与试剂

仪器：分析天平，称量纸（蜡光纸或硫酸纸），量筒（10mL），漏斗，温度计，摩尔气体常数测定装置（量气管、水准瓶、试管、滴定管夹、铁架、铁夹、铁夹座、铁圈、橡皮塞、橡胶管、玻璃导气管），砂纸，气压计（公用），烧杯（100mL、500mL），细砂纸等。

试剂：硫酸 (3mol/L)、镁条（纯）等。

四、实验步骤

（一）镁条称量

取两根镁条，用砂纸擦去其表面氧化膜，然后在分析天平上分别称出其质量，并用称量纸包好记下质量，待用（也可由实验室老师预备）。

镁条质量以 0.0300 ～ 0.0400g 为宜。镁条质量若太小，会增大称量及测定的相对误差。镁条质量若太大，则产生的氢气体积可能超过量气管的容积而无法测量。称量要求准确至 ± 0.0001g。

（二）仪器的装置和检查

按图 6-1 装置仪器。打开量气管的橡皮塞，从水准瓶中注入自来水，使量气管内液面略低于刻度 "0"（若液面过低或过高，则会带来什么影响？）。上下移动水准瓶，以赶尽附着于橡胶管和量气管内壁的气泡，然后塞紧量气管的橡皮塞。

为了准确量取反应中产生的氢气体积，整个装置不能有泄漏之处。检查装置是否漏气的方法如下：塞紧装置中连接处的橡胶管，然后将水准瓶（漏斗）向下（或向上）移动一段距离，使水准瓶内液面低于（或高于）量气管内液面。若水准瓶位置固定后，量气管内液面仍不断下降（或上升），表示装置漏气（为什么？），则应检查各连接处是否严密（注意橡皮塞及导气管间连接是否紧密）。务必使装置不再漏气，然后将水准瓶放回检漏前的位置。

（三）金属与稀酸反应前的准备

取下反应用试管，将 4 ～ 5mL 3mol/L H_2SO_4 溶液通过漏斗注入试管中（将漏斗移出试管时，不能让酸液沾在试管壁上，为什么？）。稍稍倾斜试管，将已称好质量（勿忘记录）的镁条按压平整后蘸少许水贴在试管壁上部，如图 6-2 所示，确保镁条不与硫酸接触，然后小心固定试管，塞紧（旋转）橡胶塞（动作要轻缓，谨防镁条落入稀酸溶液中）。

再次检查装置是否漏气。若不漏气，可调整水准瓶位置，使其液面与量气管内液面保持在同一水平面，然后读出量气管内液面的弯月面最低点读数。要求读准至 ±0.01mL，并记下读数（为使液面读数尽量准确，可移动铁圈位置，设法使水准瓶与量气管位置尽量靠近）。

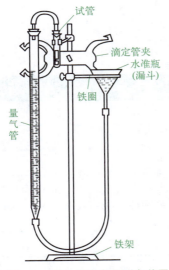

图 6-1　摩尔气体常数测定装置

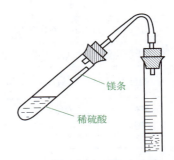

图 6-2　镁条贴在试管壁上半部

（四）氢气的发生、收集和体积的量度

松开铁夹，稍稍抬高试管底部，使稀硫酸与镁条接触（切勿使酸碰到橡皮塞），待镁条落入稀酸溶液中后，再将试管恢复原位。此时反应产生的氢气会使量气管内液面开始下降。为了不使量气管内因气压增大而引起漏气，在液面下降的同时应慢慢向下移动水准瓶，使水准瓶内液面随量气管内液面一同下降，直至反应结束，量气管内液面停止下降（此时能否读数？为什么？）。

待反应试管冷却至室温（约 10min），再次移动水准瓶，使其与量气管的液面处于同一水平面，读出并记录量气管内液面的位置。每隔 2 ～ 3min 再读数一次，直到读数不变为止。记下最后的液面读数及此时的室温和大气压。从附表中查出相应室温时水的饱和蒸气压。

打开试管口的橡皮塞，弃去试管内的溶液，洗净试管，并取另一份镁条重复进行一次实验。记录实验结果。

五、注意事项

① 将铁圈装在滴定管夹的下方，以便可以自由移动水准瓶（漏斗）。

② 橡皮塞与试管和量气管口要先试试合适后再塞紧，不能硬塞，防止管口被塞烂。

③ 从水准瓶注入自来水，使量气管内液面略低于刻度"0"。

④ 橡胶管内气泡排净标志：橡胶管内透明度均匀，无浅色块状部分。

⑤ 气路通畅：试管和量气管间的橡胶管勿打折，保证通畅后再检查漏气或进行反应。

⑥ 装 H_2SO_4：用长颈漏斗将其注入试管中，不能让酸液沾在试管壁上。

⑦ 反应：检查不漏气后再反应（切勿使酸碰到橡皮塞）。

⑧ 读数：调两液面处于同一水平面，冷至室温后读数（小数点后两位，单位：mL）。

六、数据处理

填写表 6-1：

表 6-1 实验数据记录

实验编号	1	2
镁条质量 m_{Mg}/g		
反应前量气管内液面的读数 V_1/mL		
反应后量气管内液面的读数 V_2/mL		
反应置换出 H_2 的体积 $V = (V_2 - V_1) \times 10^{-6}/mL$		
室温 T/K		
大气压 p/Pa		
室温时水的饱和蒸气压 p_{H_2O}/Pa		
氢气的分压 $p_{H_2} = (p - p_{H_2O})/Pa$		
氢气的物质的量 $n_{H_2} = \dfrac{m_{Mg}}{M_{Mg}}/mol$		
摩尔气体常数		
R 的实验平均值 $= \dfrac{R_1 + R_2}{2}/(J \cdot K^{-1} \cdot mol^{-1})$		
相对误差 $(RE)\ \dfrac{R_{实验值} - R_{交点值}}{R_{文献值}} \times 100\%$		

分析产生误差的原因。

思考题

1. 本实验中置换出的氢气的体积是如何量度的？

2.量气管内气体的体积是否等于置换出氢气的体积？量气管内气体的压力是否等于氢气的压力？为什么？

3.试分析下列情况对实验结果有何影响：

（1）量气管（包括量气管与水准瓶相连接的橡胶管）内气泡未赶尽。

（2）镁条表面的氧化膜未擦净。

（3）固定镁条时，不小心使其与稀酸溶液接触。

（4）反应过程中，实验装置漏气。

（5）记录液面读数时，量气管内液面与水准瓶内液面不处于同一水平面。

（6）反应过程中，因量气管压入水准瓶中的水过多，造成水由水准瓶中溢出。

（7）反应完毕，未等试管冷却到室温即进行体积读数。

实验2　液体饱和蒸气压的测定

一、实验目的

① 阐述利用克劳修斯 - 克拉珀龙方程测定液体饱和蒸气压的原理。

② 列举用等压计测定异丙醇饱和蒸气压的方法。

二、实验原理

在一定温度下，与液体处于平衡状态时蒸气的压力称为该温度下液体的饱和蒸气压。密闭于真空容器中的液体，在某一温度下，有动能较大的分子从液相跑到气相，也有动能较小的分子由气相跑回液相。当二者的速率相等时，就达到了动态平衡，气相中的蒸气密度不再改变，因而有一定的饱和蒸气压。

液体的蒸气压是随温度而改变的，当温度升高时，有更多的高动能的分子能够由液面逸出，因而蒸气压增大；反之，温度降低时，则蒸气压减小。当蒸气压与外界压力相等时，液体便沸腾，外压不同时，液体的沸点也就不同。我们把外压为1标准大气压时的沸腾温度定义为液体的正常沸点。

液体的饱和蒸气压与温度的关系可用克劳修斯 - 克拉珀龙方程式表示：

$$\frac{d \ln p}{dT} = \frac{\Delta H_气}{RT^2} \tag{6-5}$$

式中，p 为液体在温度 T 时的饱和蒸气压；T 为绝对温度；$\Delta H_气$ 为液体摩尔气化热，J/mol；R 为气体常数，即 8.314J/(mol·K)。在温度较小的变化范围内，$\Delta H_气$ 可视为常数，由公式（6-5）可得：

$$\ln p = \frac{-\Delta H_气}{RT} + B' \tag{6-6}$$

$$\ln p = -\frac{A}{T} + B \tag{6-7}$$

式中，常数 $A = \dfrac{\Delta H_{汽}}{R}$，积分常数 B 与压力 p 的单位有关。

由式（6-7）可知，若将 $\ln p$ 对 $1/T$ 作图应得一直线，斜率为负值。直线斜率 $m = -A = \dfrac{\Delta H_{汽}}{R}$。

由此得到：
$$\Delta H_{汽} = -Rm \tag{6-8}$$

这就可以由图解法先求得斜率 m，然后再由式（6-8）算出液体摩尔汽化热 $\Delta H_{汽}$。

三、仪器与试剂

仪器：等压计连冷凝管 1 套，水银压力计，真空泵，贮气瓶，1000mL 烧杯，温度计（1/10℃），搅拌棒，三通活塞、干燥瓶各 1 个，铁架，电炉，电吹风器等。

试剂：异丙醇（A.R.）等。

四、实验步骤

本实验有两种方法，可任选其一。

（一）不同外压下测定异丙醇的沸点

本实验是在不同外压下测定异丙醇的沸点，通常用等压计（图 6-3）进行测定。Ⅰ球中储存液体，Ⅱ、Ⅲ管之间由 U 形管相连通。当Ⅱ、Ⅲ间 U 形管中的液面在同一水平时，表示Ⅰ、Ⅲ管间空间的液体蒸气压恰与管Ⅱ上方的外界压力相等。记下此时的温度和压力值，即在该压力下的沸点，或者说此时在水银压力计上读出的Ⅱ管上方的压力就是该温度下液体的饱和蒸气压。

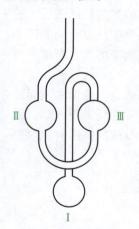

图 6-3　等压计示意图

1. 将异丙醇装入等压计

先将异丙醇放入等压计Ⅱ、Ⅲ间的 U 形管中，用电吹风器的热风吹热等压计的小球Ⅰ，使球内空气受热膨胀而被赶出。然后使其迅速冷却（注意要使受热部分均匀冷却），此时因Ⅰ球内的气体冷却收缩而使异丙醇被吸入Ⅰ球内。重复此操作使Ⅰ球内盛异丙醇约为 2/3 即可（图 6-3）。

2. 连接仪器

按图 6-4 连接仪器，接头各处所用的橡胶管要短，最好让橡胶管内的玻璃管能彼此衔接上。要注意防止漏气，三通活塞有一个孔同一个与大气相通的毛细管相连接，为必要时放入空气之用。

3. 检查系统是否漏气

旋转三通活塞使系统与大气隔绝。开动真空泵，减压 10cm，关闭活塞 3，如果系统漏气，则压力计上水银柱高度差随即减少，这时应细致检查各部分装置，设法消除漏气。在检漏时，可练习水银压力计的读数。

4. 除去球Ⅰ与管Ⅲ间的空气并测定大气压下的沸点

检查漏气完毕后，接通冷凝管，旋转三通活塞，使体系与大气相通。开启电炉，将水浴加热并搅拌（等压计一定要全部没入水中，为什么？），直到等压计内异丙醇沸腾 3～5min。然后，停止加热，不断搅拌。当温度降至一定程度，Ⅱ、Ⅲ之间 U 形管内气泡逐渐消失，

Ⅲ管液面开始上升，同时Ⅱ管液面下降。此时要特别注意，当Ⅱ、Ⅲ之间U形管液面达到同一水平时，应立即记下此时的温度（即沸点），再从气压计上读出大气压。

将大气压下的沸点测出后，重复一次，若两次结果一致，就可进行下面的实验。

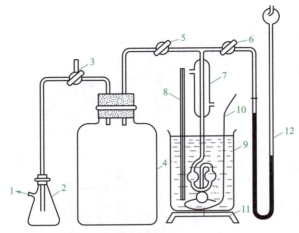

图 6-4　测定液体蒸气压装置图

1—接抽气泵；2—干燥瓶；3—三通活塞；4—贮气瓶；5、6—二通活塞；7—连冷凝管的等压计；
8—水银温度计；9—水浴；10—搅拌器；11—电炉；12—水银压力计

5. 测定不同温度下异丙醇的饱和蒸气压

大气压下的沸点测出后，为防止空气倒灌入Ⅰ球，应立即旋转三通活塞，使贮气瓶与真空泵相连。开动真空泵，减压 3 ～ 5cm。此时，液体又重新沸腾，继续搅拌冷却，直到等压计管Ⅱ、Ⅲ间U形管两液面等高时，立即读出水浴温度及压力计中水银柱高度差，这就完成了一次 p、T 数值的测定。注意与此同时，应迅速开动真空泵再减压 3 ～ 5cm。这一动作必须敏捷，否则会因空气倒灌入Ⅰ球中而使实验失败。

如上述再一次抽气减压，液体又将沸腾，而水浴仍使其逐渐降温。当Ⅱ、Ⅲ之间U形管液面等高时，又能测得一组 p、T 值。如此重复操作，就可测得在不同外压下相应的沸点温度。待水浴温度降至45℃以下时，实验可告结束。这时将三通活塞通大气。

在本实验中，要求熟练掌握每步操作，动作要迅速。观察水浴温度，读出水银压力计中汞的高度差（要快、要准）。共做实验时一定要密切配合、分工协作。

（二）不同温度下测定异丙醇蒸气的压力

① 把图 6-5 所示的恒温槽代替图 6-4 中的水槽。

② 将异丙醇装入等压计，检查系统是否漏气。

③ 调节恒温槽的水温，使其比室温高 2 ～ 3℃，开动真空泵，小心旋转三通活塞，使系统与真空泵相通，缓慢抽气。当等压计内的异丙醇沸腾、U形压力计汞高差为 710mmHg 左右时，旋转三通活塞，使系统与外界封闭，并使真空泵与大气相通。然后停真空泵，旋转三通活塞使毛细管与系统相通，这样增大系统压力，当等压计两侧液面处于同一水平时关闭三通活塞。记下U形管压力计的汞高差和恒温槽温度。

④ 再开动真空泵，按步骤③把系统重新减压，待等压计等高后，读出U形管压力计的

汞高差。如果两次测定结果相差不超过 2mmHg，进行下一个温度下的测定。

⑤ 恒温槽温度升高 4℃，待恒温后打开三通活塞，空气由毛细管进入系统，至等压计等高为止。记录此时汞高差和恒温槽温度。

⑥ 再次升温 4℃，测定该温度下的蒸气压。按上述方法，依次测得 5 个不同温度下异丙醇的饱和蒸气压。

⑦ 记录进行实验时的室温和气压。

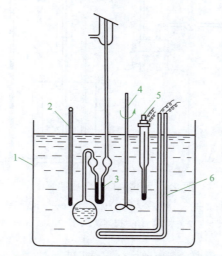

图 6-5　测定液体蒸气压的恒温槽部分

1—恒温槽；2—1/10 温度计；3—等压计；4—搅拌器；5—接触温度计；6—加热器

五、注意事项

① 减压系统不能漏气，否则抽气时达不到本实验规定的真空度。

② 抽气速度要合适，必须避免平衡管内液体沸腾过剧，致使液体迅速蒸发。

③ 实验过程中，Ⅱ、Ⅲ管必须放置于恒温水浴中的水面以下，否则其温度与水浴温度不同。

④ 测定过程中，打开进空气活塞时，切不可太快，以免空气倒灌。如果发生倒灌，则必须重新排除空气。

⑤ 在停止抽气前，应先把真空泵与大气相通，否则会使泵油倒吸，导致事故。

六、数据处理

填写表 6-2：

表 6-2　实验数据记录

温度			水银压力计读数			异丙醇的饱和蒸气压	
t/℃	T/K	$(1/T)$/K^{-1}	左支管汞高/mm	右支管汞高/mm	汞高差/mm	p/mmHg	ln$p$

① 将实验数据列于表 6-2 中。

② 作 $\ln p$-$1/T$ 图，由图中求出本实验温度范围内的平均摩尔气化热和异丙醇的正常沸点。

思考题

1. 在实验过程中为什么要防止空气倒灌？如果在等压计Ⅰ球与Ⅲ管间有空气，对测定沸点有何影响？其结果如何？怎样判断空气已被赶尽？

2. 能否在加热情况下检查是否漏气？

3. 怎样根据压力计的读数确定系统的压力？

实验 3　凝固点降低法测定葡萄糖分子量

一、实验目的

① 阐述稀溶液理论。

② 列举一种常用的相对分子质量测定方法。

③ 应用贝克曼温度计测定温度。

二、实验原理

含非挥发性溶质的二组分稀溶液（当溶剂与溶质不生成固溶体时）的凝固点将低于纯溶剂的凝固点。这是稀溶液的依数性质之一。当指定了溶剂的种类和数量后，凝固点降低值取决于所含溶质分子的数目，即溶剂的凝固点降低值与溶液的浓度成正比。以方程式表示这一规律则有：

$$\Delta T = T_0 - T = K_f m \tag{6-9}$$

这就是稀溶液的凝固点降低公式。式中，T_0 为溶剂的凝固点；T 为溶液的凝固点；K_f 为质量摩尔凝固点降低常数，简称为凝固点降低常数；m 为溶质的质量摩尔浓度。因为 m 可表示为：

$$m = \frac{g/M}{W} \times 1000$$

故式（6-9）可改成

$$M = K_f \frac{1000g}{\Delta TW} \tag{6-10}$$

式中，M 为溶质的摩尔质量，g/mol；g 和 W 分别表示溶质和溶剂的质量，g。如已知溶剂的 K_f 值，则可通过实验求出 ΔT 值，利用式（6-10）求出溶质的相对分子质量。

需要注意，如溶质在溶液中发生解离或缔合等情况，则不能简单地应用公式（6-10）

加以计算，浓度稍高时，已不是稀溶液，致使测得的相对分子质量随浓度的不同而变化。为了获得比较准确的分子量数据，常用外推法，即以式（6-10）中所求得的相对分子质量为纵坐标，以溶液浓度为横坐标作图，外推至浓度为零而求得较准确的相对分子质量数据。

显而易见，全部实验操作归结为凝固点的精确测量。所谓凝固点是指在一定压力下，固液两相平衡共存的温度。理论上，在恒压下对单组分体系只要两相平衡共存就可达到这个温度。但实际上，只有固相充分分散到液相中，也就是固液两相的接触面相当大时，平衡才能达到。例如，将冷冻管放到冰浴后温度不断降低，达到凝固点后，由于固相是逐渐析出的，当凝固热放出速度小于冷却速度时，温度还可能不断下降，因而使凝固点的确定较为困难。为此，可先使液体过冷，然后突然搅拌。这样，固相骤然析出就形成了大量微小结晶，保证了两相的充分接触。同时，液体的温度也因凝固热的放出开始回升，一直达到凝固点，保持一会恒定温度，然后又开始下降，

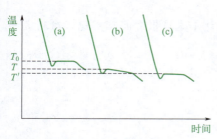

图 6-6　冷却曲线图

如图 6-6（a）所示，从而使凝固点的测定变得容易进行。纯溶剂的凝固点相当于冷却曲线中水平部分所指的温度。

溶液的冷却曲线与纯溶剂的冷却曲线不同，见图 6-6（b），即当析出固相，温度回升到平衡温度后，不能保持一恒定值。因为部分溶剂凝固后，剩余溶液的浓度逐渐增大，平衡温度也要逐渐下降。如果溶液的过冷程度不大，可以将温度回升的最高值作为溶液的凝固点。若过冷太甚，凝固的溶剂过多，溶液的浓度变化过大，所得凝固点偏低，必将影响测定结果，见图 6-6（c）。因此实验操作中必须注意掌握体系的过冷程度。

三、仪器与试剂

仪器：相对分子质量测定仪、贝克曼温度计、温度计（0 ～ 50℃）、1000mL 烧杯、压片机、20mL 移液管、吸耳球、放大镜、停表等。

试剂：葡萄糖（A.R.）、蒸馏水等。

四、实验步骤

（一）仪器安装

按图 6-7 将仪器安装好。取自来水注入冰浴槽中（水量以注满浴槽体积的 2/3 为宜），然后加入冰屑以保持水温在 2℃ 左右。

调节贝克曼温度计，使它在 0℃ 水浴中其水银柱刻度在 0.5 左右。

（二）纯水凝固点的测定

首先测定水的近似凝固点，取 40mL 蒸馏水注入冷冻管并浸在水浴中，不断搅拌，使之逐渐冷却。当有固体冰开始析出时，停止搅拌，擦去冷冻管外的水，移到作为空气浴的外套管中，缓慢搅拌纯水（注意切勿使搅拌器与温度计或管壁相触）。同时注意观察温度计水银标度。当温度稳定后，记下读数，此即为纯水的近似凝固点。

取出冷冻管，温热之，使纯水的结晶全部融化。再次将冷冻管插到冰浴中，缓慢搅拌，使之冷却，并观察温度计。当纯水的温度降至高于近似凝固点 0.5℃时，取出冷冻管，擦去水，移至外套管中，停止搅拌。待温度低于近似凝固点 0.2℃左右时，急速搅拌，大量结晶出现，温度开始回升。此时应改为缓慢搅拌。一直到温度达到最高点，轻敲温度计壁，使水银柱不致滞阻，用放大镜记下读数（精确到 0.002℃），此即为纯溶剂的精确凝固点。重复测定三次，取其平均值。

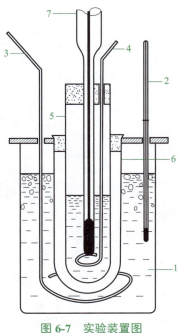

图 6-7　实验装置图

1—冰浴槽；2—温度计；3、4—搅拌器；5—冷冻管；6—外套管；7—贝克曼温度计

（三）溶液凝固点的测定

取出冷冻管，温热之，使冰晶融化。用压片机制成每片重为 0.2 ～ 0.3g 的葡萄糖两片，精确称量至 0.002g。取一片由加样口投入冷冻管内的纯水中，防止黏着于管壁、温度计或搅拌器上。待溶质全部溶解后，依上述操作步骤测定溶液的近似凝固点及精确凝固点，重复三次，取其平均值。再加第二片，按同样的方法，测另一浓度的凝固点。

五、注意事项

① 实验中所有的内套管必须结晶干燥。调好贝克曼温度计一定要先擦去水银球上的水，然后再插入已经冷却的内套管。

② 最好用压片或整块的样品，如用粉状物，要防止粘在冷冻管壁上。

③ 贝克曼温度计取出时，应垫高上端放在盒子里，防止水银柱与贮汞槽的水银相接。

六、数据处理

将实验数据记录于表 6-3 中，并由式（6-10）计算葡萄糖的相对分子质量。

表 6-3　实验数据记录

物质	质量 /g	凝固点 /K		凝固点降低值 (ΔT)	相对分子质量	
		测量值	平均值			
水		1				
		2	$T_0=$			
		3				
葡萄糖	第一片	1	$T_1=$	$\Delta T=T_0-T_1$	M_1	$M=$
		2				
		3				
	第二片	1	$T_2=$	$\Delta T=T_0-T_2$	M_2	
		2				
		3				

根据实验数据作时间 - 温度图（见图 6-8），通过外推法确定 T_0、T_1、T_2，用 ΔT、W 值按式（6-10）计算出相对分子质量。

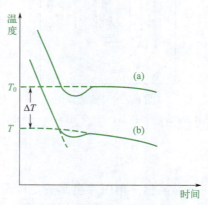

图 6-8　作冷却曲线推得 ΔT 值

（a）溶剂冷却曲线；（b）溶液冷却曲线

思考题

1. 凝固点降低法测相对分子质量的公式，在什么条件下才能适用？

2. 在冷却过程中，冷冻管内固液相之间和冷冻剂之间有哪些热交换？它们对凝固点的测定有何影响？

3. 当溶质在溶液中有离解、缔合和生成配合物的情况时，则对相对分子质量测定值的影响如何？

4. 影响凝固点精确测量的因素有哪些？

实验 4　黏度法测定水溶性高聚物的分子量

一、实验目的

① 阐述黏度法测定水溶性高聚物分子量的基本原理与操作方法。

② 理解特性黏度、增比黏度等概念。

③ 学习乌氏黏度计的使用，训练溶液配制、温度控制及数据采集的技能。

④ 分析实验误差来源，培养数据处理与结果分析能力。

二、实验原理

高聚物的分子量是表征聚合物特征的基本参数之一，分子量不同，高聚物的性能差异很大。所以不同材料、不同用途对分子量的要求是不同的。测定高聚物的分子量对生产和使用高分子材料具有重要的实际意义。本实验采用的右旋糖酐分子是目前公认的优良血浆代用品之一，它是一种水溶性的多糖类聚合物，在中等分子量时，它能提高血浆渗透压、扩充血容量；在低分子量时，它能降低血液黏稠度、改善微循环以及有抗血栓形成的作用；但在高分子量时，则会引起红细胞聚集，导致微循环障碍。可见，测定高聚物分子量对生产和使用高分子材料有重要意义。由于高聚物分子量大小不一，故通常测定高聚物分子量都是利用统计的平均分子量。常用的测定方法有很多，如黏度法、端基分析、沸点升高、冰点降低、等温蒸馏、超离心沉降及扩散法等。其中，用黏度法测定的分子量称"黏均分子量"，记作 $\overline{M_\eta}$。

增比黏度：

$$\eta_{sp} = \frac{\eta - \eta_0}{\eta_0} = \frac{\eta}{\eta_0} - 1 = \eta_r - 1 \tag{6-11}$$

特性黏度：

$$\lim_{c \to 0} \frac{\eta_{sp}}{c} = [\eta] \tag{6-12}$$

时间与黏度的关系：

$$N = \eta/\eta_0 = t/t_0 \tag{6-13}$$

三、仪器与试剂

仪器：乌氏黏度计（毛细管黏度计）、恒温水浴槽（精度 ±0.1℃）、电子天平（精度 0.001g）、停表、容量瓶（50mL）、量筒（10mL、50mL）、洗耳球、移液管、干燥器等。

试剂：右旋糖酐、蒸馏水等。

四、实验步骤

（一）洗涤黏度计

乌氏黏度计如图 6-9 所示。

先用丙酮灌入黏度计中，浸洗去留在黏度计中的高分子物质，黏度计的毛细管部分，要反复用丙酮流洗，方法是：用约 10mL 丙酮至大球中，并抽吸丙酮经毛细管 3 次以上，洗毕，倾去丙酮倒入回收瓶中，再重复一次，然后用吹风机吹干黏度计备用。

（二）测定溶剂流出时间

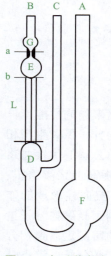

图6-9 乌氏黏度计

在铁架台上调节好黏度计的垂直度和高度，然后将黏度计安放在恒温水浴中，用移液管吸取 10mL 纯水，从 A 管注入，于 37℃恒温槽中恒温 5min。进行测定时，在 C 管上套上橡胶管，并用夹子夹住，使其不通气，在 B 管上用橡胶管接针筒，将蒸馏水从 F 球经 D 球、毛细管、E 球抽到 G 球上（不能高出恒温水平面），先拔去针筒并解去夹子，使 C 管接通大气，此时 D 球内液体即流回 F 球，使毛细管以上液体悬空。毛细管以上液体下流，当液面流经 a 刻度时，立即按停表开始记录时间，当液面降到 b 刻度时，再按停表，测得刻度 a、b 之间的液体流经毛细管所需时间，重复操作两次，记录流出时间且误差不大于 1～2s，取两次平均值为 t_0。

（三）溶液流出时间的测定

取出黏度计，倾去其中的水，加入少量的丙酮溶液润洗，经过各个瓶口流出，以达到洗净的目的。同上法安装调节好黏度计，用移液管吸取 10mL 溶液小心注入黏度计内（注意不能将溶液沾在黏度计的管壁上），在溶液恒温过程中，应用溶液润洗毛细管后再测定溶液的流出时间 t。然后分别加入 2.0mL、3.0mL、5.0mL、10.0mL 蒸馏水，按上述方法分别测量不同浓度时的 t 值。每次稀释后都要将溶液在 F 球中充分搅匀（可用针筒打气的方法，但不要将溶液溅到管壁上），然后用稀释液抽洗黏度计的毛细管、E 球和 G 球，使黏度计内各处溶液的浓度相等，而且须恒温。

五、注意事项

① 加入蒸馏水前，黏度计必须干燥。

② 本实验中溶液的稀释是直接在黏度计中进行的，所用溶剂必须先在与溶液所处同一恒温槽中恒温，然后用移液管准确量取并充分混合均匀方可测定。

③ 测定时黏度计要垂直放置，否则会影响结果的准确性。

六、数据处理

1. 数据整理（恒温槽温度：37℃）

为了作图方便，假定起始相对浓度是 1，根据原理中的公式计算所得数据，记录表 6-4：

表 6-4 实验数据记录表

c'	T_1/s	T_2/s	η_r	$\ln\eta_r$	η_{sp}	η_{sp}/c'	$\ln\eta_r/c'$
纯水							
1							
5/6							

c'	T_1/s	T_2/s	η_r	$\ln\eta_r$	η_{sp}	η_{sp}/c'	$\ln\eta_r/c'$
2/3							
1/2							
1/3							

2. 作图

用 η_{sp}/c'、$\ln\eta_r/c'$ 对 c' 作图（图 6-10）

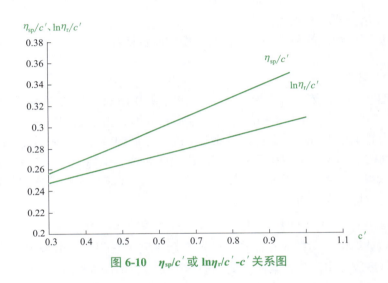

图 6-10　η_{sp}/c' 或 $\ln\eta_r/c'$-c' 关系图

如，外推 $c' \to 0$，得截距 $A=0.2173$，而 $c=20g/L$，则特性浓度 $[\eta]=A/c=0.0109$

3. 计算分子量

右旋糖酐水溶液的参数：37℃时，$K=0.141cm^3/g$，$a=0.46$，则根据 $[\eta]=K\overline{M_\eta^a}$，代入数据可得高聚物相对分子质量 M。

📝 思考题

1. 乌氏黏度计中的各支管有什么作用？除去支管 C 是否仍可以测黏度？如果在测定液体流出时间没有打开支管 C，会对测定的高聚物分子量产生何种影响？

2. 乌氏黏度计毛细管太粗、太细各有何特点？

3. 为什么强调黏度计一定要干净、无尘？

4. 乌氏黏度计测定高聚物分子量有哪些注意事项？

5. 特性黏度是溶液无限稀释时的比浓黏度，它与纯溶剂的黏度一样，为什么要用来测量高聚物的分子量？

II 物理化学参数的测定

一、实验目的

① 通过实验了解中和焓的概念。

② 通过中和焓的测定，计算弱酸的解离焓。

③ 学习用雷诺图解法校正温度改变值。

④ 培养学生严谨细致的科学态度和精益求精的职业精神。

二、实验原理

在一定温度、压力和浓度下，1mol 一元强酸溶液和 1mol 一元强碱溶液，进行中和反应时，生成 1mol 水的反应焓称为中和焓。对于强酸和强碱，由于它们在水中完全解离，所以中和反应实质上是 H^+ 和 OH^- 的反应。因此在浓度足够低的条件下，不同的强酸与强碱反应的中和焓是相同的，即这一类中和反应与酸的阴离子和碱的阳离子并无关系，所产生的中和焓是不随着酸或碱的种类而改变的。因此，在 25℃时，强酸和强碱进行中和反应的热化学方程式是相同的，均可表示为：

$$H^+ + OH^- \Longrightarrow H_2O \qquad \Delta H_{中和} = -57.36 kJ \cdot mol^{-1} \qquad (6-14)$$

对于由弱酸或弱碱参与的中和反应，情况有所不同，它们在水溶液中并没有完全解离，因此在反应的总热效应中还包含弱酸、弱碱的解离热。以醋酸与强碱的中和反应为例，由于醋酸的解离度很小，故可以认为是 HAc 与 OH^- 进行的中和反应。因为此中和焓 ΔH 只决定于反应的始终态，而与途径无关，所以可将其设计为 HAc 的解离、H^+ 和 OH^- 生成 H_2O 两步完成：

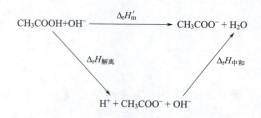

根据盖斯定律，可知：$\Delta_r H'_m = \Delta_r H_{解离} + \Delta_r H_{中和}$ 　　　　　　　　(6-15)

则：　　　　　　　　　　$\Delta_r H_{解离} = \Delta_r H'_m - \Delta_r H_{中和}$ 　　　　　　　　(6-16)

由此可见，$\Delta_r H'_m$ 是弱酸与强碱中和反应总的焓变值，它包括解离焓和中和焓两部分。根据盖斯定律可知，如果测得某化学反应的焓变 $\Delta_r H'_m$ 以及 $\Delta_r H_{中和}$，就可以通过计算求出弱酸的解离焓 $\Delta H_{解离}$。

为了测量 $\Delta_r H_{中和}$ 和 $\Delta_r H'_m$ 的数值，首先需用"电热法"标定热量计的热容 C。若以恒定功率 P，通电时间 t 后，使热量计（包括其中的水）的温度升高 ΔT，则根据焦耳 - 楞次（Joule-Lenz）定律即可求得热量计的热容 C。其物理意义是：热量计每升高 1K 所需的热量，它是由杜瓦瓶以及其中仪器和试剂的质量和比热容所决定的。

当使用某一固定热量计时，C 为常数，计算公式为：

$$C = \frac{Pt}{\Delta T} \tag{6-17}$$

当已知热量计的热容 C 之后，则等物质的量的酸碱反应的焓变均由下式计算得到：

$$\Delta_r H_m = -\frac{C\Delta T}{cV} \tag{6-18}$$

式中，c 为酸（或碱）溶液的初始浓度；V 为酸（或碱）溶液的体积；负号"–"表示反应放热；ΔT 为反应前后的温差。

测定化学反应焓变时要求系统几乎不与周围环境发生热交换，为了做到这一点，热量计在设计制造上采取了几项措施。例如，在量热计外面设置了一个套壳，此套壳有些是绝热的，因此热量计又可分为外壳恒温热量计和绝热热量计两种。本实验采用绝热热量计，另外热量计壁高度抛光，主要是为了减少热辐射。热量计和套壳间设置一层挡屏，以减少空气的对流。但是，热量的散失仍然无法完全避免，这可以是由于环境向热量计辐射进热量而使其温度升高，也可以是由于热量计向环境辐射出热量而使热量计温度下降。因此燃烧前后温度的变化值不能直接准确测量，而必须经过作图法进行校正（图 6-11 和图 6-12），校正方法如下。

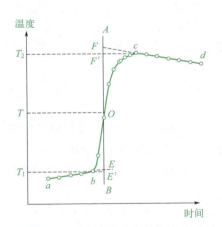

图 6-11　绝热较差时的温度校正图

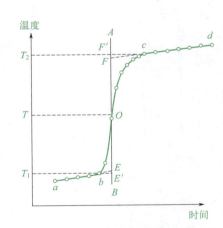

图 6-12　绝热良好时温度校正图

当适量待测物质加热后使热量计中的水温升高 $1.0 \sim 2.0\,℃$，将加热前后历次观测到的水温记录下来，并作图，连接 $abcd$ 线。图中 b 点相当于开始加热之点，c 点为观测到的最高温度读数点，由于热量计和外界的热量交换，曲线 ab 及 cd 常常发生倾斜。取 b 点所对应的温度 T_1，c 点对应的温度 T_2，其平均温度 $(T_1+T_2)/2$ 为 T，经过 T 点作横坐标的平行线 TO，与折线 $abcd$ 相交于 O 点，然后经过 O 点作垂线 AB，此线与 ab 线和 cd 线的延长线交于 E、

F 两点，则 E 点和 F 点所表示的温度差即为欲求温度的升高值 ΔT，如图 6-11、图 6-12 所示。EE' 表示环境辐射进来的热量所造成热量计温度的升高，这部分是必须扣除的；而 FF' 表示热量计向环境辐射出热量而造成热量计温度的降低，因此这部分是必须加入的。

经过这样校正后的温度差表示了由于加热样品使热量计温度升高的数值。有时热量计的绝热情况良好，热量散失少，而搅拌器的功率又比较大，这样往往不断引进少许热量，使得温度最高点出现不明显，这种情况下 ΔT 仍然可以按照同法进行校正。

必须注意，应用这种作图法进行校正时，热量计的温度和外界环境的温度不宜相差太大（最好不超过 2～3℃），否则会造成误差。

当然，在测量反应熔过程中，对热量计温度测量的准确性直接影响测量结果，因此，本实验采用精密数字温差测量仪，来测量热量计的温度变化值。

三、仪器和试剂

仪器：中和熔测定装置（包括杜瓦瓶、电热丝、磁力搅拌器），玻璃漏斗，数字温差测量仪，50mL、500mL 量筒，ZD-21 精密数字稳流电源（直流稳压器），停表等。

试剂：1mol/L NaOH 溶液，1mol/L HCl 溶液，1mol/L CH₃COOH 溶液等。

四、实验步骤

（一）热量计热容 C 的测定

① 热量计装置示意图如图 6-13 所示。用量筒取 220mL 蒸馏水注入杜瓦瓶中，放入搅拌磁子，打开中和熔测定装置电源开关（图 6-14），调节适当的转速，盖上杜瓦瓶盖子，将热电偶插入盖子上的插孔中，将电源的两根输出引线分别接在直流电源上。打开直流电源，调节电流达到 0.8～1.0A 之间的某一固定值，然后将其中一根导线断开。

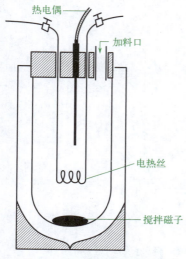

② 打开温差测量仪，设定"定时"60s，听到蜂鸣器"鸣叫声"证明设置正确。

③ 观察温度基本不变时，开始记录，每 1min 记录一次温度，共计 15 次。

④ 立即将断开的导线连接上（此时为加热的开始时刻），注意在通电过程中必须保持输出功率恒定，并 1min 记录 1 次数值，待温度升高 1.0～1.1℃时，立即断开一根引线。

⑤ 断电后再记录 15 个数值（1min 记录 1 次）。

⑥ 用作图法，经过雷诺图校正后，求出由于通电而引起的水温升高的温度变化值 ΔT_1。

热电偶
加料口
电热丝
搅拌磁子

图 6-13 热量计装置示意图

（二）盐酸和氢氧化钠中和反应 $\Delta_r H_m$ 的测定

① 将杜瓦瓶中的水倒掉，擦干，用量筒取 180mL 蒸馏水注入其中，接着加入 20mL 1mol/L HCl 溶液。

② 调节磁子的转速（尽量保持相同的转速），盖上盖子，将热电偶插入盖子上的插孔中，

每隔 1min 记录 1 次温度，当记下第 15 个读数同时，打开杜瓦瓶上的橡皮塞，将 20mL 1mol/L NaOH 溶液，快速注入杜瓦瓶后，盖上橡皮塞，再测定 15 个点，即可停止。

③ 用作图法，经过雷诺图校正后，求出 HCl 与 NaOH 反应的温度变化值 ΔT_2。

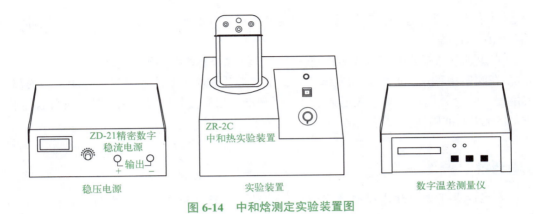

图 6-14　中和焓测定实验装置图

（三）醋酸和氢氧化钠反应，$\Delta_r H'_m$ 的测定

用 1mol/L 的 HAc 溶液替代 1mol/LHCl 溶液，重复实验步骤（二）中的①和②实验操作，最后用雷诺图校正，求出 HAc 与 NaOH 反应的温度变化值 ΔT_3。

五、数据处理

将实验数据记录于表 6-5 ～表 6-7 中。

室温：＿＿＿＿＿＿＿＿℃；大气压强：＿＿＿＿＿＿＿＿＿＿＿kPa；

电压：＿＿＿＿＿＿＿V；电流：＿＿＿＿＿＿＿；通电时间 t =＿＿＿＿＿＿s。

表 6-5　测定热量计热容 C 的时间和温度

时间 t/s				
温度 $T/℃$				

表 6-6　测定盐酸和氢氧化钠中和反应的时间和温度

时间 t/s				
温度 $T/℃$				

表 6-7　测定醋酸和氢氧化钠反应的时间和温度

时间 t/s				
温度 $T/℃$				

① 将电流、电压、通电时间 t 及 ΔT_1 代入式（6-17），计算热量计的热容 C。

② ΔT_2 和热量计热容 C 代入式（6-18），计算 HCl 与 NaOH 中和反应 $\Delta_r H_{中和}$。

③ 同理，将 ΔT_3 和热量计热容 C 代入式（6-18），计算 HAc 与 NaOH 反应的 $\Delta_r H'_m$。

④ 由式（6-16）计算醋酸的解离焓 $\Delta_r H_{解离}$。

六、注意事项

① 在三次测量过程中，应尽量保持测定条件一致，如水和酸碱溶液的体积、搅拌速度、初始状态的水温等。

② 在电加热蒸馏水测定温差 ΔT_1 过程中，要经常查看功率是否保持恒定。

③ 在测定中和反应时，当加入碱液后，温度上升很快，要读取温度上升所达的最高点，若温度是一直上升而不下降，应记录上升变缓慢的开始温度及时间，只有这样才能保证作图法求得的 ΔT 的准确性。

思考题

1. 本实验是用电热法求得热量计常数，试考虑是否可用其他方法？试设计出一个实验方案。

2. 试分析测量中影响实验结果的因素有哪些？

实验 6　双液系的气液相图的绘制

一、实验目的

① 阐述完全互溶双液系在恒定压力下的沸点-组成图，确定恒沸混合物的组成及恒沸点温度。

② 学会正确使用阿贝折射仪和沸点测定仪。

③ 进一步理解分馏原理。

④ 通过整理实验数据及绘制相图的操作，养成严谨细致的科学态度和精益求精的职业精神。

二、实验原理

在常温下，两种液态物质以任意比例相互溶解所组成的体系称为完全互溶双液系。若只能在一定比例范围内相互溶解，则为部分互溶双液系。在恒定压力下，两种完全互溶的挥发性液态组分 A 和 B 构成的混合物，处于气液两相平衡时，其气液两相的组成通常情况下并不相同。表示混合物的沸点与组成关系（T-x）的几何图形称为相图。根据组分的蒸气压对拉乌尔（Raoult）定律（$p_B = p_B^* x_B$）的偏差情况，双液系气液平衡系统的沸点-组成图可分为以下三种类型：

① 混合物的沸点介于两纯组分沸点之间，如图 6-15（a）所示。

② 混合物存在最高恒沸点，如图 6-15（b）所示。

③ 混合物存在最低恒沸点，如图 6-15（c）所示。

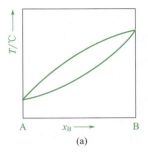 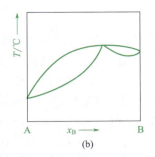 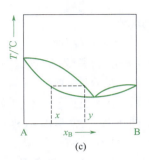

图 6-15 完全互溶双液系的 *T-x* 图

对（b）（c）类体系，统称为具有恒沸点的双液系。具有恒沸组成的体系与（a）类体系的根本区别在于，体系处于恒沸点时气、液两相组成完全相同，因而不能像（a）类体系那样，通过反复蒸馏可以使双液系的两个组分完全分离。对（b）（c）类的溶液进行简单的反复蒸馏只能获得某一纯组分和组成为恒沸点相应组成的混合物。如要获得两纯组分，需采取其他方法。体系的最低或最高恒沸点即为恒沸温度，恒沸温度对应的组成为恒沸组成。如乙醇 - 乙酸乙酯、乙醇 - 水、异丙醇 - 环己烷等双液系均属于具有最低恒沸点的体系。

为了绘制沸点 - 组成（*T-x*）图，可采取不同的方法。比如取该体系不同组成的溶液，用化学分析方法分析沸腾时该溶液的气、液组成，从而绘制出完整的相图。然而，对于不同的体系要用不同的化学分析方法确定其组成，这种方法是很繁杂的，特别是对于一些体系还无法建立起精确、有效的化学分析方法，其相图的绘制就更为困难。

物理学的方法为物理化学的实验手段提供了方便的条件，如光学方法。溶液折射率的测定就是一种间接获取溶液组成的方法。它具有简捷、准确的特点。本实验利用回流及物理分析的方法绘制相图。

取不同组成的溶液在沸点仪中进行回流，记录其沸点并测定气相（馏出物）、液相（蒸馏液）组成。沸点数据可直接由精密数字温度测量仪获得，气、液相组成可通过分别测定其折射率，然后通过组成 - 折射率曲线最后确定。

三、仪器与试剂

仪器：双液系沸点测定装置、精密数字稳流电源、1mL 移液管、10mL 移液管、25mL 移液管、阿贝折射仪等。

试剂：乙醇（A.R.）、乙酸乙酯（A.R.）等。

四、实验步骤

（一）已知浓度溶液折射率的测定

取无水乙醇、乙酸乙酯和乙酸乙酯摩尔分数分别为 0.2、0.4、0.6、0.8 四种组成的溶液，在 25℃下，逐次用阿贝折射仪测定其折射率。绘制组成 - 折射率的关系曲线。

（二）溶液沸点及气、液相组成的测定

① 按图 6-16 连接好装置，温度传感器与加热丝切勿接触。
② 量取 25mL 无水乙醇，从侧管注入到沸点仪的蒸馏瓶内，将加热丝和温度传感器浸入

溶液 3cm 左右。

③ 打开回流冷却水，打开精密数字稳流电源调节电流至 1.0A，使液体加热至沸腾，回流并观察温度测量仪的变化，待温度恒定后，记下沸腾温度。然后，将稳流电源调至零处，停止加热。充分冷却后，用吸液管分别从冷凝管上端的分馏液取样口（气相），加液口（液相）取样。用阿贝折射仪分别测定气相冷凝液和液相的折射率。

④ 向上述乙醇溶液中分别加入 lmL、2mL、3mL、4mL、5mL、10mL 乙酸乙酯溶液，按上述实验操作步骤分别测定各混合溶液的沸点，以及气相冷凝液和液相的折射率。

⑤ 将蒸馏瓶内的溶液倒入回收瓶中，并用乙酸乙酯清洗蒸馏瓶。

⑥ 取 25mL 乙酸乙酯注入蒸馏瓶内，测定其沸点及气相冷凝液和液相的折射率。

⑦ 向乙酸乙酯溶液中分别加入无水乙醇 0.2mL、0.3mL、0.5mL、lmL、4mL、5mL，测定其沸点及气相冷凝液和液相的折射率。

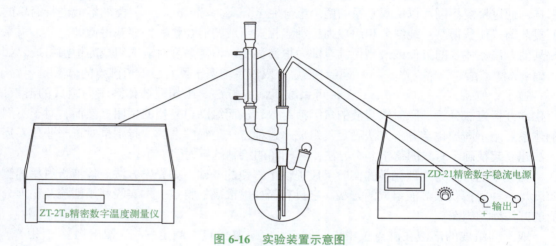

图 6-16　实验装置示意图

五、注意事项

① 沸点仪中没有装入溶液前绝对不能通电加热，如果没有溶液，通电加热时，沸点仪会炸裂。

② 温度传感器与加热丝切勿接触。

③ 一定要在停止通电加热后，方可取样进行分析。

④ 使用阿贝折射仪时，棱镜上不能触及硬物（滴管），要用专用擦镜纸擦镜面。

六、数据处理

① 将数据记录于表 6-8 中，并绘制 25℃时的组成 - 折射率关系曲线。

② 将数据记录于表 6-9 中，利用组成 - 折射率关系曲线确定各个溶液的气、液相组成，绘制沸点 - 组成图，最终确定乙醇 - 乙酸乙酯混合液的恒沸温度与恒沸组成。

表 6-8　乙醇 - 乙酸乙酯已知组成混合液 25℃时的折射率

乙酸乙酯的摩尔分数	0	0.2	0.4	0.6	0.8	1

表 6-9　溶液的沸点、折射率及组成

溶液的沸点		
气相冷凝液	折射率	
	组成	
液相冷凝液	折射率	
	组成	
恒沸组成：	恒沸温度：	气压：

✎ 思考题

1. 操作步骤中，在加入不同数量的各组分时，如发生了微小的偏差，对相图的绘制有无影响？为什么？

2. 折射率的测定为什么要在恒定温度下进行？

3. 影响实验精度的因素之一是回流的好坏。如何使回流进行好？它的标志是什么？

4. 对应某一组成测定沸点及气相冷凝液和液相折射率，如因某种原因缺少其中某一个数据，应如何处理？它对相图的绘制是否有影响？

5. 由所得相图，讨论某一组成的溶液在简单蒸馏中的分离情况。

实验 7　蔗糖水解反应速率常数的测定

一、实验目的

① 阐述反应物的浓度与旋光度的关系。

② 利用旋光法测定蔗糖水解反应的速率常数及半衰期。

③ 探究一级反应的特点，将实验结果与理论课所学知识进行对比，养成理论联系实际的能力。

二、实验原理

蔗糖在水中水解成葡萄糖与果糖的反应为：

$$C_{12}H_{22}O_{11} + H_2O \xrightarrow{\;H^+\;} C_6H_{12}O_6 + C_6H_{12}O_6$$

$$\text{蔗糖} \qquad\qquad \text{葡萄糖} \quad \text{果糖}$$

为使水解反应加速，反应常常以 H_3O^+ 为催化剂，故在酸性介质中进行。此反应本为二级反应，但由于水是大量的，反应达终点时，虽有部分水分子参加反应，但与溶质浓度相比可认为它的浓度没有改变，故此反应可视为一级反应（准一级反应），其动力学方程式为：

$$-\frac{\mathrm{d}c}{\mathrm{d}t} = kc \tag{6-19}$$

或
$$t = \frac{1}{k} \ln \frac{c_0}{c}$$
（6-20）

式中，c_0 为反应开始时蔗糖的浓度；c 为时间 t 时蔗糖的浓度。

当 $c = \frac{1}{2} c_0$ 时，t 可用 $t_{1/2}$ 表示，即为反应的半衰期。

$$t_{1/2} = \frac{\ln 2}{k} = \frac{0.693}{k}$$
（6-21）

上式说明一级反应的半衰期只决定于反应速度常数 k，而与起始浓度无关，这是一级反应的一个特点。

蔗糖及其水解产物（葡萄糖和果糖）均为旋光物质，当反应进行时，如以一束偏振光通过溶液，则可观察到偏振面的转移。蔗糖是右旋的，水解的混合物中果糖是左旋的，所以偏振面将由右边旋向左边旋。偏振面的转移角度称为旋光度，以 α 表示。因此，可利用体系在反应过程中旋光度的改变来量度反应的进程。溶液的旋光度与溶液中所含旋光物质的种类、浓度、液层厚度、光源的波长以及反应时的温度等因素有关。

为了比较各种物质的旋光能力，引入比旋光度 $[\alpha]$ 这一概念，并以下式表示：

$$[\alpha]'_D = \frac{\alpha}{lc}$$
（6-22）

式中，t 为实验时的温度；D 为所用光源的波长；α 为旋光度；l 为液层厚度（常以 dm 为单位）；c 为质量浓度（常用 100mL 溶液中溶有 m 克溶质来表示），式（6-22）可写成：

$$[\alpha]'_D = \frac{\alpha}{l(m/100)}$$
（6-23）

或
$$\alpha = [\alpha]'_D lc$$
（6-24）

由式（6-24）式可以看出，当其他条件不变时，旋光度 α 与反应物浓度成正比，即

$$\alpha = K'c$$
（6-25）

式中，K' 是与物质的旋光能力、溶液层厚度、溶剂性质、光源的波长、反应时的温度等有关的常数。

蔗糖是右旋性物质（比旋光度 $[\alpha]_D^{20} = 66.6°$），产物中葡萄糖也是右旋性物质（比旋光度 $[\alpha]_D^{20} = 52.5°$），果糖是左旋性物质（比旋光度 $[\alpha]_D^{20} = -91.9°$）。因此当水解反应进行时，右旋角不断减小，当反应终了时体系将经过零变成左旋。

因为蔗糖水解反应中，反应物与生成物都具有旋光性。旋光度与浓度成正比，且溶液的旋光度为各组成旋光度之和（加合性）。若反应时间为 0、t、∞ 时溶液的旋光度各为 α_0、α_t、α_∞。

则由式（6-25）即可导出：

$$\alpha_0 = K_1 c_0$$
（6-26）

$$\alpha_t = K_1 c + K_2 (c_0 - c) + K_3 (c_0 - c)$$
（6-27）

$$\alpha_\infty = K_2 c_0 + K_3 c_0 \tag{6-28}$$

将式（6-26）、式（6-27）分别减去式（6-28）可得：

$$\alpha_0 - \alpha_\infty = (K_1 - K_2 - K_3)c_0 \tag{6-29}$$

$$\alpha_t - \alpha_\infty = (K_1 - K_2 - K_3)c \tag{6-30}$$

用式（6-29）除以式（6-30），得：

$$\frac{c_0}{c} = \frac{\alpha_0 - \alpha_\infty}{\alpha_t - \alpha_\infty} \tag{6-31}$$

将式（6-31）代入式（6-20），得：

$$k = \frac{1}{t}\ln\frac{\alpha_0 - \alpha_\infty}{\alpha_t - \alpha_\infty} \tag{6-32}$$

将上式改写成：

$$\ln(\alpha_t - \alpha_\infty) = -kt + \ln(\alpha_0 - \alpha_\infty) \tag{6-33}$$

由式（6-33）可以看出，如以 $\ln(\alpha_t - \alpha_\infty)$ 对 t 作图可得一直线，由直线的斜率（$-k$）即可求得反应速度常数 k，由截距可得到 α_0。

三、仪器与试剂

仪器：旋光仪，停表，旋光管，恒温水浴槽，50mL 容量瓶，电子天平，100mL 锥形瓶，25mL 移液管，100mL、500mL 烧杯等。

试剂：2mol/L HCl 溶液、蔗糖（分析纯）等。

四、实验步骤

（一）旋光仪零点的校正

将恒温槽调节到25℃恒温，然后将旋光管的外套接上恒温水，如图6-17所示。

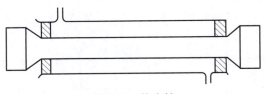

图6-17　旋光管

用蒸馏水洗净旋光管各部分零件，将旋光管一端的盖子旋紧，向管内注入蒸馏水，取玻璃盖片沿管口轻轻推入盖好，再旋紧套盖，勿使其漏水或有气泡产生。操作时不要用力过猛，以免压碎玻璃片。用滤纸或干布擦净旋光管两端玻璃片，并放入数字旋光仪中，盖上槽盖，打开旋光仪电源开关，点击"清零"键，此即为旋光仪的零点。测后取出旋光管，倒出蒸馏水。

（二）蔗糖水解过程中 α_t 的测定

称取 10g 蔗糖溶于蒸馏水中，用 50mL 容量瓶配制成溶液。如溶液混浊需进行过滤，用蔗糖溶液 50mL 和 50mL 2mol/L HCl 溶液分别注入两个 100mL 干燥的锥形瓶中，并将这两个锥形瓶同时置于 25℃ 恒温槽中恒温 10～15min。待恒温后，首先用移液管取 25mL 2mol/L HCl 溶液加到蔗糖溶液的锥形瓶中混合后，立即打开停表作为反应的开始时间，接着将剩余的 25mL HCl 迅速加入。不断振荡摇动，迅速用少量混合液清洗旋光管两次，然后用混合液装满旋光管，盖好玻璃片，旋紧套盖（检查是否漏液、是否有气泡），擦净旋光管两端玻璃片，立刻置于旋光仪中，盖上槽盖，测定旋光度的数值，同时记录时间。接着在测定第一个旋光度数值之后的第 5min、10min、15min、20min、30min、50min、75min、100min 各测一次。测量各时间 t 所对应的旋光度 α_t 时，要迅速准确。

（三）α_∞ 的测定

为了得到反应终了时的旋光度 α_∞，将步骤（二）中的混合液保留好。将剩余的混合液置于 60℃ 左右的水浴中温热 30min，以加速水解反应，然后冷却至实验温度。按上述操作，测其旋光度，此值即可认为是 α_∞。

实验结束时应立刻将旋光管洗净擦干，防止酸对旋光管的腐蚀。

五、注意事项

① 为了消除一些偶然因素的影响，实验中应多采集一些数据。

② 体系旋光度 α 随反应的进行而不断变化，因此计时和读数要迅速、准确。

③ 实验进行过程中，旋光仪的光源和电源开关不能关闭，否则会使仪器初始参数不同。

④ 本实验催化剂浓度影响大，为使实验结果重复，必须使酸的浓度准确，容器应很清洁。

⑤ 正确确定计时的起点，保证一开始就是恒温，且所测浓度与时间应一一对应。这是动力学实验的基本要求。

六、数据处理

将实验数据记录在表 6-10 中：

实验温度：_____；盐酸浓度：_____；零点：_____；α_∞_____。

表 6-10 实验数据记录

时间 /min					
α_t					
$\alpha_t - \alpha_\infty$					
$\ln(\alpha_t - \alpha_\infty)$					

① 以 $\ln(\alpha_t - \alpha_\infty)$ 对 t 作图，由所得直线之斜率（$-k$），求 k 值。

② 由截距求得 α_0。

③ 由 k 值计算出蔗糖水解反应的半衰期 $t_{1/2}$ 值。

思考题

1. 为什么可用蒸馏水来校正旋光仪的零点？

2. 在旋光度的测量中为什么要对零点进行校正？它对旋光度的精确测量有什么影响？在本实验中，若不进行校正对结果是否有影响？

3. 为什么配制蔗糖溶液可用托盘天平称量，而不需要用分析天平？

实验 8　B-Z 化学振荡反应

一、实验目的

① 阐述 B-Z 振荡反应基本原理。

② 根据振荡反应的电势 - 时间曲线测定诱导时间及振荡周期，计算反应的诱导活化能和振荡活化能。

二、实验原理

化学振荡（chemical oscillation）就是反应系统中某些物理量（如组分的浓度）随时间作周期性的变化。B-Z 振荡体系是溴酸盐、有机物在酸性介质中，在有（或无）金属离子催化作用下构成的体系。1959 年苏联科学家 Belousov 首次报道在以金属铈离子作催化剂时，柠檬酸被 $HBrO_3$ 氧化可呈现化学振荡现象，后来 Zhabotinstii 等人又报道了有些反应体系可呈现空间有序变化。人们将这类化学振荡统称为 B-Z 振荡反应（Belousov-Zhabotinstii oscillating reaction）。

化学振荡现象的研究是目前非平衡非线性化学动力学研究的一个非常活跃的方向，非平衡非线性问题是自然科学领域普遍存在的问题。该领域研究的主要问题是：体系在远离平衡态下，由于本身的非线性动力学机制而产生宏观时空有序结构。目前为人们普遍接受的是 Fielcl、Koros 和 Noyes 在 1972 年提出的 FKN 机理。

该化学反应是化学振荡反应中最为著名的，也是研究最为详细的一例，其催化剂为 Ce^{4+}/Ce^{3+} 或 Mn^{3+}/Mn^{2+}，发生的振荡现象如图（6-18）所示。

大量的实验事实证明：发生化学振荡必须满足三个条件：

① 反应必须是敞开体系而且远离平衡态。

② 反应中包含自由催化反应。

③ 体系必须有两个稳态存在。

其主要机理是：体系中存在着两个受 Br^- 浓度控制的 A 和 B 两个过程，当 $[Br^-]$ 高于临界浓度 $[Br^-]_{crit}$ 时发生 A 过程，当 $[Br^-]$ 低于 $[Br^-]_{crit}$ 时发生 B 过程。也就是说 Br^- 起着开关作用，它控制着从 A 到 B 的过程，再由 B 到 A 过程的转变。反应体系就在 A、B 两个过程间往复振荡。下面用 $BrO_3^- - Ce^{4+} - CH_2(COOH)_2 - H_2SO_4$ 体系为例加以说明。

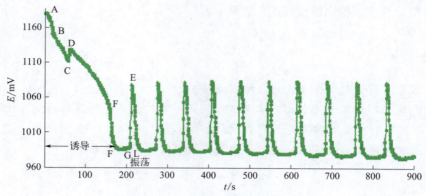

图 6-18 　B-Z 反应周期性变化图

当 [Br⁻] 足够高时，发生下列 A 过程：

$$BrO_3^- + Br^- + 2H^+ \xrightarrow{k_1} HBrO_2 + HOBr \tag{a}$$

$$HBrO_2 + Br^- + H^+ \xrightarrow{k_2} 2HOBr \tag{b}$$

其中（a）是速率控制步，当达到准定态时，有 $[HBrO_2] = \dfrac{k_1}{k_2}[BrO_3^-][H^+]$。

当 [Br⁻] 低时，发生下列 B 过程：

$$BrO_3^- + HBrO_2 + H^+ \xrightarrow{k_3} 2HBrO_2 + H_2O \tag{c}$$

$$BrO_2 + Ce^{3+} + H^+ \xrightarrow{k_4} HBrO_2 + Ce^{4+} \tag{d}$$

$$2HBrO_2 \xrightarrow{k_5} BrO_3^- + HOBr + H^+ \tag{e}$$

Br⁻ 的再生可通过下列过程实现：

$$4Ce^{4+} + BrCH(COOH)_2 + H_2O + 2HBrO \xrightarrow{k_6} 2Br^- + 4Ce^{3+} + 3CO_2 + 6H^+ \tag{f}$$

反应（c）是速度控制步，反应（c）、（d）将自催化产生 HBrO₂，达到准定态时

$$[HBrO_2] \approx \frac{k_3}{2k_5}[BrO_3^-][H^+] \tag{6-34}$$

由反应（b）和（c）可以看出：Br⁻ 和 BrO₃⁻ 是竞争 HBrO₂ 的。当 $K_2Br^- > K_3BrO_3^-$ 时，自催化过程（c）不可能发生。自催化是 B-Z 振荡反应中必不可少的步骤。否则该振荡不能发生。[Br⁻] 的临界浓度为：

$$[Br^-]_{crit} = \frac{k_3}{k_2}[BrO_3^-] = 5 \times 10^{-6}[BrO_3^-] \tag{6-35}$$

该体系的总反应为：

$$3H^+ + 3BrO_3^- + 5CH_2(COOH)_2 \xrightarrow{C_e^{3+}} 3Br(COOH)_2 + 4CO_2 + 5H_2O + 2HCOOH$$

化学振荡系统的振荡现象可以通过多种方法观察，如观察溶液颜色的变化、测定电势随时间的变化等。

本实验中，选择甘汞电极为参比电极，溴离子做选择性电极测定 [Br⁻]，用铂丝电极测定 [Ce⁴⁺]、[Ce³⁺] 随时间变化的曲线。溶液的颜色在黄色与无色之间变换。

记录电池电动势 E 随时间 t 变化的 E-t 曲线，观察 B-Z 振荡反应。测定不同温度下的诱导时间 $t_{诱导}$ 和振荡周期 $t_{振荡}$，进而研究温度对振荡过程的影响。诱导时间 $t_{诱导}$ 和振荡周期 $t_{振荡}$ 与其相应的活化能之间存在如下关系：

$$\ln \frac{1}{t_{诱导}} = -\frac{E_{诱导}}{RT} + C \tag{6-36}$$

$$\ln \frac{1}{t_{振荡}} = -\frac{E_{振荡}}{RT} + C \tag{6-37}$$

三、仪器和试剂

仪器：B-Z 振荡反应仪器、超级恒温槽、计算机采集系统、10mL 移液管、洗耳球、容量瓶、100mL 烧杯等。

试剂：丙二酸（A.R.）、溴酸钾（G.R.）、硫酸铈铵（A.R.）、浓硫酸（A.R.）等。

四、实验步骤

① 按 B-Z 振荡实验装置图（图 6-19）连接好仪器，打开超级恒温槽将温度调节至 25.0℃ ±0.1℃，启动计算机测量程序。

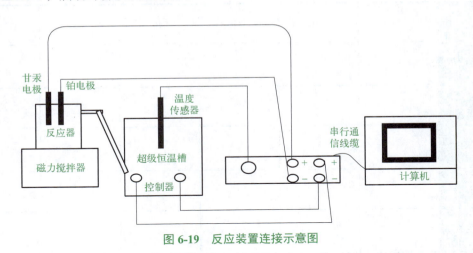

图 6-19 反应装置连接示意图

② 配置 0.45mol/L 的丙二酸 250mL，0.25mol/L 溴酸钾 250mL，3.00mol/L 硫酸 250mL，$4×10^{-3}$mol/L 的硫酸铈铵 250mL。

③ 向反应器中加入已配制好的丙二酸溶液、溴酸钾溶液、硫酸溶液各 15mL，接着将液接后的甘汞电极（1mol/L H₂SO₄）和金属铂电极，分别插入混合溶液的液面下。

④ 调节磁力搅拌器的调速旋钮至合适的速度，再恒温搅拌混合溶液 10min。

⑤ 将甘汞电极接电压输入负极，铂电极接电压输入正极，接着向反应器中加入已配制好的硫酸铈铵溶液 15mL。

⑥ 立即用鼠标单击计算机屏幕的"开始"按钮，系统开始计时并记录相应的电势

变化。

⑦ 观察反应器中溶液的颜色变化，待完成 8～10 个振荡周期后，用鼠标单击计算机屏幕的"结束"按钮，系统即停止数据采集。

⑧ 改变恒温水浴的温度，分别为 30℃、35℃、40℃、45℃、50℃，重复上述实验，记录不同温度条件下对应的诱导时间和振荡周期。

五、注意事项

① 实验中溴酸钾试剂纯度要高。

② 配制 $4×10^{-3}$ mol/L 的硫酸铈铵溶液时，一定要在 0.20mol/L 硫酸介质中配制，防止出现水解呈混浊。

③ 所使用的反应容器一定要冲洗干净，转子位置及速度都必须加以控制。

④ 加样顺序对系统的振荡周期有影响，故实验过程中加样顺序要保持一致。

六、数据处理

① 分别从不同温度条件下的实验曲线中找出诱导时间 $t_{诱导}$ 和振荡周期 $t_{振荡}$ 的数值（其方法如图 6-18 所示）。

② 将实验数据记录在表 6-11 中：

表 6-11　实验数据记录表

$t/℃$	25	30	35	40	45	50
$\dfrac{1}{T}/K^{-1}$						
$t_{诱导}/s$						
$\ln\dfrac{1}{t_{诱导}}$						
$t_{诱导}/s$						
$\ln\dfrac{1}{t_{振荡}}$						

③ 根据 $t_{诱导}$ 与温度数据，作 $\ln(1/t_{诱导})$-$1/T$ 作图，由直线的斜率求出诱导表观活化能 $E_{诱导}$，利用相似的处理方法，根据 $t_{振荡}$ 与温度数据，作 $\ln(1/t_{振荡})$-$1/T$ 作图，求算振荡活化能 $E_{振荡}$。

✎ 思考题

1. 影响诱导期的主要因素有哪些？
2. 本实验记录的电势主要代表什么意思？与 Nernst 方程求得的电位有何不同？

实验 9 最大气泡压力法测定溶液的表面张力

一、实验目的

① 阐述最大气泡压力法测定表面张力的原理。
② 分析表面张力、表面吉布斯自由能和吸附量的关系。
③ 陈述溶液表面张力的测定方法。
④ 通过比较表面张力、表面自由能和吸附量的关系，学会多视角观察。

二、实验原理

在一个液体的内部，任何分子周围的吸引力是平衡的。但在液体表面层的分子却不相同。因为表面层的分子（图 6-20）同时受到液相和气相分子的引力不能相互抵消，其合力指向液体内部。因此，要使液体内部分子移到表面层（即使液体的表面积增大），就必须克服此吸引力做功。

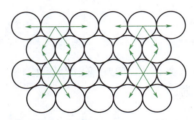

图 6-20 液体分子的受力情况

在等温、等压及组成不变的条件下，当把体相分子拉向表面时（即使液体的表面积增大），就必须克服此吸引力做功。

在恒温恒压下可逆地增加液体的表面积时，系统的吉布斯自由能改变为：

$$dG_{T,P} = \delta W' = \sigma dA \qquad (6-38)$$

$$\left(\frac{dG}{dA}\right)_{T,P} = \sigma \qquad (6-39)$$

通常把增大 $1m^2$ 表面所需的最大功 σ，或增大 $1m^2$ 所引起的吉布斯自由能的变化 ΔG，称为表面吉布斯自由能，其单位为 J/m^2；而把液体限制其表面及力图使它收缩的单位直线长度上所作用的力，称为表面张力，其单位是 N/m，液体表面吉布斯自由能和表面张力，虽然物理意义不同，但它们是完全等价的，具有相同的量纲和数值。

对纯溶剂而言，其表面层与内部的组成是相同的，但当溶剂中加入溶质后，溶剂的表面张力要发生变化。若加入的溶质降低溶剂的表面张力，则表面层中溶质的浓度应大于溶液内部的浓度；如果所加溶质能使溶剂的表面张力升高，则溶质在表面层中的浓度小于溶液内部的浓度。这种表面浓度与溶液内部浓度不同的现象称为溶液的表面吸附。在一定的温度和压力下，溶液的表面吸附量与溶液的表面张力和浓度有关，它们之间的关系遵循吉布斯

（GibbS）吸附等温式：

$$\Gamma = -\frac{c}{RT}\left(\frac{\partial \sigma}{\partial c}\right)_T \tag{6-40}$$

式中，Γ 为吸附量，$mol \cdot m^{-2}$；σ 为表面张力，$N \cdot m^{-1}$；T 为绝对温度，K；c 为溶液浓度，mol/L；R 为气体常数 $[8.314J/(K \cdot mol)]$。

如果 σ 随浓度的增加而减小，也即 $\left(\frac{\partial \sigma}{\partial c}\right)_T < 0$，则 $\Gamma > 0$，此时溶液表面层的浓度大于溶液内部的浓度，称为正吸附作用。如果 σ 随浓度的增加而增加，即 $\left(\frac{\partial \sigma}{\partial c}\right)_T > 0$，则 $\Gamma < 0$，此时溶液表面层的浓度小于溶液本身的浓度，称为负吸附作用。

因此只要测定溶液表面张力与浓度的等温曲线 $\sigma = f(c)$，通过曲线的斜率即可求得某浓度下溶液的表面吸附量 Γ。

对于单分子层吸附，表面吸附量 Γ 与浓度 c 之间的关系可用 Langmuir 吸附等温方程表示，即：

$$\frac{c}{\Gamma} = \frac{1}{\Gamma_\infty}c + \frac{1}{a\Gamma_\infty} \tag{6-41}$$

即以 $\frac{c}{\Gamma}$ 对 c 作图得到一条直线，斜率为 $\frac{1}{\Gamma_\infty}$。若以 N 代表饱和吸附时单位表面层中的分子数，则 $N = N_A\Gamma_\infty$。N_A 为阿伏伽德罗常数。在饱和吸附时，每个被吸附分子在表面上所占的面积，即分子的截面积 A_s 为：

$$A_s = \frac{1}{N_A\Gamma_\infty} \tag{6-42}$$

此面积也可认为是分子的截面积。

在本实验中应用最大气泡压力法测定乙醇水溶液的表面张力值。图 6-21 是最大气泡压力法测定表面张力的装置示意图。

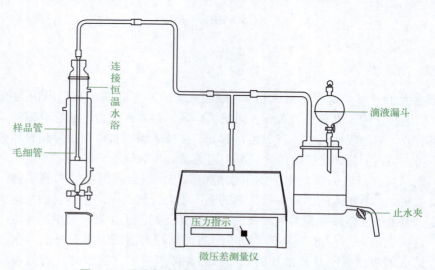

图 6-21　最大气泡压力法测定表面张力的装置示意图

将欲测表面张力的液体装于样品管中，使毛细管的端面与液面相切，液面即沿着毛细管上升，直到液柱的压力等于因表面张力所产生的上升力为止。打开滴液漏斗的活塞进行缓慢抽气，此时由于毛细管内液面上所受的压力（p大气）大于样品管中液面上的压力（p系统），故毛细管内的液面逐渐下降，并从毛细管管端缓慢逸出气泡。此时微压差测量仪显示的压力差 Δp 即为待测液体在毛细管中所受的附加压力：

$$\Delta p = \frac{2\sigma}{r} \tag{6-43}$$

可见，毛细管所产生气泡的附加压力与液体的表面张力成正比，式（6-43）即可改写为：

$$\sigma = \frac{1}{2}r\Delta p = K\Delta p \tag{6-44}$$

式中，$K=\frac{1}{2}r$ 称为仪器常数。如用已知表面张力的液体作为标准，由实验测定 Δp，代入式（6-44）即可求出 K。本实验以水作为标准（25℃水的表面张力 $\sigma=0.072\text{N}\cdot\text{m}^{-1}$），则仪器系数为：

$$K = \frac{\sigma_{\text{H}_2\text{O}}}{\Delta p_{\text{max},\text{H}_2\text{O}}} \tag{6-45}$$

将由式（6-45）求得的仪器常数 K 值代入式（6-44），即可求得待测液体表面张力的数值。

三、仪器与试剂

仪器：表面张力仪、精密微压差测量仪、恒温水浴槽、50mL 容量瓶、吸量管、胶头滴管、250mL 烧杯等。

试剂：无水乙醇（A.R.）、二次蒸馏水等。

四、实验步骤

（一）溶液配制

用吸量管和容量瓶分别配制 2mol/L、4mol/L、6mol/L、8mol/L、10mol/L、12mol/L、14mol/L、16mol/L 的 8 种乙醇溶液各 50mL。

（二）开机调温

开机预热仪器，设置恒温水浴温度为 25℃ ±1℃。

（三）测定仪器常数

检查仪器的气密性后，用蒸馏水仔细清洗样品管和毛细管数次，接着向样品管中加入适量蒸馏水，使毛细管端面与液面相切。

（四）系数 K 计算

向滴液漏斗中注满水后，将微压差测量仪置零后，再连接乳胶管。打开滴液漏斗旋塞缓慢抽气，使气泡从毛细管口逸出，调节气泡逸出的速度（≤ 20 个 /min），读取微差测压仪的 Δp_{max}，重复读数数次，直至出现直接相连的三个最大压力差值中，任意两个压力差值相差 1Pa，将符合上述要求的三个压力差记录后，计算平均值。已知 25℃水的表面张力 σ_{H_2O}=0.07197N/m，根据式（6-45）计算仪器系数 K。

（五）乙醇溶液表面张力的测定

用待测的乙醇溶液洗净样品管和毛细管数次后，在样品管中加入待测乙醇溶液，待恒温后，按实验操作步骤（四）测定最大压力差 σ_{max}。按照由稀到浓的测定顺序依次测定。将符合要求的最大压力差值（平均值）代入式（6-44），即可算出不同浓度乙醇溶液的表面张力。

五、注意事项

① 溶液的表面张力受表面活性杂质（一些有机物）影响很大，为此必须保证所用样品的纯度和仪器的清洁。

② 每次测定前，用待测液认真清洗样品管和毛细管，毛细管的清洗需借助洗耳球，不可用力甩。

③ 测定过程中有时会出现毛细管不冒泡的情况，首先检查装置是否漏气和滴液漏斗中的水是否足量，其次检查毛细管是否被固体物堵塞，大多是被油脂等污染，需用丙酮或其他有机溶剂清洗干净。

④ 毛细管端口一定要垂直且与液面相切，毛细管不能离开液面，也不可插入液面下。

六、数据处理

① 将各溶液的最大压力差，记录于表 6-12 中：

表 6-12　实验数据记录表

c/（mol·L）	0	2	4	6	8	10	12	14	16
Δp_{max}/Pa									
σ/（N·m）									
Γ/（mol·m²）	—								

② 利用水的表面张力，求出仪器常数，计算求得 8 种不同浓度乙醇的表面张力。

③ 计算溶液表面吸附量 Γ。以浓度 c 为横坐标，不同浓度乙醇溶液的表面张力 σ 为纵坐标作图（横坐标浓度从零开始）。在 σ-c 曲线上任取若干点，通过该点分别作曲线的切线，求得切线的斜率（图 6-22）。

> 注：图 6-22 的绘制也可以参见本教材的"基本数据处理"，用 Origin 处理本实验数据。

④ 根据式（6-45），计算求得不同浓度乙醇溶液的表面吸附量。

⑤ 以 c/Γ 对 c 作图，参考式（6-41），由所得直线的斜率求出饱和吸附量 Γ_∞。

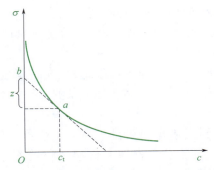

图 6-22 表面张力（σ）与浓度（c）的关系曲线示意图

思考题

1. 表面张力为什么必须在恒温槽中进行测定？温度变化对表面张力有什么影响？为什么？

2. 仪器的清洁与否对所测数据有无影响？

3. 为什么毛细管一定要与液面刚好相切？如果毛细管插入一定深度，对测定结果有何影响？

4. 测量过程中如果气泡逸出速率较快，对实验有无影响？为什么？

实验 10　　差热分析

一、实验目的

① 阐述差热分析的原理，正确使用差热分析仪。
② 掌握定性解释图谱的基本方法。
③ 比较不同物质的差热图谱。

二、实验原理

物质在受热或冷却过程中，当达到某一温度时，往往会发生熔化、凝固、晶型转变、分解、化合、吸附、脱附等物理或化学变化，并伴随有焓的改变，因而产生热效应，其表现为物质与环境（样品与参比物）之间的温度差。差热分析（differential thermal analysis，DTA）是在程序控制温度下，测量物质与参比物之间的温差与温度关系的一种技术。DTA 曲线是描述试样与参比物之间的温差随温度（或时间）的变化关系，通过温差来确定物质的物理化学性质的一种热分析方法。

差热分析仪的结构如图 6-23 所示。它包括带有控温装置的加热炉、放置样品和参比物的坩埚、用以盛放坩埚并使其温度均匀的保持器、测温热电偶、差热信号放大器和信号接收系统（记录仪或计算机等）。A、B 两端引入记录笔 1，记录炉温信号。若炉子等速升温，则笔 1 记录下一条倾斜直线，如图 6-24 中 MN。A、C 端引入记录笔 2，记录差热信号。若样品不发生任何变化，样品和参比物的温度相同，两支热电偶产生的热电势大小相等，方向相反，所以 $\Delta U_{AC}=0$，故笔 2 划出一条垂直直线，如图 6-24 中 ab、de、gh 段，是平直的基线。

样品发生物理、化学变化时，$\Delta U_{AC} \neq 0$，笔 2 发生左右偏移（视热效应正、负而异），记录下差热峰，如图 6-24 中 bcd、efg 所示。两支笔记录的时间 - 温度（温差）图就称为差热图，或称为热谱图。

从差热图上可清晰地看到差热峰的数目、高度、位置、对称性以及峰面积。峰的数目表示在测定温度范围内，物质发生物理、化学变化的次数，峰的面积代表热效应的大小，峰的方向代表过程是吸热还是放热，峰的位置表示物质发生转化的温度范围（见图 6-24）。

除了测定热量外，差热图谱的特征还可用以鉴别样品的种类，计算某些反应的活化能和反应级数等。在相同的测定条件下，许多物质的热谱图具有特征性，因此，可通过与已知的热谱图比较来鉴别样品的种类。

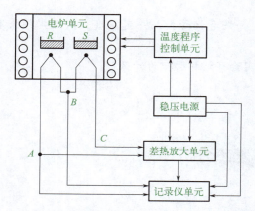

图 6-23　差热分析仪原理图

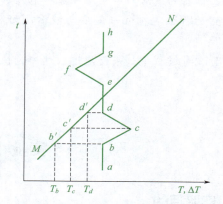

图 6-24　差热曲线和样品温度曲线示意图

三、仪器与试剂

仪器：差热分析仪、镊子、坩埚等。

试剂：$CuSO_4 \cdot 5H_2O$、$BaCl_2 \cdot 2H_2O$、$\alpha\text{-}Al_2O_3$、$CaC_2O_4 \cdot H_2O$ 等。

四、实验步骤

（一）准备工作

① 取两只空坩埚放在样品杆上部的两个托盘上。

② 开启仪器电源开关，应使仪器预热 20min，然后开启计算机。

③ 将升温速度设定为 10% ～ 15%，目标温度设定为 400℃，其余数值采用默认设置。

（二）差热测量

① 将待测样品放入一只坩埚中精确称重（约 5mg），在另一只坩埚中放入重量基本相等的参比物，如 $\alpha\text{-}Al_2O_3$。然后将其分别放在样品托的两个托盘上，盖好保温盖。

② 加样完毕后，装上仪器"加热单元"，待样品和参比物之间的温差显示恒定，按"加热"键开始加热，同时启动差热分析软件，进行"数据采集"。

③ 记录升温曲线和差热曲线，直至温度升至发生要求的相变且基线变平后，停止记录。

④ 打开炉盖，取出坩埚，待炉温降至50℃以下时，换上另一样品，按上述步骤操作。

五、注意事项

在差热分析中，体系的变化为非平衡的动力学过程。得到的差热图除了受动力学因素影响外，还受实验条件的影响，主要有参比物的选择、升温速率的影响、样品预处理及用量、气氛及压力的选择和走纸速度的选择、样品粒度的大小等。

① 升温速度的选择。升温速度对测定结果影响较大。一般速度低时，基线漂移小，可以分辨靠得近的差热峰，因而分辨力高，但测定时间长。速度高时，基线漂移较显著，分辨力下降，测定时间较短。一般选择每分钟5～10℃。

② 参比物的选择。作为参比物的材料，必须具备的条件是在测定温度范围内，保持热稳定，一般用 α-Al_2O_3、MgO、（煅烧过的）、SiO_2 及金属镍等。选择时应尽量采用与待测物比热容、导热系数及颗粒度相一致的物质，以提高准确性。

③ 试样坩埚与参比物坩埚放入加热炉中的位置应正确，不能调换。

④ 样品粒度大约200目，颗粒小可以改善导热条件，但太细可能破坏晶格或分解。

⑤ 样品装填的疏密程度对测定有很大的影响，样品不要装得太紧，一般装样的坩埚，在桌面上敲2～3下即可。

⑥ 目前国内外生产的差热分析仪普遍采用计算机控制与数据采集系统。为确保实验结果的准确性，操作人员需在实验前认真研读仪器说明书，熟练掌握设备操作流程，并合理设置仪器参数及数据采集条件，从而保证实验顺利进行。

六、数据处理

将数据记录于表6-13中：

温度：_____；大气压：_____；参比物：_____。

表6-13　实验数据记录表

样品	峰个数	T_e（起始温度）	T_p（峰顶温度）
$CuSO_4 \cdot 5H_2O$			
$BaCl_2 \cdot 2H_2O$			
$CaC_2O_4 \cdot H_2O$			

✎ 思考题

1. 差热分析与简单热分析有何不同？

2. 如何确定反应是吸热反应还是放热反应？为什么在升温过程中即使样品无变化也会出现温差？

3. 为什么要控制升温速度？升温过快有何后果？

4. 影响差热分析的主要因素有哪些？

实验 11　　电化学方法测定茶叶中多酚的含量

一、实验目的

① 查阅文献资料，了解电化学工作站的原理、使用方法、发展与研究现状。

② 基于循环伏安法，讨论 3 种自制电极（工作电极）——银电极、碳糊电极和玻碳电极在茶多酚测定中的可能性。

③ 学习方波溶出伏安法和差分脉冲伏安法的测定原理和操作技术。

④ 掌握茶叶的浸提法及含量的测定方法。

⑤ 对反应条件进行优化，确定反应的最佳条件，分析茶多酚含量与它在电极上的氧化电流峰值的关系，研究快速、便捷测定茶多酚含量的新方法。

二、实验原理

天然食品抗氧化剂是最重要的食品添加剂之一，需求量巨大。茶叶中富含一类多羟基的酚性物质——茶多酚（tea polyphenols，TP），TP 在茶叶中的含量一般为 15% ～ 30%，是其他植物远不能比拟的。作为一种新型理想的食品抗氧化剂，TP 于 1990 年已被我国认可，且该类产物具有高效的抗癌、抗衰老、抗辐射、消除人体自由基、降血脂等一系列药理功能，在油脂、食品、医药、日化等工业领域具有非常广阔的应用前景。因此，近年来国内外专家学者对 TP 的提取和应用研究日益关注。

茶多酚是茶叶中酚类物质的总称，包含儿茶素类、黄酮类等成分，具有抗氧化、抗癌、降血糖等多种生理活性。其含量直接影响茶叶的保健功效，因此快速准确地测定具有重要意义。

目前测定茶叶中多酚含量的方法主要包括电化学法、分光光度法、色谱法和电位滴定法。分光光度法中的酒石酸亚铁比色法通过茶多酚与酒石酸亚铁生成紫褐色络合物进行比色测定（需显色 30min）；而福林酚试剂法则利用酚类物质的还原性，但易受其他还原物质干扰，且操作烦琐耗时（约 60min）。色谱法方面，高效液相色谱法（HPLC）可分离并定量儿茶素等单体成分，精度高但设备昂贵；气相色谱 - 质谱联用（GC-MS）则主要用于挥发性成分分析。电位滴定法以高锰酸钾为氧化剂，通过电位滴定终点体积计算含量，准确度高（回收率 99.6%），但需强酸性介质。电化学法基于茶多酚在电极表面的氧化还原特性，通过检测氧化电流峰值与浓度的线性关系实现快速定量（如玻碳电极 3min 内完成），具有成本低、不需要复杂前处理的优势，且碳糊电极和玻碳电极的测定结果与国标方法一致。

三、仪器与试剂

仪器：学生可自行设计提交相关仪器清单。

试剂：茶叶，其他相关试剂学生可自行设计提交清单。

四、实验步骤

① 配制标准溶液。

② 提取茶多酚。

③ 电化学分析方法测定茶多酚的含量。

五、参考方法

（一）溶液配制

1. 标准溶液

精密称取没食子酸标准品 0.0200g，并于烧杯中溶解，再将其转移至 100mL 容量瓶中，并用蒸馏水定容至刻度，即为标准品溶液，浓度为 200mg/L。

标准溶液稀释液：准确移取 5mL 储备液至 50mL 容量瓶中，加蒸馏水定容至刻度，摇匀备用，浓度为 20mg/L。

2. 缓冲溶液

醋酸钠溶液：称取 4.10g 醋酸钠固体粉末，加水溶解后定容至 250mL。

醋酸溶液：量取 2.80mL 冰醋酸，加水溶解后定容至 250mL。

pH=4.2 的醋酸 - 醋酸钠（HAc-NaAc）缓冲溶液：量取醋酸钠溶液 37mL 和醋酸溶液 63mL 混合均匀。

3. 1mol/L 氯化钠溶液

称取 3.0g 氯化钠固体粉末，用水溶解并定容至 50mL。

4. 0.5mol/L 的 H_2SO_4 溶液

移取 8.3mL 3mol/L 的 H_2SO_4 溶液，加蒸馏水定容至 50mL（每次极化后保留溶液，以备下次使用）。

（二）标准曲线的绘制

1. 标准系列的配制

分别精密量取 1mL、2mL、3mL、4mL、5mL 的没食子酸稀释溶液（20mg/L），于 50mL 容量瓶中，加入 10mL pH=4.2 醋酸 - 醋酸钠缓冲溶液、1mL 1mol/L NaCl 溶液，加蒸馏水定容至 50mL。

2. 玻碳电极的预处理

将玻碳电极用三氧化二铝抛光粉（3000 目）抛光至镜面，用蒸馏水冲洗干净即可。

电化学工作站为三电极系统（玻碳电极为工作电极，Ag/AgCl 电极为参比电极，铂片电极为辅助电极），在 0.5mol/L 的 H_2SO_4 溶液中，以三电极体系在初始电位为 1.1V、开关电位 1 为 −1.2V、开关电位 2 为 1.1V、灵敏度为 100μA、0.2V/s 的扫速下循环 10 圈，对玻碳电极进行极化，无峰即可用于溶液的测定。

3. 差分脉冲伏安法

取标准系列的某溶液，设定参数：初始电位为 0.1V、终止电位为 0.6V、电位增量为 0.02V、脉冲幅度为 0.05V、脉冲宽度为 0.05s、脉冲间隔为 2s、等待时间为 2s，在灵敏度为 10μA 的条件下，进行差分脉冲伏安法测定，记录电位与峰电流。

4. 方波溶出伏安法

取标准系列的某溶液，设定参数：初始电位为 0.1V、电沉积电位为 0.1V、终止电位为 0.8V、电位增量为 0.01V、方波频率为 10Hz、方波幅度为 0.04V、电沉积时间为 30s、平衡时间为 10s，在灵敏度为 10μA 下进行方波溶出伏安法测定，记录电位与峰电流。

5. 循环伏安法

取标准系列中的 5mL 溶液，在初始电位为 0V、开关电位 1 为 0.8V、开关电位 2 为 0V、0.05V/s 的扫速下循环 1 圈，灵敏度为 1μA，进行循环伏安法测定，绘制伏安图。

（三）样品分析

1. 水浸提

称取 5.0g 茶叶，置于 100mL 锥形瓶中，加入 100mL 蒸馏水，在 80℃水浴锅中加热 40min，然后将提取液用布氏漏斗、真空泵进行减压抽滤，完全过滤后，取滤液加蒸馏水定容至 100mL。及时清洗滤瓶。

准确移取 5.0mL 提取液，置于 50mL 容量瓶中，加水定容，制备提取液的稀释液。

准确移取 5.0mL 提取液的稀释液，加入 10mL pH=4.2 的醋酸 - 醋酸钠缓冲液，1mL 1mol/L NaCl 溶液，用蒸馏水定容至 50mL，分别进行差分脉冲伏安法和方波溶出伏安法测定，记录电位与峰电流。平行两次测定。

2. 醇浸提

醇浸提的实验步骤与水浸提的实验步骤相似，区别在于把蒸馏水替换成 30% 的乙醇即可。

（四）数据处理

用坐标纸绘制标准曲线，利用作图法求茶多酚的含量。

实验结束后的数据记录分为差分脉冲法 - 水提、差分脉冲法 - 醇提、方波溶出法 - 水提、方波溶出法 - 醇提。

思考题

1. 电化学方法测定茶叶多酚含量时，其基本原理是什么？

2. 多酚的氧化还原特性如何影响电化学信号？

3. 茶叶中除了多酚外，还存在其他可能干扰电化学测定的物质。如何消除或减少这些干扰，提高测定的准确性和选择性？

4. 除了定量测定，电化学方法在茶叶多酚的定性分析和品质评价方面有哪些应用？未来发展趋势如何？

第七章

创新设计性实验

实验1 偶氮苯衍生物的光致异构化调控凝胶形成与分解

一、实验目的

① 探究偶氮苯衍生物的光致顺反异构化行为对凝胶形成与分解的调控机制。

② 开发光响应型智能凝胶材料，模拟生物系统动态响应特性（如凝血级联反应）。

③ 验证凝胶的可逆光控性能及其在药物缓释、仿生致动等领域的应用潜力。

二、实验原理

本实验基于偶氮苯衍生物的光致异构化特性及其对凝胶结构的调控作用。偶氮苯衍生物存在反式（E）和顺式（Z）两种构型，在紫外光（～365nm）照射下，分子吸收光子能量，发生 π-π^* 跃迁，—N≡N—双键发生旋转，促使偶氮苯衍生物由反式构型转变为顺式构型，而在蓝光（～450nm）照射或热弛豫条件下，顺式构型又能可逆地转化回反式构型。

凝胶的形成与分解取决于偶氮苯衍生物的构型变化。当偶氮苯衍生物处于反式构型时，其分子结构规整，能够通过分子间氢键或疏水作用相互作用，形成稳定的交联网络结构。这种交联网络可以有效固定溶剂分子，使体系失去流动性，从而形成凝胶。当使用紫外光照射时，偶氮苯衍生物转变为顺式构型，其分子空间结构发生改变，导致分子间原有的氢键或疏水作用被破坏，交联网络结构解体，无法继续束缚溶剂分子，凝胶随之溶胶化，转变为溶液态。通过交替使用紫外光和蓝光照射，可实现对偶氮苯衍生物顺反构型的循环调控，进而实现对凝胶形成与分解的可逆控制。

三、仪器与试剂

仪器：UV-Vis 分光光度计、紫外 - 蓝光双波段 LED 光源（波长 365nm/450nm）、流变仪等。

试剂：双偶氮苯（bisazo）衍生物、Pluronic F127、N, N-二甲基甲酰胺（DMF）、二甲基亚砜（DMSO）等。

四、实验步骤

（一）凝胶制备

精确称量一定量的 bisazo 衍生物与 Pluronic F127，以 N, N-二甲基甲酰胺（DMF）作为溶剂，在烧杯中配制成浓度为 0.1mmol 的 bisazo 和质量分数为 10wt% 的 Pluronic F127 混合溶液，将烧杯置于超声清洗器中，超声分散 5min，使混合物充分溶解并形成均一溶液。使用移液枪小心吸取溶液上层清液，转移至干净的玻璃样品瓶中。随后，放置于恒温 25℃ 的干燥器内静置 30min，观察溶液自组装形成凝胶初态，若溶液出现明显的半固体状态且倒置样品瓶时不流动，视为凝胶初态形成。

（二）光控凝胶形成与分解

1. 紫外光诱导分解

将制备好的凝胶样品放置于光化学反应仪中，使用波长为 365nm 的 LED 光源进行照射，光源功率设置为 20mW/cm²。设定照射时间为 10min，在此期间，每隔 2min 使用流变仪（型号：Anton Paar MCR 302）对凝胶进行流变性能测试，记录储能模量（G'）和损耗模量（G''）的变化情况。当 G' 数值上升，而 G'' 数值有所下降，且 $G' > G''$ 时，视为溶胶转变为凝胶态。记录此时的时间和流变数据。

2. 蓝光诱导恢复

完成紫外光照射后，迅速将样品从光化学反应仪中取出，切换至波长为 450nm 的 LED 光源，功率同样设置为 20mW/cm²，进行 15min 的照射。在照射过程中，按照上述流变性能测试方法，每隔 3min 测试一次凝胶的模量变化。照射结束后，计算凝胶的模量恢复率，计算公式为：

$$模量恢复率 = （恢复后 G' / 初始 G'）\times 100\%$$

3. 循环测试

重复上述紫外光诱导分解和蓝光诱导恢复步骤，共进行 n 次循环，记录每次循环过程中凝胶的流变性能变化，评估凝胶光控转变的可逆性。

（三）表征分析

1. UV-Vis 光谱

使用紫外-可见分光光度计，分别对凝胶初始态、紫外光照射后、蓝光照射恢复后等不同状态样品进行光谱采集。通过分析特征吸收峰的强度和位置变化，研究光诱导异构化过程。

2. SEM/TEM

SEM：取少量凝胶样品，在液氮中快速冷冻后进行脆断处理，将断面喷金（喷金时间为

30s，电流为 10mA），使用扫描电子显微镜观察凝胶微观结构。

TEM：取少量凝胶样品，在液氮中快速冷冻后进行脆断处理，通过冷冻切片制样，使用透射电子显微镜观察分析样品的微观结构。

3. 药物缓释测试

将模型药物亚甲蓝（MB）加入到 bisazo 衍生物和 Pluronic F127 的 DMF 混合溶液中，MB 浓度为 0.5mg/mL，按照上述凝胶制备步骤制备凝胶，装入透析袋（截留分子量 8000Da），然后放置于 10mL PBS 缓冲溶液（pH=7.4）中，置于恒温振荡器（温度 37℃，振荡速度 100rpm）中。分别在紫外光照射前、照射后以及蓝光恢复后，在不同时间点（0、1、2、4、6、8、12h）取透析袋外的 PBS 缓冲溶液，利用紫外 - 可见分光光度计测定溶液中 MB 的吸光度，根据标准曲线计算 MB 的浓度，对比光照前后药物释放速率差异，分析光控对药物缓释的影响。

五、注意事项

① 避免长时间高强度紫外光照射导致偶氮苯降解。
② 需匹配偶氮苯溶解性与凝胶网络相容性，防止发生相分离。
③ 热弛豫可能干扰光控效果，实验需在恒温（如 25℃）下进行。
④ 使用紫外光源需佩戴护目镜，使用化学试剂应佩戴手套等，避免皮肤直接暴露。

思考题

1. 为何 bisazo 衍生物比单偶氮苯更易实现宏观凝胶响应？
2. 如何提高凝胶的机械强度与光控循环稳定性？
3. 若凝胶恢复率低，如何优化光照条件或添加催化剂以提高性能？

注：实验设计综合偶氮苯光化学、高分子自组装及功能材料表征技术，可拓展至仿生机器人或环境响应涂层等领域。

实验 2　甘氨酸锌螯合物的合成与表征

一、实验目的

① 掌握氨基酸金属配合物的合成方法，巩固有关分离提纯方法。
② 熟悉配合物的组成测定和结构表征方法。

二、实验原理

锌是人和动物必需的微量元素，它具有加速生长发育、改善味觉、调节机体免疫、防止感染和促进伤口愈合等功能，缺锌会产生多种疾病。补锌的药物有硫酸锌、甘草酸锌、乳酸锌、葡萄糖酸锌等。由于氨基酸所特有的生理功能，氨基酸与锌的螯合物可直接由肠道消化吸收，具有吸收快、利用率高等优点，还具有双重营养性和治疗作用，是一种理想的补锌制剂。甘氨酸为白色针状晶体，熔点为 282～284℃，易溶于水，不溶于醇、醚等有机溶剂，水溶液呈微碱性。其合成方法有多种，本实验以甘氨酸和碱式醋酸锌为原料，合成甘氨酸锌螯合物。

甘氨酸分子中，氨基氮原子具有孤对电子，可作为电子给予体与锌离子（Zn^{2+}）的空轨道形成配位键，同时，羧基在碱性条件下发生电离，其氧原子也能与锌离子配位，从而形成稳定的五元环状甘氨酸锌螯合物。

反应过程中，pH 值影响甘氨酸和锌离子的存在形态，碱性环境有利于羧基电离与配位反应，温度通过影响反应速率与平衡移动，对产物的生成与结晶过程产生重要作用。对所制备的化合物进行组成和结构表征。

三、仪器与试剂

仪器：恒温磁力搅拌器、电子分析天平、pH 计（精度 0.01pH）、旋转蒸发仪、真空干燥箱、元素分析仪、傅里叶变换红外光谱仪（FT-IR）、X 射线衍射仪（XRD）、离心机、热重分析仪、抽滤瓶、布氏漏斗、烧杯、量筒、移液管、分液漏斗等。

试剂：甘氨酸（纯度 ≥ 99.5%）、醋酸锌（纯度 ≥ 99.0%）、氢氧化钠、盐酸、无水乙醇、去离子水等。

四、实验步骤

1. 甘氨酸锌的制备

准确称取 10.00g 甘氨酸置于 250mL 烧杯中，加入 80mL 去离子水，搅拌溶解。另称取醋酸锌 10.50g 溶解于 20mL 去离子水中。在恒温磁力搅拌条件下，将醋酸锌溶液缓慢滴入甘氨酸溶液中，控制滴加速度为 2～3 滴/s，滴加完毕后，用 1.0mol/L 的氢氧化钠溶液调节反应体系 pH 值至 8.0，维持搅拌速度 400r/min，在 90℃恒温水浴中反应 5h。反应结束后，趁热通过滤器过滤，收集滤液于水浴上缓慢加热浓缩。然后放在室温下冷却，析出大量白色固体。将溶液转移至离心管中，以 8000r/min 的转速离心 10min，收集沉淀。将离心管口用滤纸封口后放入真空干燥箱中，室温干燥 24h。取出产物，称量所制备的甘氨酸锌，计算产率。

2. 甘氨酸锌的表征

元素分析：将样品于 500℃灰化后，用 EDTA 配位滴定法测定螯合物中锌的含量。利用元素分析仪分析所制备化合物中 C、H、N 含量，根据元素分析结果，推断配合物的组成。

红外光谱分析：取约 1mg 干燥产物与 100mg 干燥溴化钾充分混合研磨，压片制成透明薄片，置于 FT-IR 光谱仪中，在 4000～400cm⁻¹ 范围内测定红外光谱图。

热重分析：在热重分析仪上以 Al_2O_3 作为参比物，在空气中测定所制备配合物的 T-G 曲线，升温速度为 10℃/min，并分析其热分解过程。

X 射线粉末衍射分析：测定所制备配合物的 X 射线粉末衍射图谱，并进行物相分析。

五、注意事项

① 甘氨酸与锌离子的螯合反应对溶液 pH 敏感，应控制反应 pH 值。

② 甘氨酸溶液与锌盐溶液的添加顺序及浓度会影响产物颗粒大小和产率。

③ 使用氢氧化钠等强碱试剂需佩戴手套和护目镜，避免皮肤接触或溅入眼睛。

📝 思考题

1. 本实验中，甘氨酸和碱式醋酸锌何者过量比较好，为什么？

2. 在计算甘氨酸锌产率时，是根据甘氨酸的用量还是碱式醋酸锌的用量？影响甘氨酸产率的因素主要有哪些？

3. 如何根据元素分析及其他表征结果推断甘氨酸锌的组成和结构？

实验 3　巴比妥的合成

一、实验目的

① 通过巴比妥的合成了解药物合成的基本过程。

② 掌握无水化学合成操作技术。

二、实验原理

巴比妥类药物是一类作用于中枢神经系统的经典镇静催眠药，其核心结构为巴比妥酸（丙二酸与脲缩合而成的环状结构），通过对环上取代基的改造，形成了不同作用时效和特性的衍生物。这类药物曾广泛用于镇静、催眠、抗惊厥和麻醉。巴比妥，其化学名为 5,5- 二乙基巴比妥酸，化学结构式如下：

巴比妥为白色结晶或结晶性粉末，熔点为 189 ～ 192℃，无臭，味微苦。其难溶于水，易溶于沸水及乙醇，溶于乙醚、氯仿及丙酮等有机溶剂。

合成路线如下：

三、仪器与试剂

仪器：三颈烧瓶、球形冷凝管、50mL 锥形瓶、恒压滴液漏斗、磁力搅拌器及搅拌子、温度计（0～200℃）、电热套、抽滤装置（布氏漏斗、抽滤瓶、真空泵）、烧杯、量筒、熔点测定仪等。

试剂：丙二酸二乙酯、金属钠、无水乙醇、尿素、浓盐酸、活性炭等。

四、实验步骤

1. 无水乙醇钠的制备

在干燥的 250mL 三颈烧瓶中，加入 100mL 无水乙醇。将切好的 6.0g 金属钠，分小块缓慢加入三颈烧瓶中。金属钠与乙醇反应较剧烈，会放出氢气并产生大量热，需控制钠的加入速度，防止反应过于剧烈。安装好球形冷凝管，在冷凝管上口连接干燥管，防止空气中的水分进入反应体系。开启磁力搅拌器，直至金属钠完全溶解，得到澄清的乙醇钠溶液。此过程中，可观察到溶液逐渐变浑浊，随后又变澄清，且有氢气产生。

2. 巴比妥的制备

将 15.0g 丙二酸二乙酯加入恒压滴液漏斗中，缓慢滴入三颈烧瓶中。控制滴加速度，使反应体系保持微沸状态，约在 0.5h 内滴加完毕。此过程中，溶液颜色可能会发生变化，且反应放热。滴加完毕后回流反应 20min。然后降温，使反应液冷却到 50℃ 以下，然后慢慢滴加溴乙烷 20mL，30min 内滴加完成，继续回流反应 2.5h，确保反应充分进行。然后称量 4.0g 尿素加入三颈烧瓶中，升温至 80℃ 搅拌反应 1.5h。反应结束后，停止加热，将三颈烧瓶置于冷水浴中冷却至室温。

3. 产品的分离与纯化

向冷却后的反应液中，缓慢加入冰水，搅拌均匀，淬灭反应。用浓盐酸小心调节反应液的 pH 至 3～4，此时会有白色固体析出。将反应液继续置于冰水浴中冷却 30min，使固体充分结晶析出。使用抽滤装置进行抽滤，收集白色固体，并用少量冰水洗涤固体 2～3 次，去除表面残留的杂质和母液。

将粗产品转移至烧杯中，加入适量蒸馏水和活性炭，加热煮沸 10min 进行脱色处理。趁热用抽滤装置进行抽滤，去除活性炭。若滤液冷却后未立即析出晶体，可将其置于冰水浴中加速结晶。再次抽滤收集晶体，并用少量冷的无水乙醇洗涤 1～2 次，以进一步去除杂质。将产品置于真空干燥箱中，在 60℃ 下干燥至恒重，得到纯净的巴比妥产品。

4. 产品检测

使用熔点测定仪测定产品熔点，巴比妥的理论熔点为 189～192℃，通过对比实际熔点与理论值，初步判断产品纯度。也可进一步采用红外光谱、核磁共振等手段进行结构表征。

五、注意事项

① 丙二酸二乙酯、尿素需干燥处理，避免水分影响乙醇钠活性。

② 反应需在无水条件下进行，防止副反应。

③ 回流温度不宜过高，避免酯类挥发或尿素分解，影响产率。

④ 酸化时缓慢滴加盐酸至酸性（pH ≈ 2 ～ 3），避免局部酸度过强导致产物分解。

🖊 思考题

1. 制备无水试剂时应注意什么问题？为什么在加热回流和蒸馏时，冷凝管的顶端和接收器支管上要装置氯化钙干燥管？
2. 制备绝对乙醇时，加入邻苯二甲酸二乙酯的目的是什么？
3. 对于液体产物，通常如何精制？本实验用水洗涤提取液的目的是什么？
4. 如何检查制得的无水乙醇中是否有水分？
5. 为何要在 50℃下缓慢滴加溴乙烷？否则有何结果？

实验 4　乳液法制备聚苯乙烯纳米微球

一、实验目的

① 掌握乳液聚合法合成聚苯乙烯纳米微球的实验方法。
② 表征聚苯乙烯纳米微球的化学结构、微观形貌、粒径尺寸及分布等。

二、实验原理

聚合物微球材料具有独特的尺寸、形貌和功能，被广泛地应用在电子、光电、催化、药物释放、涂料及添加剂等技术领域。乳液聚合是目前工业界最常用的制备聚合物微球的方法。乳液聚合是指借助乳化剂的作用，在机械搅拌或振荡下，单体在水中形成乳液而进行的聚合。乳液聚合可以制备数十纳米到微米尺寸的微球，其反应体系一般由乙烯基单体、水分散介质、乳化剂（非离子表面活性剂），以及水溶性引发剂组成。聚合物微球的粒径可通过乳化剂浓度、单体浓度等进行调节。

对于苯乙烯等疏水性单体，其乳液聚合的机理普遍认为是胶束成核理论。首先，水相中引发剂分解生成初级自由基，初级自由基或立即被胶束捕捉，或与水相中溶解的单体聚合生成低聚物自由基后被溶胀胶束捕捉，聚合反应主要在溶胀胶束中进行，油相仅作单体储存库不断向溶胀胶束输出单体并发生聚合。

乳液聚合得到的微球粒径通常较小，单分散性好，而且乳液聚合法速度快，不使用有机溶剂，因此受到工业界及医药领域的青睐。

三、仪器与试剂

仪器：恒温水浴锅、数显搅拌器、四口烧瓶、恒压滴液漏斗、回流冷凝管、电子分析天平等。

试剂：苯乙烯（St）、十二烷基硫酸钠、过硫酸钾、无水氯化钙、氮气等，所使用试剂均为分析纯。

四、实验操作

（一）乳液聚合

在装有搅拌器、水浴锅和回流冷凝管的四口烧瓶中加入 125mL 的分散介质水，同时开启搅拌装置，设置转速为 400r/min。同时充入充足的氮气（约 5min），防止空气影响聚合反应（实验装置如图 7-1 所示）。称量 0.10g 的乳化剂十二烷基硫酸钠溶解于 5mL 水中加入四口烧瓶，再量取 5mL 苯乙烯单体加入反应烧瓶，预乳化 10min。将水浴锅温度设置为需求的聚合温度条件 80℃，待水浴锅温度升至设置的聚合温度时，称量 0.10g 的引发剂过硫酸钾溶解于 10mL 水中加入反应的四口烧瓶中，另外量取 20mL 聚苯乙烯单体放入滴液漏斗中，慢慢滴加入反应的四口烧瓶中，控制滴加速度。滴加完成后，继续搅拌反应 6h。停止加热，冷却至室温后进行纯化处理，去除未反应的聚苯乙烯单体。

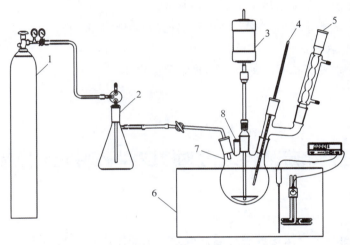

图 7-1　实验装置图

1—氮气瓶；2—缓冲瓶；3—电动搅拌器；4—温度计；5—冷凝管；6—恒温水浴箱；7—四口烧瓶；8—投料口

（二）破乳

将聚苯乙烯的乳液在室温下搅拌，滴加氯化钠水溶液，用蒸馏水稀释，真空抽滤，再把样品放入离心机中离心 6min，拿出样品用蒸馏水重复洗涤抽滤 3 次，再用乙醇洗涤抽滤 3 次，用恒温水浴锅把多余的无水乙醇及水蒸干，晾干，置于 90℃烘箱内半小时，干燥得到白色产品。

（三）测试及表征

将制得的微球乳液烘干，利用傅立叶变换红外光谱仪（FT-IR）测定红外光谱（建议扫描范围 4000 ～ 400cm^{-1}），进行化学结构的测定分析。

利用电势与粒径分布测试仪测试纳米微球表面电势及粒径分布，根据条件可以利用透射电子显微镜（TEM）或场发射扫描电镜（FESEM）进一步观察纳米微球的粒径尺寸以及微观形貌。

五、注意事项

① 过程中应佩戴丁腈手套、护目镜和防毒面罩，避免皮肤直接暴露。

② 苯乙烯单体需减压蒸馏除去阻聚剂，保证单体纯度，否则会影响聚合反应的引发和进行。

③ 乳化剂要准确称量和选择合适类型，其用量和种类会影响乳液的稳定性和微球的粒径分布。

④ 反应温度需严格控制，搅拌速度要适中且稳定，反应体系需保持无氧环境，可通过通入氮气等惰性气体排除空气，防止苯乙烯单体氧化，影响聚合反应。

思考题

1. 哪些因素会影响聚苯乙烯纳米微球的产率？

2. 乳液聚合一般要求加入乳化剂，乳化剂包括阳离子、阴离子、两性型和非离子型，在实验中乳化剂如何选择？

3. 通过哪些条件可以控制所制备微球的粒径尺寸？

实验 5　基于网络药理学和分子对接技术探索中药治疗疾病作用机制

一、实验目的

① 掌握网络药理学方法挖掘中药活性成分、预测作用靶点及构建"中药 - 成分 - 靶点 - 疾病"网络的技术流程。

② 熟悉分子对接技术验证中药活性成分与疾病关键靶点结合模式及亲和力的操作方法。

③ 了解通过网络药理学与分子对接技术联合分析，揭示中药多成分、多靶点协同治疗疾病潜在作用机制的策略。

二、实验原理

网络药理学是基于系统生物学的理论，整合多组学数据，构建"药 - 靶点 - 疾病"相互作用网络。中药成分复杂，含有多种活性成分，每种成分可能作用于多个靶点，而疾病的发生发展也涉及多个基因和信号通路。通过网络药理学，可以全面分析中药活性成分与疾病相关靶点之间的关系，揭示中药多成分、多靶点、多途径的作用特点。

分子对接原理：分子对接是一种模拟小分子配体（如中药活性成分）与大分子受体（如疾病相关靶点蛋白）之间相互作用的技术。通过计算两者之间的结合亲和力和结合模式，预测小分子配体是否能够与靶点蛋白结合以及结合的稳定性，从而验证网络药理学预测的靶点是否具有实际的结合活性。

三、仪器与试剂

仪器：高性能计算机、服务器等。

试剂：中药提取物。

网络药理学数据库：TCMSP（Traditional Chinese Medicine Systems Pharmacology Database and Analysis Platform），GeneCards，DisGeNET。

分子对接软件：AutoDock 等。

四、实验步骤

（一）中药活性成分筛选

利用 TCMSP 等数据库，根据药物的口服生物利用度（OB）、药物相似性（DL）等参数筛选出中药的活性成分。

（二）靶点预测

通过数据库查询或预测工具，获取筛选出的活性成分的作用靶点。

（三）疾病相关靶点收集

利用 GeneCards、DisGeNET 等数据库，收集与研究疾病相关的靶点。

（四）交集靶点确定

将中药活性成分靶点与疾病相关靶点进行交集分析，确定两者的共同靶点。

（五）构建网络

使用 Cytoscape 等软件构建"药物 - 靶点 - 疾病"相互作用网络，直观展示各元素之间的关系。

（六）富集分析

对交集靶点进行基因本体（GO）功能富集分析，京都基因与基因组百科全书（KEGG）通路富集分析，揭示靶点参与的生物学过程和信号通路。

（七）分子对接验证

1. 靶点蛋白和配体准备

从蛋白质数据库（PDB）中下载疾病相关靶点蛋白的三维结构，对其进行预处理，包括去除水分子、添加氢原子等。将筛选出的中药活性成分构建三维结构，并进行能量优化。

2. 分子对接设置

使用分子对接软件，设置对接参数，如搜索空间、对接算法等。

3. 分子对接模拟

将活性成分作为配体与靶点蛋白进行分子对接模拟，计算结合亲和力和结合模式。

4. 结果分析

根据对接结果，筛选出结合亲和力较高的活性成分 - 靶点对，分析其结合模式，验证网络药理学预测的靶点是否具有实际的结合活性。

五、注意事项

① 网络药理学分析依赖于数据库中的数据，要确保使用的数据库来源可靠、数据准确。同时，对数据进行筛选和处理时，要合理设置参数，避免误判。

② 分子对接的结果受多种参数影响，如搜索空间的大小、对接算法的选择等。要根据具体的研究对象和目的，合理设置对接参数，以获得准确可靠的对接结果。

③ 网络药理学数据分析和分子对接计算需要大量的计算机资源，要确保计算机性能足够，避免因资源不足导致计算时间过长或计算结果不准确。

✎ 思考题

1. 有哪些措施可以克服数据库的局限性，提高研究结果的可靠性？
2. 影响分子对接准确性的因素有哪些？如何提高分子对接的准确性？
3. 如何将网络药理学和分子对接的结果与实验验证相结合，揭示中药治疗疾病的作用机制？

实验 6　基于绿色化学理念的苯甲醛与安息香的相互转化

一、实验目的

① 掌握绿色催化剂在苯甲醛与安息香相互转化反应中的应用方法。
② 掌握苯甲醛与安息香相互转化反应的基本原理。
③ 理解绿色化学理念在有机合成中的实践意义。

二、实验原理

在绿色化学理念下，通常使用维生素 B_1（盐酸硫胺素，VB_1）作为催化剂，在碱性条件下促使苯甲醛发生安息香缩合反应生成安息香（二苯乙醇酮）。维生素 B_1 分子中的噻唑环上的氮和硫之间的氢有较强的酸性，在碱作用下形成碳负离子，该碳负离子对苯甲醛的羰基进行亲核加成，经过一系列反应最终生成安息香。反应方程式如下：

使用绿色氧化剂（如硝酸铵铈）可将安息香氧化为苯甲醛。硝酸铵铈具有较强氧化性，能将安息香分子中的羟基和羰基之间的碳 - 碳键氧化断裂，生成苯甲醛。反应方程式如下：

三、仪器与试剂

仪器：圆底烧瓶、回流冷凝管、磁力搅拌器、抽滤装置（包括布氏漏斗、抽滤瓶等）、温度计、分液漏斗、蒸馏装置等。

试剂：苯甲醛、维生素 B_1（盐酸硫胺素）、氢氧化钠溶液、硝酸铵铈、乙醇、乙醚、无水硫酸钠等。

四、实验步骤

（一）苯甲醛合成安息香

称量 1.75g 维生素 B_1 加入 100mL 圆底烧瓶中，然后加入 3.5mL 水与 15mL 乙醇，充分搅拌使其溶解。

在冰浴条件下，将 5mL10% 氢氧化钠溶液缓慢滴加到反应液中，边滴加边振荡，此时溶液慢慢呈现黄色。

去掉冰浴后，向反应液中加入新蒸的苯甲醛。装上回流冷凝管，加入沸石，防止暴沸。将反应装置置于 65 ～ 75℃ 的水浴中反应 1.5h，此时溶液会变成橘黄色或橘红色。

反应结束，将反应混合物冷却至室温，析出浅黄色晶体。抽滤收集晶体，用冷水分两次洗涤，除去杂质。最后，用 95% 乙醇对粗产品进行重结晶，若产物带色，可加少量活性炭脱色或用少量晶体冰丙酮洗涤，真空干燥后得到白色针状安息香晶体。

（二）安息香氧化为苯甲醛

称取 1.82g 安息香置于圆底烧瓶中，加入 5mL 乙醇，搅拌至完全溶解。加入 0.1g 硝酸铵铈催化剂，将反应装置置于 60 ～ 70℃ 的水浴中，搅拌反应 3h。

反应结束后，冷却至室温，过滤分离出催化剂。滤液经旋转蒸发仪除去乙醇，再用石油醚萃取，收集有机相并用无水硫酸钠干燥。最后通过减压蒸馏除去石油醚，得到纯净的苯甲醛产品。

五、注意事项

① 在苯甲醛合成安息香的反应中，滴加氢氧化钠溶液时要严格控制温度在 0 ～ 5℃，避免维生素 B_1 分解。氧化反应时也要控制好温度，防止副反应发生。

② 在合成安息香时，先加维生素 B_1 和乙醇溶解，冷却后再加氢氧化钠，最后加苯甲醛，顺序不能颠倒。

③ 苯甲醛有一定的毒性和刺激性，硝酸铵铈具有氧化性，操作时要佩戴手套和护目镜，避免接触皮肤和眼睛。

📝 **思考题**

1. 为什么选择维生素 B_1 作为安息香缩合反应的催化剂，其优缺点有哪些？
2. 如何优化反应条件以提高苯甲醛的产率？
3. 分析整个实验过程是否符合绿色化学理念，并提出进一步改进的建议。

实验 7　废旧棉中纤维素的提取改性及水凝胶的制备

一、实验目的

① 掌握废旧棉纤维素提取的操作流程、改性方法及水凝胶制备工艺。
② 熟练运用相关仪器设备进行实验操作。
③ 探索废旧棉纤维素基水凝胶在环保、医疗等领域的潜在应用方向。

二、实验原理

废旧棉的主要成分是纤维素，但含有油脂、蜡质、果胶等杂质。通过碱处理，可使这些杂质发生水解反应，转化为可溶于水的物质而被去除。例如，油脂在碱性条件下水解为高级脂肪酸盐和甘油，从而与纤维素分离。再经过酸洗中和多余的碱，水洗去除残留的杂质和盐分，即可得到较纯净的纤维素。

通常采用化学改性方法，如引入羧甲基等官能团。以氯乙酸为醚化剂，在碱性条件下，纤维素分子中的羟基与氯乙酸发生亲核取代反应，形成羧甲基纤维素。这种改性可以改善纤维素的溶解性和反应活性，为后续水凝胶的制备创造条件。

三、仪器与试剂

仪器：电子天平、搅拌器、恒温水浴锅、抽滤装置（包括布氏漏斗、抽滤瓶等）、烘箱、红外光谱仪、扫描电子显微镜等。

试剂：废旧棉、氢氧化钠（NaOH）、盐酸（HCl）、氯乙酸、乙醇、戊二醛、去离子水等。

四、实验步骤

（一）纤维素提取

将脱脂处理后的废旧棉放入质量分数为 10% ～ 20% 的氢氧化钠溶液中，液固比为 20：1（mL/g），在 80 ～ 100℃下搅拌反应 3h，除去废旧棉中的木质素和半纤维素等杂质。反应结束后，用布氏漏斗进行抽滤，并用去离子水洗涤至中性，得到碱处理后的纤维素。

将得到的纤维素放入质量分数为 5% 的次氯酸钠溶液中，液固比为 10：1（mL/g），在室温下搅拌反应 2h。反应结束后，用去离子水洗涤至中性，然后在烘箱中于 60 ～ 80℃烘干，得到提取的纤维素。

（二）纤维素的改性

将提取得到的纤维素 5g 置于 250mL 三口烧瓶中，加入 80mL 异丙醇，搅拌使其溶解。随后缓慢加入 20% 的氢氧化钠溶液 30mL，室温下碱化 1.5h。碱化完成后，通过恒压滴液漏斗缓慢滴加 4g 氯乙酸（预先溶解在 20mL 异丙醇中），滴加时间控制在 30min 内，滴加完毕后升温至 60℃，搅拌反应 4h。反应结束后，用盐酸调节 pH 至 7，然后抽滤分离，并用无水乙醇洗涤 3 次（每次用量 50mL），去除残留的盐和未反应物质，最后在 60℃烘箱中烘干 12h，得到羧甲基纤维素。

取上述羧甲基纤维素 3g，加入 100mL 去离子水，搅拌至完全溶解。向溶液中加入 0.3g 戊二醛（质量分数为 25% 的水溶液），继续搅拌 30min 使其充分混合。将混合液倒入聚四氟乙烯模具中，室温静置反应 3h，期间溶液逐渐由流动态转变为凝胶态。反应完成后，将模具放入 60℃烘箱中干燥 6h，使交联结构进一步稳固，得到交联改性纤维素。

（三）水凝胶的制备

称取交联改性纤维素 2g 置于 100mL 烧杯中，加入 80mL 去离子水，在 50℃水浴搅拌使其完全溶解。待溶液冷却至室温后，加入 0.1g 过硫酸铵（预先溶解在 5mL 去离子水中），继续搅拌 15min。同时，准备 0.05g N,N'-亚甲基双丙烯酰胺作为交联剂，溶解在 3mL 去离子水中后加入上述混合溶液，搅拌均匀。

将装有混合溶液的烧杯迅速放入 70℃恒温水浴锅中，使用保鲜膜封住烧杯口，防止水分蒸发，静置反应 3h。溶液逐渐形成具有弹性的水凝胶。

将水凝胶从烧杯中取出，切成 1cm×1cm 小块，置于 500mL 去离子水中浸泡，每 4h 更换一次水，连续浸泡 24h，充分去除未反应的引发剂、交联剂等小分子杂质。浸泡结束后，将水凝胶放入 60℃烘箱中烘干至恒重，烘干过程中每隔 2h 称量一次，直至前后两次质量差小于 0.01g，最终得到干燥的水凝胶成品。

五、注意事项

① 氢氧化钠和盐酸具有腐蚀性，操作时要佩戴防护手套和护目镜，避免接触皮肤和眼睛。

② 碱处理、改性和交联反应的温度、时间和试剂浓度等条件对实验结果有重要影响，要严格按照实验要求进行操作，确保实验的重复性和准确性。

③ 在提取和改性过程中，洗涤要充分，以确保去除杂质和未反应的试剂，否则会影响产物的质量和性能。

④ 在干燥纤维素和水凝胶时，温度不宜过高，以免纤维素发生热降解或水凝胶结构被破坏。

思考题

1. 如何提高废旧棉中纤维素的提取率和纯度，分析影响提取效果的因素？

2. 改性条件对纤维素改性效果的影响是怎样的，如何判断改性是否成功？

3. 分析交联剂的用量、反应时间等因素对水凝胶的力学性能、吸水保水性能和微观结构的影响，如何优化制备条件以获得性能优良的水凝胶。

实验 8　卡拉胶／瓜尔胶抑制冰晶形成实验设计

一、实验目的

① 掌握卡拉胶、瓜尔胶不同浓度配比及添加方式对溶液体系处理的实验操作。
② 熟练运用低温实验设备观察冰晶形成过程。
③ 了解卡拉胶和瓜尔胶分子结构与冰晶抑制效果的关联，明晰其物理化学机制。

二、实验原理

在低温环境下，水溶液中的水分子会逐渐形成有序的冰晶结构。卡拉胶和瓜尔胶是天然的多糖类高分子聚合物，它们在水溶液中能够形成三维网络结构。当溶液处于低温状态时，这些网络结构可以限制水分子的自由移动，阻碍水分子有序排列形成冰晶核，同时还能抑制已形成的小冰晶进一步生长和聚集，从而降低冰晶的尺寸和数量，起到抑制冰晶形成的作用。

三、仪器与试剂

仪器：电子天平、恒温水浴锅、低温冰箱（-20℃）、显微镜、100mL 烧杯、移液枪、量筒、温度计等。

试剂：卡拉胶、瓜尔胶、蒸馏水、甘油（防冻剂对照组）、氯化钠（盐溶液对照组）等。

四、实验步骤

（一）溶液配制

分别称取 0.5g 卡拉胶、0.5g 瓜尔胶置于两个 100mL 烧杯中，各加入 50mL 蒸馏水，在 60℃恒温水浴锅中搅拌 1h 至完全溶解，配制成 1% 浓度溶液。另取两个烧杯，分别配制 1% 甘油溶液和 1% 氯化钠溶液作为对照组。

（二）观察冰晶形成

将所有玻璃瓶放入 -20℃低温冰箱中，每隔 30min 取出，用移液枪取少量溶液滴在载玻片上，盖上盖玻片，在显微镜下观察冰晶的形态和大小，记录数据。持续观察 4h，分析不同时间点各组冰晶的平均尺寸、形状规则性及密度差异。

（三）DSC 测试（差示扫描量热法）

取适量配制好的溶液放入 DSC 样品池中，密封好。将 DSC 设备设置为合适的降温程序，从室温以 5℃/min 的降温速率降至 -30℃。记录样品在降温过程中的热流变化曲线，分析冰晶形成的起始温度、峰值温度和结晶焓等参数。

（四）数据分析

对 DSC 测试得到的数据进行整理和分析，比较卡拉胶、瓜尔胶溶液与纯水在冰晶形成参数上的差异。

对显微镜拍摄的照片进行图像分析，测量冰晶的尺寸，统计不同尺寸冰晶的数量分布。

五、注意事项

① 卡拉胶和瓜尔胶在水中溶解较慢，需要适当加热和搅拌，确保完全溶解，否则会影响实验结果的准确性。

② 低温恒温槽和 DSC 设备的温度控制要精确，降温速率要保持一致，以保证实验的可重复性。

③ 在进行 DSC 测试和显微镜观察时，样品的量要适中，操作要迅速，避免样品在测试前受到外界温度的影响。

思考题

1. 讨论卡拉胶和瓜尔胶的浓度与抑制冰晶形成效果之间的关系，是否存在最佳浓度范围？

2. 分析卡拉胶和瓜尔胶混合使用时，是否存在协同抑制冰晶形成的作用，以及协同作用的机制是什么？

3. 探讨卡拉胶和瓜尔胶如何影响冰晶的形态，这种形态变化对其应用性能有何影响？

4. 思考该实验结果在食品、冷冻保存等领域的实际应用前景和可能面临的问题。

附录部分

附录一　常用元素的国际原子量表

元素	符号	原子量	元素	符号	原子量	元素	符号	原子量
银	Ag	107.87	氟	F	19.00	磷	P	30.97
铝	Al	26.98	铁	Fe	55.85	铅	Pb	207.21
砷	As	74.92	镓	Ga	69.72	钯	Pd	106.4
金	Au	196.97	锗	Ge	72.64	铂	Pt	195.09
硼	B	10.81	氢	H	1.01	硫	S	32.06
钡	Ba	137.33	汞	Hg	200.59	锑	Sb	121.75
铍	Be	9.01	碘	I	126.90	硒	Se	78.96
铋	Bi	208.98	铟	In	114.82	硅	Si	28.09
溴	Br	79.90	钾	K	39.10	锡	Sn	118.69
碳	C	12.01	锂	Li	6.94	锶	Sr	87.62
钙	Ca	40.08	镁	Mg	24.30	钛	Ti	47.90
镉	Cd	112.41	锰	Mn	54.94	铊	Tl	204.38
铈	Ce	140.12	钼	Mo	95.94	铀	U	238.03
氯	Cl	35.45	氮	N	14.01	钒	V	50.94
钴	Co	58.93	钠	Na	22.99	钨	W	183.85
铬	Cr	51.99	镍	Ni	58.70	锌	Zn	65.38
铜	Cu	63.55	氧	O	16.00	锆	Zr	91.22

附录二　一些无机酸和有机酸的酸度常数（298.15K）

名称	分子式	pK_a
水合铝离子	$[Al(H_2O)_6]^{3+}$	4.9
铵离子	NH_4^+	9.25

名称	分子式	pK_a
亚砷酸	$HAsO_2$	9.22
砷酸	H_3AsO_4	2.30（pK_1），6.76（pK_2），11.29（pK_3）
硼酸	H_3BO_3	9.24
次溴酸	HBrO	8.70
氢氰酸	HCN	9.40
碳酸	H_2CO_3	6.38（pK_1），10.32（pK_2）
次氯酸	HClO	7.43
氢氟酸	HF	3.25
高碘酸	HIO_4	1.56
亚硝酸	HNO_2	3.34
次磷酸	H_3PO_2	2.0
亚磷酸	H_3PO_3	2.0（pK_1），6.58（pK_2）
磷酸	H_3PO_4	2.15（pK_1），7.21（pK_2），12.36（pK_3）
硅酸	H_2SiO_3	9.9（pK_1），11.9（pK_2）
硫酸	H_2SO_4	1.92
亚硫酸	H_2SO_3	1.92（pK_1），7.21（pK_2）
甲酸	HCOOH	3.751
乙酸	CH_3COOH	4.756
草酸	HCOO-COOH	1.271（pK_1），4.272（pK_2）
柠檬酸	$C_6H_8O_7$	3.128（pK_1），4.761（pK_2），6.396（pK_3）

附录三　常用难溶强电解质的标准溶度积常数

名称	分子式	$K_{sp}^{\ominus}$（298.15K）
碘化银	AgI	$8.3×10^{-17}$
溴化银	AgBr	$5.3×10^{-13}$
氯化银	AgCl	$1.8×10^{-10}$
氰化银	AgCN	$5.9×10^{-17}$
碳酸银	Ag_2CO_3	$8.3×10^{-12}$
铬酸银	Ag_2CrO_4	$1.1×10^{-12}$

名称	分子式	$K_{sp}^{\ominus}$（298.15K）
草酸银	$Ag_2C_2O_4$	5.3×10^{-12}
磷酸银	Ag_3PO_4	8.7×10^{-17}
硫酸银	Ag_2SO_4	1.2×10^{-5}
氢氧化铝	$Al(OH)_3$	1.3×10^{-33}
碳酸钡	$BaCO_3$	2.6×10^{-9}
铬酸钡	$BaCrO_4$	1.2×10^{-10}
磷酸钡	$Ba_3(PO_4)_2$	3.4×10^{-23}
碳酸钙	$CaCO_3$	4.9×10^{-9}
草酸钙	CaC_2O_4	2.3×10^{-9}
氟化钙	CaF_2	1.8×10^{-7}
氢氧化钙	$Ca(OH)_2$	4.6×10^{-6}
硫酸钙	$CaSO_4$	7.1×10^{-5}
碘化亚铜	CuI	1.2×10^{-12}
溴化亚铜	$CuBr$	6.9×10^{-9}
氯化亚铜	$CuCl$	1.7×10^{-7}
碳酸铜	$CuCO_3$	1.4×10^{-10}
氢氧化铜	$Cu(OH)_2$	2.2×10^{-20}
硫化铜	CuS	6.3×10^{-36}
碳酸铁	$FeCO_3$	3.1×10^{-11}
氢氧化亚铁	$Fe(OH)_2$	4.9×10^{-17}
氢氧化铁	$Fe(OH)_3$	2.8×10^{-39}
碘化汞	HgI_2	2.9×10^{-29}
碘化亚汞	Hg_2I_2	5.2×10^{-29}
碳酸汞	$HgCO_3$	3.7×10^{-17}
氯化亚汞	Hg_2Cl_2	1.4×10^{-18}
硫酸亚汞	Hg_2SO_4	7.9×10^{-7}
硫化汞 红	HgS 红	4.0×10^{-53}
硫化汞 黑	HgS 黑	1.6×10^{-52}
碳酸镁	$MgCO_3$	6.8×10^{-6}
氟化镁	MgF_2	7.4×10^{-11}

名称	分子式	$K_{sp}^{\ominus}$（298.15K）
氢氧化镁	$Mg(OH)_2$	5.1×10^{-12}
磷酸镁	$Mg_3(PO_4)_2$	1.1×10^{-24}
碘化铅	PbI_2	8.4×10^{-9}
溴化铅	$PbBr_2$	6.6×10^{-6}
氯化铅	$PbCl_2$	1.7×10^{-5}
铬酸铅	$PbCrO_4$	2.8×10^{-13}
氢氧化铅	$Pb(OH)_2$	1.4×10^{-20}
碳酸铅	$PbCO_3$	1.5×10^{-13}
碳酸锌	$ZnCO_3$	1.5×10^{-10}
氢氧化锌	$Zn(OH)_2$	3.0×10^{-17}
氟化锌	ZnF_2	3.04×10^{-2}
磷酸锌	$Zn_3(PO_4)_2$	9.0×10^{-33}
α- 硫化锌	$\alpha\text{-}ZnS$	1.6×10^{-24}
β- 硫化锌	$\beta\text{-}ZnS$	2.5×10^{-22}
碳酸锂	Li_2CO_3	2.5×10^{-2}
氟化锂	LiF	1.8×10^{-3}
磷酸锂	Li_3PO_4	2.37×10^{-11}
碳酸锶	$SrCO_3$	5.6×10^{-10}
铬酸锶	$SrCrO_4$	2.2×10^{-5}

附录四　常用配离子的标准稳定常数

配离子	$K_s^{\ominus}$（298.15K）	配离子	$K_s^{\ominus}$（298.15K）
$[Ag(NH_3)_2]^+$	1.7×10^7	$[Al(OH)_4]^-$	3.3×10^{33}
$[AgI_2]^-$	5.5×10^{11}	$[AlF_6]^{3-}$	6.9×10^{19}
$[Ag(CN)_2]^-$	2.5×10^{20}	$[Al(EDTA)]^-$	1.3×10^{16}
$[Ag(SCN)_2]^-$	2.0×10^8	$[Ba(EDTA)]^{2-}$	6.0×10^7
$[Ag(S_2O_3)_2]^{3-}$	2.9×10^{13}	$[Ca(EDTA)]^{2-}$	1.1×10^{11}
$[Ag(en)_2]^+$	5.0×10^7	$[Cd(NH_3)_4]^{2+}$	2.8×10^7
$[Ag(EDTA)]^{3-}$	2.1×10^7	$[Cd(CN)_4]^{2-}$	1.9×10^{18}

配离子	$K_s^{\ominus}$（298.15K）	配离子	$K_s^{\ominus}$（298.15K）
$[Cd(OH)_4]^{2-}$	1.2×10^9	$[Fe(EDTA)]^{2-}$	2.1×10^{14}
$[CdBr_4]^{2-}$	5.0×10^3	$[Fe(EDTA)]^-$	1.7×10^{24}
$[CdCl_4]^{2-}$	6.3×10^2	$[FeF_6]^{3-}$	2.0×10^{14}
$[CdI_4]^{2-}$	4.0×10^5	$[HgCl_4]^{2-}$	1.3×10^{15}
$[Cd(en)_3]^{2+}$	1.2×10^{12}	$[HgBr_4]^{2-}$	9.2×10^{20}
$[Cd(EDTA)]^{2-}$	2.5×10^{16}	$[HgI_4]^{2-}$	5.7×10^{29}
$[Co(NH_3)_4]^{2+}$	1.2×10^5	$[Hg(NH_3)_4]^{2+}$	2.0×10^{19}
$[Co(NH_3)_6]^{2+}$	1.3×10^5	$[Hg(CN)_4]^{2-}$	1.8×10^{41}
$[Co(NH_3)_6]^{3+}$	1.6×10^{35}	$[Hg(SCN)_4]^{2-}$	5.0×10^{21}
$[Co(EDTA)]^{2-}$	2.0×10^{16}	$[Hg(EDTA)]^{2-}$	6.3×10^{21}
$[Co(NH_3)_6]^-$	1.0×10^{36}	$[Ni(NH_3)_6]^{2+}$	9.0×10^8
$[Co(SCN)_4]^{2-}$	1.0×10^3	$[Ni(CN)_4]^{2-}$	1.3×10^{30}
$[Cu(NH_3)_4]^{2+}$	2.3×10^{12}	$[Ni(EDTA)]^{2-}$	5.0×10^{18}
$[Cu(SO_3)_2]^{3-}$	4.1×10^8	$[Ni(en)_3]^{2+}$	2.1×10^{18}
$[Cu(C_2O_4)_2]^{2-}$	2.4×10^9	$[Pb(EDTA)]^{2-}$	2.0×10^{18}
$[Cu(CN)_2]^-$	1.0×10^{24}	$[PbCl_4]^{2-}$	1.0×10^{16}
$[Cu(EDTA)]^{2-}$	5.0×10^{18}	$[PbBr_4]^{2-}$	6.5×10^{17}
$[Fe(CN)_6]^{3-}$	1.0×10^{42}	$[Zn(CN)_4]^{2-}$	5.7×10^{16}
$[Fe(CN)_6]^{4-}$	1.0×10^{35}	$[Zn(EDTA)]^{2-}$	2.5×10^{16}

附录五　常用酸碱的相对密度和浓度

试剂名称	相对密度	含量 /%	浓度 /mol·L^{-1}
盐酸	$1.18\sim1.19$	$36\sim38$	$11.6\sim12.4$
硝酸	$1.39\sim1.40$	$65.0\sim68.0$	$14.4\sim15.2$
硫酸	$1.83\sim1.84$	$95\sim98$	$17.8\sim18.4$
磷酸	1.69	85	14.6
高氯酸	1.68	$70.0\sim72.0$	$11.7\sim12.0$
冰醋酸	1.05	99.8(优级纯) 99.0(分析纯、化学纯)	17.4

试剂名称	相对密度	含量 /%	浓度 /mol·L^{-1}
氢氟酸	1.13	40	22.5
氢溴酸	1.49	47.0	8.6
氨 水	0.88 ～ 0.90	25.0 ～ 28.0	13.3 ～ 14.8

附录六　水的绝对黏度

温度 /°C	$\eta \times 10^{-2}/P$ (1P=0.1Pa·s)	温度 /°C	$\eta \times 10^{-2}/P$ (1P=0.1Pa·s)	温度 /°C	$\eta \times 10^{-2}/P$ (1P=0.1Pa·s)	温度 /°C	$\eta \times 10^{-2}/P$ (1P=0.1Pa·s)
0	1.7921	11	1.2713	22	0.9579	33	0.7523
1	1.7313	12	1.2363	23	0.9358	34	0.7371
2	1.6728	13	1.2028	24	0.9142	35	0.7225
3	1.6191	14	1.1709	25	0.8937	36	0.7085
4	1.5674	15	1.1404	26	0.8737	37	0.6947
5	1.5188	16	1.1111	27	0.8545	38	0.6814
6	1.4728	17	1.0828	28	0.836	39	0.6685
7	1.4284	18	1.0559	29	0.8180	40	0.6560
8	1.386	19	1.0299	30	0.8007	41	0.6439
9	1.3462	20	1.0050	31	0.7840	42	0.6321
10	1.3077	21	0.9810	32	0.7679	43	0.6207

附录七　标准电极电势（298.15K）

电极	电极反应	$\varphi^{\ominus}/V$
Li$^+$ | Li	Li$^+$+e$^-$ $\longrightarrow$ Li	−3.045
K$^+$ | K	K$^+$+e$^-$ $\longrightarrow$ K	−2.924
Ba^{2+} | Ba	Ba^{2+}+2e$^-$ $\longrightarrow$ Ba	−2.9
Ca^{2+} | Ca	Ca^{2+}+2e$^-$ $\longrightarrow$ Ca	−2.76
Na$^+$ | Na	Na$^+$+e$^-$ $\longrightarrow$ Na	−2.7111
Mg^{2+} | Mg	Mg^{2+}+2e$^-$ $\longrightarrow$ Mg	−2.375
OH$^-$，H$_2$O | H$_2$(g) | Pt	2H$_2$O+2e$^-$ $\longrightarrow$ H$_2$(g)+2OH$^-$	−0.8277
Zn^{2+} | Zn	Zn^{2+}+2e$^-$ $\longrightarrow$ Zn	−0.763

电极	电极反应	$\varphi^{\ominus}/V$
$Cr^{3+} \mid Cr$	$Cr^{3+}+3e^- \longrightarrow Cr$	−0.74
$Cd^{2+} \mid Cd$	$Cd^{2+}+2e^- \longrightarrow Cd$	−0.4028
$Co^{2+} \mid Co$	$Co^{2+}+2e^- \longrightarrow Co$	−0.28
$Ni^{2+} \mid Ni$	$N^{2+}+2e^- \longrightarrow Ni$	−0.23
$Sn^{2+} \mid Sn$	$Sn^{2+}+2e^- \longrightarrow Sn$	−0.1366
$Pb^{2+} \mid Pb$	$Pd^{2+}+2e^- \longrightarrow Pd$	−0.1265
$Fe^{2+} \mid Fe$	$Fe^{2+}+2e^- \longrightarrow Fe$	−0.036
$H^+ \mid H_2(g) \mid Pt$	$2H^++2e^- \longrightarrow H_2(g)$	0.000
$Cu^{2+} \mid Cu$	$Cu^{2+}+2e^- \longrightarrow Cu$	0.3400
$OH^-, H_2O \mid O_2(g) \mid Pt$	$2H_2O+O_2+4e^- \longrightarrow 4OH^-$	0.401
$Cu^+ \mid Cu$	$Cu^++e^- \longrightarrow Cu$	0.522
$I^- \mid I_2(s) \mid Pt$	$I_2(s)+e^- \longrightarrow 2I^-$	0.535
$Hg_2^{2+} \mid Hg$	$Hg_2^{2+}+2e^- \longrightarrow 2Hg$	0.7986
$Ag^+ \mid Ag$	$Ag^++e^- \longrightarrow Ag$	0.7994
$Hg^{2+} \mid Hg$	$Hg^{2+}+2e^- \longrightarrow Hg$	0.851
$Br^- \mid Br_2(g) \mid Pt$	$Br_2(g)+2e^- \longrightarrow 2Br^-$	1.065
$H^+, H_2O \mid O_2(g) \mid Pt$	$4H^++O_2(g)+4e^- \longrightarrow 2H_2O$	1.229
$Cl^- \mid Cl_2(g) \mid Pt$	$Cl_2(g)+2e^- \longrightarrow 2Cl^-$	1.358
$Au^+ \mid Au$	$Au^++e^- \longrightarrow Au$	1.68
$F^- \mid F_2(g) \mid Pt$	$F_2(g)+2e^- \longrightarrow 2F^-$	2.87
$SO_4^{2-} \mid PbSO_4(s) \mid Pb$	$PbSO_4(s)+2e^- \longrightarrow 2SO_4^{2-}+Pb$	−0.3505
$I^- \mid AgI(s) \mid Ag$	$AgI(s)+e^- \longrightarrow Ag+I^-$	−0.1521
$Br^- \mid AgBr(s) \mid Ag$	$AgBr(s)+e^- \longrightarrow Ag+Br^-$	0.0711
$Cl^- \mid AgCl(s) \mid Ag$	$AgCl(s)+e^- \longrightarrow Ag+Cl^-$	0.2221
$Cr^{3+}, Cr^{2+}, \mid Pt$	$Cr^{3+}+e^- \longrightarrow Cr^{2+}$	−0.41
$Sn^{4+}, Sn^{2+}, \mid Pt$	$Sn^{4+}+2e^- \longrightarrow Sn^{2+}$	0.15
$Cu^{2+}, Cu^+, \mid Pt$	$Cu^{2+}+e^- \longrightarrow Cu^+$	0.158
$Fe^{3+}, Fe^{2+}, \mid Pt$	$Fe^{3+}+e^- \longrightarrow Fe^{2+}$	0.770
$Ti^{3+}, Ti^+, \mid Pt$	$Ti^{3+}+2e^- \longrightarrow Ti^+$	1.247
$Ce^{4+}, Ce^{3+}, \mid Pt$	$Ce^{4+}+e^- \longrightarrow Ce^{3+}$	1.61

附录八　不同温度下水的表面张力

温度 /°C	σ /（mN/m）	温度 /°C	σ /（mN/m）	温度 /°C	σ /（mN/m）
0	75.64	19	72.90	30	71.18
5	74.92	20	72.75	35	70.38
10	74.22	21	72.59	40	69.56
11	74.07	22	72.44	45	68.74
12	73.93	23	72.28	50	67.91
13	73.78	24	72.13	60	66.18
14	73.64	25	71.97	70	64.42
15	73.49	26	71.82	80	62.11
16	73.34	27	71.66	90	60.75
17	73.19	28	71.50	100	58.85
18	73.05	29	71.35	110	56.89

附录九　常用缓冲溶液的 pH 值范围

缓冲溶液	pK_a	pH 有效范围
盐酸 - 邻苯二甲酸氢钾 [HCl-C$_6$H$_4$(COO)$_2$HK]	3.1	2.4 ～ 4.0
柠檬酸 - 氢氧化钠 [C$_3$H$_5$(COOH)$_3$-NaOH]	2.9，4.1，5.8	2.2 ～ 6.5
甲酸 - 氢氧化钠 [HCOOH-NaOH]	3.8	2.8 ～ 4.6
醋酸 - 醋酸钠 [CH$_3$COOH-CH$_3$COONa]	4.8	3.6 ～ 5.6
邻苯二甲酸氢钾 - 氢氧化钾 [C$_6$H$_4$(COO)$_2$HK-KOH]	5.4	4.0 ～ 6.2
柠檬酸氢二钠 - 氢氧化钠 [C$_3$H$_5$（COO）$_3$HNa$_2$-NaOH]	5.8	5.0 ～ 6.3
磷酸二氢钾 - 氢氧化钠 [KH$_2$PO$_4$-NaOH]	7.2	5.8 ～ 8.0
磷酸二氢钾 - 硼砂 [KH$_2$PO$_4$-Na$_2$B$_4$O$_7$]	7.2	5.8 ～ 9.2
磷酸二氢钾 - 磷酸氢二钾 [KH$_2$PO$_4$-K$_2$HPO$_4$]	7.2	5.9 ～ 8.0
硼酸 - 硼砂 [H$_3$BO$_3$-Na$_2$B$_4$O$_7$]	9.2	7.2 ～ 9.2
硼酸 - 氢氧化钠 [H$_3$BO$_3$-NaOH]	9.2	8.0 ～ 10.0
氯化铵 - 氨水 [NH$_4$Cl-NH$_3$·H$_2$O]	9.3	8.3 ～ 10.3
碳酸氢钠 - 磷酸钠 [NaHCO$_3$-Na$_2$CO$_3$]	10.3	9.2 ～ 11.0
磷酸氢二钠 - 氢氧化钠 [Na$_2$HPO$_4$-NaOH]	2.4	11.0 ～ 12.0
三羟甲基氨基甲烷 - 盐酸 [Tris-HCl]	8.1	7.4 ～ 8.0

附录十　一些特殊试剂的配制

1. 盐酸苯肼试剂

溶 50g 盐酸苯肼于 500mL 水中，如不完全溶解，可稍加热。冷却后加入 90g $CH_3COONa \cdot 3H_2O$，振荡使其溶解，加入少量活性炭脱色，振摇过滤即可。

2. 班乃德试剂（Benedict Reagent）

溶 8.7g 研碎的 $CuSO_4 \cdot 5H_2O$ 于 50mL 热水中，冷后稀释至 75mL。另取 87g 柠檬酸钠和 50g 无水碳酸钠溶解于 300mL 水中。如不溶可稍加热，冷后将硫酸铜加入其中并稀释至 500mL。

3. 莫利希试剂（Molish Reagent）

称 2.5g α-萘酚溶于 50mL 乙醇中，然后用乙醇稀释至 100mL。

4. 西里瓦诺夫试剂（Seliwanoff Reagent）

溶 0.05g 间二苯酚于 50mL 浓盐酸中，然后用蒸馏水稀释至 100mL。

5. 2% 碘试剂

取 25g 碘化钾和 10g 碘在研钵中研匀，加入少量水使其溶解，然后用蒸馏水稀释至 500mL。

6. 托伦试剂（Tollen Reagent）

取 1mL 50g 硝酸银溶液，加入 1 滴 100g/L 氢氧化钠溶液，振摇下滴加 20g/L 氨水至析出的氧化银沉淀恰好全部溶解为止。

7. 斐林试剂（Fehling Reagent）

称取 34.6g 硫酸铜晶体溶解于 500mL 水中，加入 0.5mL 浓硫酸混匀即得斐林甲液。称取 173g 酒石酸钾钠晶体溶解于 150～200mL 热水中，另取 50g 氢氧化钠与之共溶，再用蒸馏水稀释至 500mL，此液即为斐林乙液。因甲、乙两溶液混合后不稳定，故需分别贮藏，实验时甲和乙等量混合即可。

8. 希夫试剂（Schiff Reagent）

将 0.2g 品红盐酸盐研细，溶于含有 2mL 浓盐酸的 200mL 蒸馏水中，再加入 2g 亚硫酸氢钠，搅拌后静置，直至红色褪去。如溶液最后仍呈黄色，可加入 0.5g 活性炭，搅拌后过滤，将试液保存于棕色试剂瓶中。

9. 2,4- 二硝基苯肼试剂

溶 2g 2,4- 二硝基苯肼于 15mL 浓硫酸中，再加入 150mL 95% 的乙醇，以蒸馏水稀释至 500mL，搅拌混匀。

10. 卢卡斯试剂（Lucas Reagent）

将无水 $ZnCl_2$ 在蒸发皿中加热熔融，稍冷后在干燥器中冷至室温，取出捣碎。称取 34g 溶解于 23mL 浓盐酸中。配制时需搅动，并把容器放在冰水浴中冷却，以防氯化氢逸出。

11. 2% 茚三酮溶液

取 0.5g 茚三酮溶于 50mL 水中，稀释至 100mL 即得。配制后应在 2d 内用完，放置过久易变质失效。

12. 亚硫酸氢钠溶液

取 208g $NaHSO_3$ 溶于 50mL 水中，加入 125mL 乙醇，放置使沉淀完全，过滤备用。此溶液须新鲜配制，并塞紧瓶塞。

13. 饱和溴水

溶解 75g 溴化钾于 500mL 水中，加入 50g 溴，振荡即成。

14. 1% 淀粉溶液

将 1g 可溶性淀粉于研钵中加少许水研成糊状，并加入 5mL 0.1% 的 $HgCl_2$（防腐用），然后倒入沸水中煮沸数分钟，放冷。

15. 1% 酚酞溶液

将固体酚酞 1g 溶于 90mL 乙醇中，加水稀释至 100mL。

16. 10% 亚硝酰铁氰化钠溶液

称 10g 亚硝酰铁氰化钠溶于 100mL 水中，保存于棕色瓶中，如果溶液变绿就不能用。

附录十一　常用基准物质的干燥条件和应用范围

基准物质		干燥后组成	干燥条件 /°C	标定对象
名称	化学式			
碳酸氢钠	$NaHCO_3$	$NaHCO_3$	270～300	酸
碳酸钠	$Na_2CO_3 \cdot 10H_2O$	Na_2CO_3	270～300	酸
硼砂	$Na_2B_4O_7 \cdot 10H_2O$	$Na_2B_4O_7 \cdot 10H_2O$	放在含 NaCl 和蔗糖饱和液的干燥器中	酸
碳酸氢钾	$KHCO_3$	K_2CO_3	270～300	酸
草酸	$H_2C_2O_4 \cdot 2H_2O$	$H_2C_2O_4 \cdot 2H_2O$	室温空气干燥	碱或 $KMnO_4$
邻苯二甲酸氢钾	$KHC_8H_4O_4$	$KHC_8H_4O_4$	110～120	碱
重铬酸钾	$K_2Cr_2O_7$	$K_2Cr_2O_7$	140～150	还原剂
溴酸钾	$KBrO_3$	$KBrO_3$	130	还原剂
碘酸钾	KIO_3	KIO_3	130	还原剂
三氧化二砷	As_2O_3	As_2O_3	室温干燥器中保存	氧化剂
草酸钠	$Na_2C_2O_4$	$Na_2C_2O_4$	130	氧化剂
碳酸钙	$CaCO_3$	$CaCO_3$	110	EDTA
锌	Zn	Zn	室温干燥器中保存	EDTA
氧化锌	ZnO	ZnO	900～1000	EDTA
氯化钠	NaCl	NaCl	500～600	$AgNO_3$
氯化钾	KCl	KCl	500～600	$AgNO_3$
硝酸银	$AgNO_3$	$AgNO_3$	180～290	氯化物

附录十二　水的饱和蒸气压

温度 /℃	蒸气压 /Pa	温度 /℃	蒸气压 /Pa	温度 /℃	蒸气压 /Pa	温度 /℃	蒸气压 /Pa
1	6.57×10^2	26	3.36×10^3	51	1.29×10^4	76	4.02×10^4
2	7.06×10^2	27	3.56×10^3	52	1.36×10^4	77	4.19×10^4
3	7.58×10^2	28	3.78×10^3	53	1.43×10^4	78	4.36×10^4
4	8.13×10^2	29	4.0×10^3	54	1.49×10^4	79	4.55×10^4
5	8.72×10^2	30	4.24×10^3	55	1.57×10^4	80	4.73×10^4
6	9.35×10^2	31	4.49×10^3	56	1.65×10^4	81	4.93×10^4
7	1.0×10^3	32	4.75×10^3	57	1.73×10^4	82	5.13×10^4
8	1.07×10^3	33	5.03×10^3	58	1.81×10^4	83	5.34×10^4
9	1.15×10^3	34	5.32×10^3	59	1.9×10^4	84	5.56×10^4
10	1.23×10^3	35	5.62×10^3	60	1.99×10^4	85	5.78×10^4
11	1.31×10^3	36	5.94×10^3	61	2.08×10^4	86	6.01×10^4
12	1.4×10^3	37	6.23×10^3	62	2.18×10^4	87	6.25×10^4
13	1.5×10^3	38	6.62×10^3	63	2.28×10^4	88	6.49×10^4
14	1.6×10^3	39	6.99×10^3	64	2.39×10^4	89	6.75×10^4
15	1.7×10^3	40	7.37×10^3	65	2.49×10^4	90	7.0×10^4
16	1.81×10^3	41	7.78×10^3	66	2.61×10^4	91	7.28×10^4
17	1.94×10^3	42	8.2×10^3	67	2.73×10^4	92	7.56×10^4
18	2.06×10^3	43	8.64×10^3	68	2.86×10^4	93	7.85×10^4
19	2.2×10^3	44	9.09×10^3	69	2.98×10^4	94	8.14×10^4
20	2.34×10^3	45	9.58×10^3	70	3.12×10^4	95	8.45×10^4
21	2.49×10^3	46	1.01×10^4	71	3.25×10^4	96	8.77×10^4
22	2.64×10^3	47	1.06×10^4	72	3.39×10^4	97	9.09×10^4
23	2.81×10^3	48	1.12×10^4	73	3.54×10^4	98	9.42×10^4
24	2.98×10^3	49	1.17×10^4	74	3.69×10^4	99	9.77×10^4
25	3.17×10^3	50	1.23×10^4	75	3.85×10^4	100	1.013×10^5

附录十三　分析实验室洗涤剂的种类

分析化学实验中所使用的器皿应洁净，其内壁应能被水均匀地润湿而无水的条纹，且不挂水珠为玻璃仪器洗净标准。分析实验室常用的洗涤剂种类如下：

一、合成洗涤剂或洗衣粉

市售的洗衣粉是以十二烷基苯磺酸钠为主，属于阴离子表面活性剂，此物质适合于洗涤被油脂或某些有机物沾污的容器。

二、HNO_3-乙醇溶液

适合于洗涤被油脂或有机物沾污的酸式滴定管。使用时先在滴定管中加入3mL乙醇，沿壁加入4mL浓硝酸，用小表面皿盖住滴定管。让溶液在管中保留一段时间，即可除去污垢。

三、铬酸洗液

称取10g工业纯$K_2Cr_2O_7$置于400mL烧杯中，加少量水溶解后，慢慢加入200mL粗硫酸（工业纯），边加边搅。配制好的溶液应呈深红色。待溶液冷却后转入玻璃瓶中备用，因浓硫酸易吸水，应用磨口玻璃塞子塞好。容量仪器使用铬酸洗液时应特别小心，铬酸洗液为强氧化剂，腐蚀性很强，易烫伤皮肤，烧坏衣服，铬有毒，使用时应注意安全，绝对不能用口吸，只能用洗耳球吸。具体操作如下：

① 使用洗液前，必须将仪器用自来水和毛刷洗刷，倾尽水，以免洗液稀释降低洗液的效率。

② 用过的洗液不能随意乱倒，应倒回原瓶，以备下次再用。当洗液变为绿色而失效时，绝不能倒入下水道，只能倒入废液缸内，另行处理。

③ 用洗液洗涤后的仪器，应先用自来水冲净，再用蒸馏水润洗内壁2～3次。

必须指出，洗液不是万能的，认为任何污垢都能用洗液洗去的看法是不正确的。例如，被MnO_2沾污的器皿，用洗液是无效的。在这种情况下，宜用HCl-$NaNO_2$的酸性溶液洗涤。

参考文献

[1] 董顺福. 大学化学实验 [M]. 第 1 版. 北京：高等教育出版，2012.

[2] 郭栋才. 基础化学实验 [M]. 第 3 版. 北京：科学出版社，2021.

[3] 杨晓达. 无机化学 [M]. 第 8 版. 北京：人民卫生出版社，2022.

[4] 宋天佑. 无机化学 [M]. 第 5 版. 北京：高等教育出版社，2020.

[5] 国家药典委员会. 中国药典（2025 年版）[M]. 北京：中国医药科技出版社，2025.

[6] 陈佳慧，季海霞，高莉，等. 党参总黄酮的提取及其防脱发作用研究 [J]. 中国食品添加剂，2025，36（05）：59-68.

[7] 段邓乐，徐海燕，冯志强，等. 蓝莓花青素的提取及其抗氧化活性和稳定性 [J]. 食品研究与开发，2023，44（12）：137-143.

[8] 齐健博，吴喜民，孙帅，等. 蓝莓叶化学成分、药理作用及活性成分提取检测方法研究进展 [J]. 上海中医药杂志，2022，56（12）：91-100.

[9] 刘玟君，李金洲，陈子隽，等. 原花青素的研究进展 [J]. 湖北农业科学，2021，60（14）：5-9.

[10] 刘腾飞，陆皓茜，李军，等. 莲中原花青素的研究进展 [J]. 食品与发酵工业，2022，48（12）：307-315.

[11] 张欣然. 茶多酚提取技术研究进展 [J]. 中国野生植物资源，2020，39（10）：74-77.

[12] 王芳，刘子超，王海宾，等. 基于纳米金 / 羧基化碳纳米管的电化学传感器检测茶叶中多酚物质 [J]. 太原理工大学学报，2022，53（04）：612-621.

[13] 王梅燕，张君，陈梦婷，等. 橘皮总黄酮纯化工艺优化及其抗氧化活性与降糖活性评价 [J]. 粮食与油脂，2025，38（05）：120-125.

[14] Wang X, Huang Z W, Sui C H, et al. Development of an efficient "turn-on" fluorescent probe for the detection of formaldehyde in cellular and environmental contexts[J]. Microchemical Journal, 2025, 09: 112672.

[15] Bathinapatla A, Manuel M, Pakrudheen I, et al. New frontiers in polyphenol analysis: A review of electrochemical sensors and commercial devices enhancing food and beverage analysis[J]. Journal of Food Composition and Analysis, 2025, 140: 107161.

[16] Kim M, Jang H J, Nam G M, et al. Polyphenol-Derived Carbonaceous Frameworks with Multiscale Porosity for High-Power Electrochemical Applications[J]. Advanced materials, 2024: e2406251.

[17] Yang R M, Jin W, Huang C C, et al. Azobenzene Based Photo-Responsive Hydrogel: Synthesis, Self-Assembly, and Antimicrobial Activity[J]. Gels, 2022, 8（7）: 414.

[18] 一种光响应相变的无机水合盐相变凝胶材料及其制备方法与应用. CN117003668A[P].2024.

[19] 马光辉，苏志国. 高分子微球材料 [M]. 北京：化学工业出版社，2005.

[20] Qian B, Zheng Z, Liu C B, et al. Microcapsules Prepared via Pickering Emulsion Polymerization for Multifunctional Coatings[J]. Progress in Organic Coatings, 2020, 147: 105785.

[21] Liu L, Xiang P, Huang Y. Synthesis and Study on Thermal Stability of PMMA Microspheres by Emulsion Polymerization[J]. Phys Conf Ser, 2020, 1549: 032094.

[22] Liu X, Chen Y, Zhao X, et al. Preparation of Functional Polymer Nanospheres via Emulsion Polymerization and Their Application in Drug Delivery[J]. Materials Science and Engineering C, 2023, 147: 114407.

[23] Eberhardt J, Forli S. Ringtail: A Python Tool for Efficient Management and Storage of Virtual Screening Results[J]. Journal of Chemical Theory and Computation, 2023, 19（9）: 2535-2556.

[24] Huang X, Liang Y, Tian C. A Light-Driven Enzymatic Enantioselective Radical Acylation[J]. Nature, 2023, 620

（7975）：64-70.

［25］ Sun H, Li Y, Zhang H, et al. Synthesis of Hydrogels from Waste Cotton Fabrics and Their Application in Heavy Metal Ion Adsorption［J］. Materials Chemistry and Physics, 2022, 284：125939.

［26］ Liu Y, Wang Y, Zhao X, et al. Preparation and Adsorption Properties of Hydrogels Derived from Waste Cotton Fabrics for Dye Removal［J］. Journal of Cleaner Production, 2023, 386：135712.

［27］ Sun H, Li Y. Influence of Xanthan Gum and Guar Gum on the Rheological Properties and Ice-Recrystallization Inhibition of Frozen Dairy Systems［J］. Food Hydrocolloids, 2020, 107：105829.

［28］ Smith J, Johnson A. Advanced Characterization Techniques for Metal-Amino Acid Chelates［J］. Analytical Chemistry Reviews, 2022, 52（3）：345 - 368.

［29］ Zhang M, Wang Y. Effects of Carrageenan and Xanthan Gum on the Quality, Microstructure, and Rheological Properties of Ice Cream［J］. Journal of Food Science and Technology, 2022, 59（12）：4343 - 4352.

［30］ Zhu J, Wang X D, Ao Y F, et al.Barbiturate-Containing Macrocycles：Synthesis, Structure and Anion Recognition through Anion-Carbonyl Interactions［J］.Sci China Chem, 2025, 68：1-6.